图解 偏方秘方

陈广垠 主编

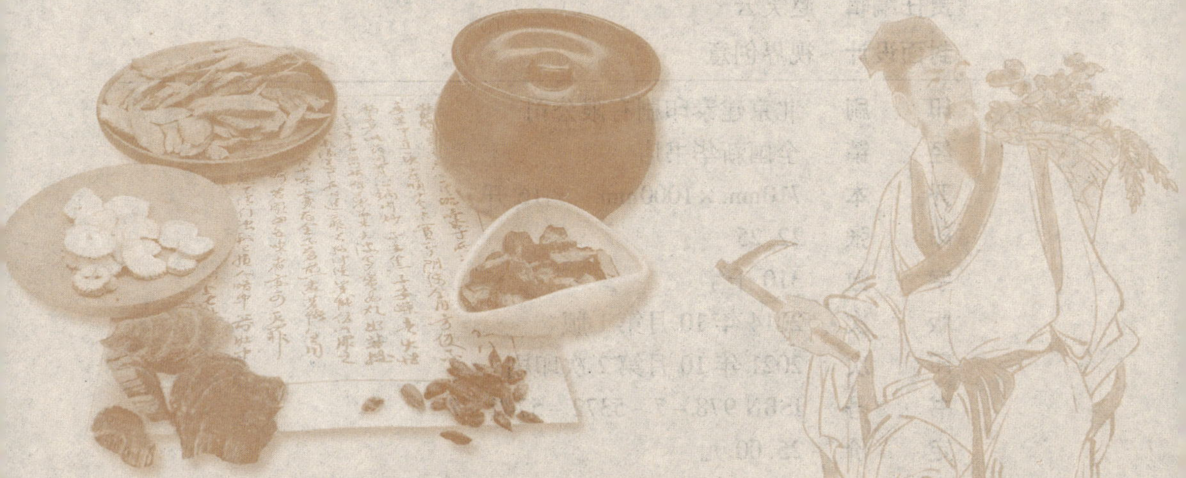

新疆人民出版总社
新疆人民卫生出版社

图书在版编目（CIP）数据

图解偏方秘方/陈广垠主编. —乌鲁木齐：新疆人民卫生出版社，2014.6

ISBN 978-7-5372-5742-8

Ⅰ. ①图… Ⅱ. ①陈… Ⅲ. ①土方-汇编 ②验方-汇编 Ⅳ. ①R289.5

中国版本图书馆 CIP 数据核字（2014）第 128439 号

出版发行 新疆人民出版总社
新疆人民卫生出版社

社　　址 新疆乌鲁木齐市龙泉街 196 号

邮　　编 830004

电　　话 0991-2824446

网　　址 http://www.xjpsp.com

责任编辑 赵笑云

封面设计 视界创意

印　　刷 北京建泰印刷有限公司

经　　销 全国新华书店

开　　本 710mm×1000mm　16 开

印　　张 22.25

字　　数 310 千字

版　　次 2014 年 10 月第 1 版

印　　次 2021 年 10 月第 2 次印刷

书　　号 ISBN 978-7-5372-5742-8

定　　价 25.00 元

前言

偏方、秘方在我国的传统医学中始终占有重要的地位，其特点为历史悠久、源远流长，经济实用，为广大群众所青睐。所谓偏方，大众所未知者，而又极有医疗价值之药方；秘方，世代传内不传外的千古奇方。

中医是中国的国粹之一，是经历世世代代流传积淀下的智慧结晶，而偏方、秘方则是中医体系中较为特殊的一个组成部分，更为古老和朴素，是民间盛传的治疗经验。偏方、秘方在使用时较少涉及药物，更多是从日常饮食起居入手，配合中医上的一些按摩手法，从而对各类病症起到了独特的治疗作用。很多偏方、秘方在经历了长时间的检验之后，已经演变为金玉良方，是中国民间养生的诀窍。

偏方、秘方妙治百病的例子很多很多，真可谓中医奇葩千年盛，偏方、秘方妙用代代传，在这里我们就不再一一举例。总之，我们一定要正确、有效地利用好老祖宗留给我们的宝藏，让中药偏方、秘方更好地为我们的养生之路保驾护航。

这本精心编写的《图解偏方秘方》，不仅语言精练，内容实用，还简单易行。民间偏方、秘方，其疗效显著，取材容易，制作简单，省时省力又省钱，所以深受民众的喜欢。只要照方实施，即可在家自行治疗，做自己的保健医生。

勿庸置疑，偏方、秘方也是药，所以，对偏方、秘方，中医历来强调对症施用，用之有度，其用药剂量的大小是因人、因时、因证而定，同时药量也决定了它的功效。比如，龙胆草少用健胃，促进食欲，多用则清泻肝胆之火；三七小剂量止血，中剂量活血，大剂量则破血；中药用量也有一定的原则。

世间有些事情看似复杂、玄妙，但只要找对症结所在，事情就变得简单和轻松了，对待疾病也是如此。《图解偏方秘方》针对几十种常见病、多发病，为您提供防治疾病的有效捷径，全方位地用锅碗瓢盆、油盐酱醋加几味常见的中草药；用极易掌握的肢体运作和有氧运动；用简便易行的中医传统疗法……让您在享受生活、享受美味的同时，减少疾病带来的痛苦和烦恼。

总之，中药临床用药剂量的轻重，对治疗效果常常起着决定性的作用，使用药量的大小，应以中医理论为依据，在辨证论治的原则指导下依法用药，才可以提高疗效。读者在具体实践中，一定要根据个人病情和体质进行加减，并多听取医生的意见和建议。本书可供临手术医生和普通读者参考，是家庭必备的健康辞典，一册在手，全家受益。

编　者

目录

第一章

内科——小痛小病不再有

第二章

外 科——跌打损伤不再愁

第三章

妇 科——让女人更有魅力

第四章

男　科——让男人更有自信

第五章

儿　科——让孩子健康成长

第六章

五官科——头面烦恼不用慌

第七章

皮肤科——肌肤美白有妙招

第八章

骨　科——身强体壮有一套

第一章 内 科

——小痛小病不再有

感冒

感冒是最常见的上呼吸道感染疾患，民间又俗称“伤风”，是由于受风寒后，呼吸道局部抵抗力下降而感染病毒或细菌所致。常见表现有头痛、鼻塞、流涕、打喷嚏、流泪、恶寒、发热、周身不适或伴有轻微咳嗽等。症状严重，且在一个时期内广泛流行者，称为“流感”。本病四季皆可发病，但以冬春两季多见。

中医认为，感冒是因人体正气不足，感受外邪，引起鼻塞流涕、恶寒发热、咳嗽头痛、四肢酸痛为主要症状的疾病。感冒一般病程为5～10天，预后良好。但也不尽然，如年老体弱或先天不足者，往往容易患病，反复发作，缠绵难愈，需精心调养。儿童患者若失治或误治，则易并发扁桃腺炎、鼻窦炎、中耳炎、气管炎乃至肾炎。

实用·偏方·秘方

葱白生姜粥

配 料 糯米100克，葱白、生姜各20克，食醋30毫升。

制用法 先将糯米煮成粥，再把葱、姜捣烂下粥内，沸后煮5分钟，然后倒入醋，立即起锅。趁热服下，上床覆被以助药力。15分钟后便觉胃中热气升腾，遍体微热而出小汗。每日早、晚各1次，连服4次即愈。

功效主治 发表解毒，祛风散寒。主治外感初起周身疼痛、恶寒怕冷无汗、脉紧，其效甚佳。

白胡椒热汤面

配　料 面条、白胡椒末、葱白各适量。

制用法 煮热汤面条1碗，加入葱白及白胡椒末拌匀。趁热吃下，盖被而卧，汗出即愈。

功效主治 辛温解表，消痰解毒。主治风寒袭表引起的感冒。

葱豉黄酒饮

配　料 全葱30克，淡豆豉20克，黄酒50毫升。

制用法 先将豆豉放入砂锅内加水1小碗，煮10余分钟。再把洗净切段的葱（带须）放入，继续煮5分钟，然后加黄酒，立即出锅。趁热顿饮，注意避风寒。

功效主治 解表祛风，发散风寒，温中降逆。主治风寒感冒。症见发热、头痛、虚烦、无汗、呕吐、泄泻等。

干白菜根汤

配　料 干白菜根1块，红糖50克，姜3片。

制用法 加水共煎汤，日服3次。

功效主治 清热利尿，解表。主治风寒感冒。

葱白汤

配　料 葱白头10～15克。

制用法 将葱白头洗净切细，放入杯内，用沸水冲泡，趁热饮服，服后卧床盖被以取微汗。每日2剂。或取生姜3片，与葱白共煎沸饮服，亦可见效。

功效主治 通阳开窍，祛风活络。主治风寒感冒。症见发热恶寒、头痛、身痛、无汗、鼻塞流清涕、咳痰稀白起泡、小便清长等。

草鱼生姜汤

配　料 草鱼肉200克，生姜25克，米酒100毫升，盐适量。

制用法 按常法煮汤服食，食后卧床盖被以取微汗。每日1剂，2次分食。

功效主治 温中散寒，疏风解表。主治风寒感冒。

西红柿甘蔗汁

配　料 鲜西红柿汁200毫升，鲜甘蔗汁20毫升。

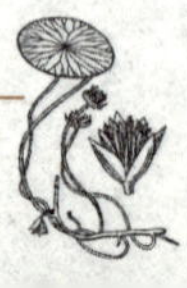

▶▶制用法 将鲜西红柿汁、鲜甘蔗汁两者混合调匀，分1～2次服。

▶▶功效主治 清热解毒，生津止渴。主治风热感冒、口干舌燥。

清热解表汤

▶▶配　料 桑叶、桑白皮、菊花各10克，黄芩12克，山豆根、鱼腥草、生石膏（先煎）各15克，枇杷叶9克，芦根20克。

▶▶制用法 每日1剂，水煎服，日服2次。

▶▶功效主治 清解表热。主治风热感冒。症见发热重、恶寒轻、头胀痛、口渴、鼻塞流涕、咳嗽、嗓子痛、舌边尖红、苔白或微黄、脉浮数。

银花山楂汤

▶▶配　料 银花30克，山楂10克，蜂蜜250克。

▶▶制用法 将银花与山楂放入砂锅内，加水置旺火上烧沸，约3～5分钟后，将药液滤入碗内。再加水煎熬1次后滤出药液。将2次药液合并，放入蜂蜜搅匀。服用时温热，可随时饮用。

▶▶功效主治 清热解毒，散风止痛。主治风热感冒。症见发热头痛、口渴等。

银翘合剂

▶▶配　料 板蓝根、银花、连翘各30克，荆芥10克（后下）。

▶▶制用法 煎成50%浓液，每服30～60毫升，1日3次，儿童酌减。服药后多饮水。

▶▶功效主治 清热解毒，疏风通络。主治风热感冒、咽红喉痛、目赤发热或咳嗽痰黄等。

核桃葱姜茶

▶▶配　料 核桃仁、葱白、生姜各25克，茶叶15克。

▶▶制用法 将核桃仁、葱白、生姜共捣烂，与茶叶一同放入砂锅内，加水1碗半煎煮。去渣1次服下，盖棉被卧床，注意避风。

▶▶功效主治 解表散寒，发汗退热。主治感冒发热、头痛无汗。

银栀汤

▶▶配　料 银花、连翘各12克，栀子、牛蒡子各10克，薄荷5克，桔梗6克。

▶▶制用法 每日1剂，水煎服。

功效主治 辛凉解表，清热肃肺。主治感冒发热（风热型）。

姜葱豆豉脐贴

配　料 小葱、生姜、淡豆豉、盐各适量。

制用法 分别将小葱切碎，生姜捣烂，淡豆豉碾成细末，然后和盐混合均匀，在锅内炒热，用布包裹，趁热熨于患者肚脐上，外用绷带包扎固定，药冷则更换新炒热药，再继续熨，以汗出为度。每日2～3次。

功效主治 适用于风寒感冒。症见恶寒重，发热轻，无汗，头痛，肢节酸痛，时流清涕，咳嗽，痰吐稀薄色白，苔薄白，脉浮或浮紧。

豆豉连翘散

配　料 淡豆豉30克，连翘、薄荷各12克，葱白（连须）适量。

制用法 将前3味药碾成细末，贮瓶备用。用时取药末15～20克，加入葱白共捣烂如膏状，填入患者脐孔中，外盖以纱布，胶布固定。每日换药1～2次。

功效主治 适用于流行性感冒（时行感冒）。症见起病急，发热，头痛，乏力，全身酸痛，舌苔薄白或微黄，脉浮数。

姜蒜柠檬酒

配　料 生姜100克，大蒜400克，柠檬3～4枚，蜂蜜70克，白酒800毫升。

制用法 先将大蒜蒸5分钟后切薄片，柠檬去皮后切薄片，生姜切薄片，与蜂蜜一起盛入容器中，加入白酒密封浸泡3个月后，过滤去渣，即可饮用。每日30毫升，分2次服用，不可过量饮用。

功效主治 祛风散寒。适用于风寒感冒。

肉桂酒

配　料 肉桂10克，白酒适量（30～40毫升）。

制用法 将肉桂研为细末，用温酒调服，或将细末投入白酒中浸泡2日后，即可饮用。每日1剂，1次或分2次温服。

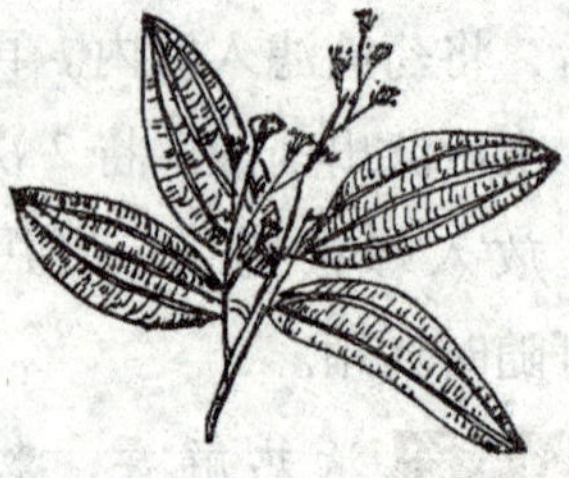

功效主治 温中补阳，散寒止痛。适用于风寒感冒或阳虚外感，主治老人冷气心痛、胸结气闷。本方用白酒煎服，治产后腹痛。又本方用白酒调和成膏状，外敷头顶上和额角，用于治疗命门火衰、肢冷脉微、亡阳虚脱、腹痛腹泻、腰膝冷痛等症，效佳。

桑菊糯米酒

配　料 桑叶、菊花、连翘、杏仁各30克，节根35克，桔梗20克，薄荷、甘草各10克，糯米酒1000毫升。

制用法 先将以上8味药共捣碎，置于容器中，加入糯米酒，密封，浸泡5天后，开取饮用。每次服15毫升，每日早、晚各1次。

功效主治 清热解毒，疏风散热。适用于风湿病初起、邪客上焦、发热不重、微恶风寒、咳嗽、鼻塞、口微渴。

石膏马勃散

配　料 板蓝根、生石膏、马勃、淡豆豉各15克，连翘、薄荷各10克，葱白5根，生姜3片，蜂蜜适量。

制用法 将前6味药混合碾成细末，装瓶备用。用时取药末15克，加入葱白和生姜共捣烂，再以蜂蜜调成膏状，敷于肚脐上，盖以纱布，胶布固定。每日换药1~2次。

功效主治 适用于流行性感冒。

健康小贴示

❶感冒时应充分的休息，增强抵抗力。

❷饮食应以清淡为宜，不吃油腻，可吃生大蒜。因为清淡的饮食较容易消化，大蒜又有杀菌功能。

❸感冒流行期间，可在居室内熏些醋，杀菌杀病毒，有预防作用。

❹体温升高时，喝清茶或果汁即可。

❺病中保持身心愉快，有助病情迅速恢复。

咳嗽

引起咳嗽的原因很多，时冷时热，气温不稳，稍不留意，很容易感冒，而咳嗽往往伴随感冒而来，当然这只是原因之一。有的人咳嗽，是肺炎或肺结核病而来。

该病属中医咳嗽、风温等病症范畴。古人以有声无痰为咳，有痰无声为嗽，二者合称咳嗽。它有急慢性之分，一年四季均可发生，尤其冬春多见。临床表现为，初期阵发性干咳，胸骨后有紧闷感，1 ~ 2 日后有少量白黏痰，后转为白黏痰或黄黏痰，无发热症状，但有的伴有头痛或全身痛等不适症状。

实用偏方秘方

玉米须橘皮饮

配　料 玉米须、橘皮各适量。

制用法 共加水煎，日服 2 次。

功效主治 止咳化痰。主治风寒咳嗽、痰多。

蜂蜜萝卜汁

配　料 蜂蜜 150 克，新鲜萝卜 150 克。

制用法 将萝卜洗净、切丁，放入沸水中煮沸捞出，控干水分，晾晒半日。把萝卜丁放入锅中加蜂蜜，用小火煮沸调匀，晾凉后服用。

功效主治 理气除胀，消食化痰止咳。

双仁蜜饯

配　料 甜杏仁、核桃仁各 250 克，蜂蜜 500 克。

制用法 先将甜杏仁、核桃仁去皮、尖，研细，加入蜂蜜，拌匀。每次 3 克，日服 2 次。

功效主治 甜杏仁具有润肺、平

喘的功效。本方可治虚劳咳喘、肠燥便秘。经常食用可治肺肾两虚久咳、久喘等。

荆芥薄荷饮

配　料 荆芥、薄荷各9克，辛夷花6克。

制用法 共研末。放入杯中浸泡10分钟，代茶频饮。每剂可泡3～4次。

功效主治 疏风解表，清热解毒，利咽止咳。主治风寒风热型咳嗽、上呼吸道感染。

香菜汤

配　料 香菜、饴糖各30克，粳米100克。

制用法 先将粳米洗净，加水煮汤。取粳米汤3汤匙与香菜、饴糖搅拌后蒸10分钟。趁热1次服，注意避风寒。

功效主治 辛温解表，和胃清肺。主治伤风咳嗽。

鲜豆浆

配　料 鲜豆浆500毫升，白糖适量。

制用法 将豆浆放入锅中，大火烧沸，加入白糖，再煮2～3沸即可饮服。每日1剂。

功效主治 养阴清肺，化痰止咳。主治体虚消瘦、久咳、便燥等症。

紫色丸

配　料 紫菜、蜂蜜各适量。

制用法 紫菜研成末，炼蜜做成丸状。每次服6克，一日服2～3次，饭后吃。

功效主治 和胃清热。主治咳嗽。

绿豆粳米粥

配　料 绿豆100克，粳米、百合各50克，白糖适量。

制用法 将绿豆加水800毫升，大火煮至开裂，再将粳米、百合洗净放入，慢熬至粥成时，下白糖，调匀。分2～3次空腹服。

功效主治 适用于热病后期阴虚咽干咳嗽、烦躁失眠、神志不安、小便短赤、慢性咽炎。

川贝杏仁乳

配　料 苦杏仁9克，川贝3克，梨汁1小杯，糖适量。

制用法 杏仁用水泡软后捣碎，

加水200毫升，煎汤去渣，加入川贝、梨汁、糖，研成杏仁乳。日服2次，每次15毫升。

功效主治 理气，润肺。主治咳嗽、慢性咳痰。

橘红酒

配　料 橘红30克，白酒500毫升。

制用法 将橘红加工粗碎，浸入白酒中封固，7天后即可饮用。每日晚间睡前服10～15毫升。

功效主治 理气散寒，化痰止咳。适用于肺脾不和、湿痰久蕴而引起的咳嗽多痰及每逢寒冷即复发不愈者，如长年慢性气管炎、哮喘病之寒湿偏盛者。

风寒咳嗽酒

配　料 全紫苏120克，陈皮60克，杏仁、栝楼、浙贝母、半夏、茯苓、干姜、枳壳、百部、白前、桔梗、桑白皮、枇杷叶各30克，甘草、细辛、豆蔻仁、五味子各15克，白酒5000毫升。

制用法 将前18味药共捣碎，装入细纱布袋中，扎紧口，置于容器中，倒入白酒浸泡、密封，隔日摇动1次。10～12日后开封，过滤去渣即可。每次服30～50毫升，每日早、晚各服1次。

功效主治 祛风散寒，止嗽平喘。适用于寒凉咳嗽，症见咳嗽气喘、鼻塞流涕、喉痒声重、痰稀色白、头痛发热、恶寒或恶风等。

雪梨酒

配　料 雪梨500克，白酒1000毫升。

制用法 将雪梨洗净去皮、核，切成小块，浸入酒内，加盖密封，7日后即可。每次取药酒适量饮服，每日2～3次。

功效主治 清热化痰，生津润燥。适用于咳嗽、烦渴、痰热惊狂、噎嗝、便秘等。

双参润肺酒

配　料 西洋参36克，沙参、麦冬各24克，黄酒1000毫升。

制用法 将西洋参、沙参切片，麦冬捣碎，一同置于砂锅内，加入黄酒，文火煎5～7沸，离火，冷却后放入洁净的玻璃瓶中密闭浸泡，7日后再加入200毫升凉开水调匀即可。每次服30～50毫升，每日早晚各1次。

功效主治 补气养阴，清热润肺，止咳。适用于肺阴虚咳嗽、烦渴等。

陈皮酒

配 料 陈皮30克，白酒300毫升。

制用法 先将陈皮洗净，晾干，撕碎后，置于酒瓶中，加入白酒，盖好密封，浸泡3～5日即可。每次服15～20毫升，每日服3次。

功效主治 止咳，化痰。适用于风寒咳嗽、痰多清稀色白、肺寒咳嗽亦宜。

止嗽贴剂

配 料 川黄连、法半夏各适量，大蒜泥2克，蜂蜜适量。

制用法 将上药共研为细末，过7号筛，用本品、大蒜泥各2克，加蜂蜜调成糊。分为2等份，置胶布上，贴敷双侧涌泉穴，男性、女性、儿童分别贴6～8、3～6、1～3个小时，药量酌情增减，皮肤充血明显可2～3日1次（或双侧穴位交替贴），3日为1个疗程。

功效主治 适用于咳嗽。

验 证 共治疗97例，用药1～3个疗程，治愈61例，好转29例，未愈7例，总有效率为92.8%。

桂附散

配 料 附片、肉桂、干姜各20克，山柰10克。

制用法 上药共研细末，装瓶备用。先用拇指在两侧肺俞穴（背部第3胸椎棘突下旁开1.5寸处）用力按摩半分钟左右，使局部潮红。再将药粉1小撮放于穴位上，并以医用胶布3厘米×3厘米贴牢即可。隔日换药1次。

功效主治 温经，散寒，止咳。主治急慢性咳嗽，尤以风寒型效果更佳。

验 证 治疗急、慢性咳嗽数10例，均能奏效。尤以小儿风寒咳嗽，效果更佳。

清热化痰膏

配 料 六君子丸加胆南星、香附、黄芩、黄连、麦冬、枳壳、石菖蒲、生姜、竹茹各等份。

制用法 上药用香油煎熬，去渣、入黄丹收膏。每取适量，贴肺俞穴（双），外加固定。

功效主治 健脾清肺，化痰止

咳。主治咳嗽（脾虚痰热型）。

验 证 临床证明，本方有良好的治疗和预防作用。

九味止咳膏

配 料 黄芩、桑叶、连翘、半夏、茯苓各40克，陈皮30克，甘草、杏仁各20克，白芥子10克。

制用法 上药共研细末，装瓶备用。取药末适量，用清水少许调为稀糊状，外敷于肚脐处。胶布固定。每日换药1次，7次为1个疗程。

功效主治 疏风清热，宣肺止咳。主治急性支气管炎（咳嗽）。

健康小贴示

❶咳嗽未愈期间在饮食上多加调理，可以收到事半功倍的效果。

❷忌冷、酸、辣等刺激性食物，宜多喝水。

❸民间有“生梨炖冰糖”治疗咳嗽的习惯，不过这种吃法对咳嗽初起（新咳）是不妥当的。中医认为新咳治疗应以宣、散为主，而冰糖润肺，有遏邪可能。

呕吐

呕吐是指饮食、痰涎由胃中上涌，自口而出。多为胃失和降，气逆于上所致。古代医家多以有声无物为呕，有物无声为吐，有物有声为呕吐。现在一般不细分，而将有声无物者称为干呕。呕吐常见于现代医学中的神经性呕吐、胃炎、幽门痉挛或梗阻、胆囊炎、胰腺炎等疾病。临床需认真检查，对症治疗。

豆腐汤

配　料 豆腐300克，盐适量，味精少许。

制用法 水开后下料，煮20分钟即可，饮汤食豆腐。

功效主治 凉胃，止呕。用治饭后腹胀不适、口苦发黏、舌苔厚、食无味或反酸嗳气，以及水土不服而引起的恶心呕吐等。

验　证 用此方治疗患者39例，其中效果显著者28例，有效者10例，无效1例，总有效率为97.4%。

蒲猬饮

配　料 蒲公英15克，炒刺猬皮、甘松香、枳壳、白芍、胡黄连、石斛各10克，乌贼骨12克，甘草5克。

制用法 每日1剂，水煎2～3次，分2次服。

功效主治 化湿行气，制酸止痛。主治呕吐。

验　证 治疗吐酸、嘈杂40例，痊愈33例，好转5例，无效2例，总有效率为95%。其中痊愈者用药时间最短7天，最长1个月。

半夏陈皮煎剂

配　料 半夏、陈皮、猪苓、茯苓、泽泻各10克，白术、桂枝各6克。

制用法 每日1剂，水煎，分2次服。

功效主治 利水渗湿，降逆止呕。主治呕吐。

验　证 用此方加味治疗本病30例，结果除1例加用西药治疗外，其余29例均在短期内临床治愈，最多服药8剂，最少服药2剂。

葡萄根竹叶饮

配　料 葡萄根30克，淡竹叶10克。

制用法 加水适量，煎汁服用。

功效主治 益胃，止呕。适用于呕吐。

芦根绿豆粥

配　料 绿豆、芦根各100克，生姜10克，紫苏叶15克。

制用法 先煎芦根、生姜，再下

紫苏叶，片刻后，去渣取汁；绿豆煮粥，与药液混合，再稍煮片刻。任意食用。

▶功效主治 本方可止呕利尿。适用于胃热呕吐及热病烦渴、小便赤涩，并可解鱼鳖中毒。

生姜汁

▶配　料 生姜适量。

▶制用法 将生姜捣汁。开水冲服少许，呕吐即止。

▶功效主治 止呕，温胃。主治反胃呕吐不止。

韭菜根汁

▶配　料 韭菜根适量。

▶制用法 洗净，捣烂绞取汁约1小酒杯。用少许开水冲服。

▶功效主治 健胃止呕。适用于呕吐、恶心。

止呕贴

▶配　料 金沸草、代赭石各等份，米醋适量。

▶制用法 上药共研细末，加米醋适量调和成糊状。取药膏分别外敷于中脘、胃俞（双）穴上，每日换药3~5次。

▶功效主治 降逆止呕。主治呕吐。

▶验　证 屡用效佳，一般连用5次即可止吐。

雄黄五倍子贴

▶配　料 雄黄、五倍子各30克，枯矾15克，葱头5个，肉桂3克，麝香0.3克。

▶制用法 上药研末，捣烂混匀，以酒调成药饼备用。取药饼贴神阙穴（肚脐），用艾条隔药悬灸。

▶功效主治 解毒散湿，止呕止泻。主治呕吐、泄泻。

胡茶葱曲糊

▶配　料 胡椒10克，绿茶3克，酒曲2个，葱白20克。

▶制用法 取穴：中脘、膻中、期门（双）。将以上药混合后捣烂成糊状，分别摊于4块直径3厘米的圆形塑料布或油纸上，敷贴于所选穴位上，外以敷料覆盖，胶布固定。每次贴敷6~12小时，每日1次，5次为1个疗程。

▶功效主治 清热解表。主治神经性呕吐。

验 证 有人采用上药治疗神经性呕吐7例，经治疗5日后全部有效。

地龙膏

配 料 活地龙（蚯蚓）适量。

制用法 将上药捣烂如泥，备用。取20克，分敷两足底涌泉穴上，外以纱布包扎固定。敷贴后约30分钟即可见效。

功效主治 导热下行，清热止呕。主治肝气犯胃及胃热引起之呕吐。

验 证 屡用效佳，敷贴后约30分钟即可见效。

复方半夏膏

配 料 生姜、半夏、陈皮各10克，黄连3克，菜油或香油适量。

制用法 上药分别捣烂研末，用菜油或香油调成膏。外敷贴于期门穴及双足涌泉穴，胶布固定。

功效主治 用于治疗急性胃炎或夏秋其他外感疾病初起，而以呕吐为主症者。症见突然恶心、呕吐、脘部疼痛，或伴头痛恶寒，身热，四肢酸楚。

明矾膏

配 料 明矾（研末）、陈醋、面粉各适量。

制用法 上药调成糊状，备用。取适量药膏，敷于两足底涌泉穴上，外用纱布包扎固定。2小时可除去药物。

功效主治 适用于各种呕吐。

姜白泥

配 料 生姜30克，葱白20克，艾叶10克。

制用法 上方共捣烂如泥状，做成圆饼，敷于脐部，并用暖水袋熨之，每次1小时。

功效主治 清热止呕。适用于急性胃炎，胃脘发凉，胀满疼痛，恶心呕吐。

白芍胡椒散

配 料 酒炒白芍9克，胡椒1.5克，葱白60克。

制用法 将前2味共研为末，葱白与上药共捣成膏，贴心窝（剑突下）。每日1次。

功效主治 止呕，暖胃。适用于各种呕吐。

二椒干姜散

配　料 干姜、胡椒各5克，川椒4克。

制用法 将上药研细，炒热用布包好。热敷中脘、中枢穴位。

功效主治 散热，解表。主治风寒呕吐。

豆蔻枣

配　料 大枣（去核），肉豆蔻各1枚，生姜2片。

制用法 将豆蔻藏于大枣中，加生姜灰中煨熟，食枣。

功效主治 温胃止吐。主治呕吐清水痰涎者。

健康小贴示

❶治疗呕吐应查明病因，辨证施治。

❷平时应搞好环境卫生，加强体育锻炼。

❸不吃不洁净的食物，不饮不洁净的水。

❹积极治疗原发性疾病，避免刺激性食物。

哮喘

哮喘是由多种细胞特别是肥大细胞、嗜酸性细胞和淋巴细胞参与的慢性气道炎症性疾患。天气骤变，空气潮湿或者气压低时，最易诱发哮喘，患者异常敏感，发作时间并无规律，有的是夏季发作，有的是冬季发作，也有的四季常发。

中医将哮喘分为虚实两大类，又将实症分为寒热两类。寒类表现为咳痰清稀不多，痰呈白色泡沫状，胸闷气窒，口不渴喜热饮，舌苔白滑，脉多浮紧，或兼恶塞、发热等；热类表现为痰黄稠厚，难以咳出，身热面红，口渴善饮，舌质红，苔黄腻，脉滑数，有的兼有发热等症状。虚症多为肺虚或肾虚。肺虚则呼吸少气，言语音低，咳嗽声轻，咳痰无力，在气候变化或特殊气味刺激时诱发；肾虚则元气摄纳无权，呼吸气短，动辄易喘等。

实用·偏方·秘方

糖溜白果

配　料 水发白果150克，白糖100克，淀粉25克，碱适量。

制用法 将白果去壳，放入锅内加水和少许碱烧开，用炊帚刷去皮，捏去白果心，装入碗内，加清水，上笼蒸熟；将锅内加清水，放入白果、白糖，置火上烧开，撇去浮沫，勾上芡，倒入盘内即成。

功效主治 定痰喘，止带浊。用于治疗气虚哮喘、痰嗽、白带、白浊、遗精、淋病、小便频数等。

杏仁粥

配　料 甜杏仁约20克，粳米80克，冰糖适量。

制用法 将杏仁用60℃的热水将皮泡软，去皮后砸碎，与粳米加水同煮，开锅后放入10克冰糖，熬成稠状即可。要经常食用。

功效主治 润肺。主治哮喘。

南瓜根炖牛肉

配　料 南瓜根30克，黄牛肉6克。

制用法 清水煮至熟为度，去渣澄清温服。每日1次。

功效主治 清肺热。主治哮喘。

柚子皮百合汤

配　料 柚子皮1个（约1000克柚子去肉），百合120克，白糖125克。

制用法 所有材料加水600毫升，小火煎2小时。每日分3次服完，3个柚子为1个疗程。儿童减半。

功效主治 柚子皮可补脾虚、清肺热、消痰涎。适用于久嗽、痰多、哮喘、肺气肿者。

葡萄蜂蜜饮

配　料 葡萄、蜂蜜各500克。

制用法 将葡萄泡在蜂蜜里，装

瓶泡 2～4 天后食用。每天 3 次，每次 3～4 小勺。

功效主治 清肺、润肺。主治哮喘。

米醋煮鸡蛋

配　料 鸡蛋、米醋各适量。

制用法 将鸡蛋洗净，与米醋共煮，鸡蛋熟后去壳再入锅煮 5 分钟。每次食 1 个，每日 2 次（不饮醋）。

功效主治 滋阴润肺。适用于季节性哮喘。

鸡蛋白酒

配　料 鸡蛋 1～2 个，白胡椒 7～10粒，60 度白酒 50 毫升。

制用法 将鸡蛋去黄留清，白胡椒碾成粉末，二者搅匀放在陶瓷杯内隔水加热至 30 摄氏度左右，然后倒入白酒，用火点燃，再用筷子搅拌，待鸡蛋清变成白色时，趁热一次服下。1 日 1 次。

功效主治 平喘，润肺。主治支气管哮喘。

鹌鹑蛋液

配　料 鹌鹑蛋 3 个。

制用法 将蛋打破搅匀，沸水冲沏。连用 1 年可愈。

功效主治 补益气血。主治支气管炎、哮喘、肺结核等。

南瓜麦芽汁

配　料 南瓜 5 个，鲜姜汁 60 克，麦芽 1500 克。

制用法 将南瓜去子，切块，入锅内加水煮极烂为粥，用纱布绞取汁，再将汁煮剩一半，放入姜汁、麦芽，以文火熬成膏。每晚服 150 克，严重患者早、晚服用。

功效主治 平喘。主治多年哮喘，入冬哮喘加重者。

核桃蜂蜜丸

配　料 核桃肉、苦杏仁（去皮尖）、生姜各 50 克，细米糖 100 克。

制用法 共捣烂，蜂蜜和成丸，每丸重 5 克，临睡前服。每次服 2 粒。

功效主治 润肺平喘，适用于久患哮喘，身体较弱者。

陈醋冰糖饮

配　料 冰糖 500 克，陈醋 500 毫升。

制用法 将冰糖、陈醋放入锅内，以大火加热煮沸。每次服10毫升，每日2次。

功效主治 陈醋可滋肾益肺。适用于阴虚哮喘痰鸣、口燥咽干、消瘦、烦热、舌质红、脉细数。

仙人掌汤

配　料 仙人掌60～100克，蜂蜜适量。

制用法 将仙人掌水煎取汁，调入蜂蜜饮服。每日1剂，2次分服。

功效主治 清热解毒，行气活血。主治哮喘。

小米羊胎粥

配　料 小米50克，羊胎1只。

制用法 先煮羊胎至半熟，后入小米熬成粥。粥肉同食，日用2次。

功效主治 补肾益气，止咳纳气。用治腰膝无力，久咳气喘，动则喘甚。

三味豆腐汤

配　料 豆腐300克，饴糖60克，生萝卜汁半酒杯。

制用法 按常法煮汤服食。每日1剂，2次分服。

功效主治 宽中益气，补肺润燥，止咳。用治哮喘。

二仁贴

配　料 桃仁、杏仁、巴豆、白胡椒各7粒，黑木耳3片，红米3克，红皮鸡蛋1个。

制用法 将前六味药共研细末，和以鸡蛋清。男左女右贴脚心，连续15小时。

功效主治 止咳平喘。用治哮喘。

黄花鱼胆汁

配　料 黄花鱼（大黄鱼）胆1个（约6～9克），虎耳草15克，山楂根、茶树根各30克，大枣5个。

制用法 将黄花鱼胆捣烂，与其余4味一并放入砂锅，煎煮，取汁去渣。每日1剂，分2次服。

功效主治 清热解毒，平喘化痰。治疗支气管哮喘及高脂血症。

海马当归煎剂

配　料 海马（干品）3克，当归6克。

制用法 海马、当归同入砂锅，加水煎煮，取汁去渣，复煎1次，2次煎液混合。分2次服，每日1剂。

功效主治 温肾壮阳，止咳平喘。治疗哮喘。

文蛤粉饮

配　料 文蛤粉15克，青黛3克，黄芩4克，地龙5克。

制用法 上4味共研细末。每次3克，每日3次，温开水冲服。

功效主治 清热利湿，化痰散结。治疗哮喘和慢性支气管炎。

冬青子肉汤

配　料 冬青子（即女贞子）20枚。

制用法 研细末。猪肉汤送服，日服3次。如无果时，可用茎叶3克研末，用无盐肉汤送服，或水煎服。

功效主治 平哮润肺。用治寒性哮喘和过敏性哮喘。

白矾贝母蜜丸

配　料 白矾15克，贝母50克，蜂蜜适量。

制用法 将上2味药物共研末，用蜂蜜调制成丸，每丸10克重。每日2次，每服1丸，白开水送服。

功效主治 止咳化痰，用治咳喘。

健康小贴示

❶扫除时或者寒冷时外出，要戴上口罩。老年人冬季不要到人多的地方去，注意预防感冒。

❷背部前胸不要受凉，天寒或气候变幻不定时，用热水袋温暖前胸后背，可减少发作率。

❸由于洗澡常常成为发作的诱因，所以在容易引起发作的季节，要在身体情况好时入浴，注意保持洗澡水的温度。

贫血

贫血是一种常见疾病。造成贫血的主要原因是营养不良、免疫功能紊乱、造血功能障碍，常发生于孕妇、老年人、素食主义者、减肥者等人群之间，它不是一种独立的疾病，而可能是其他疾病的重要临床表现，表现为患者软弱乏力、皮肤苍白、气急或呼吸困难，伴有头晕、头痛、耳鸣、眼花、注意力不集中、皮肤枯燥、嗜睡等症状，甚至发生晕厥。

实用·偏方·秘方

肉桂片

配　料 胎盘粉210克，阿胶90克，海螵蛸、肉桂各45克，皂矾500克。

制用法 上药共为细面，与适量淀粉压成片，每片0.5克。每次服2～3片，白开水送下。

功效主治 补血生血。主治贫血。

验　证 用本方治疗100例患者，有效率为80%。

糙糯米粥

配　料 糙糯米（即江米）100克，薏苡仁50克，大枣8枚。

制用法 按常法共煮成粥。每日早、晚食用。

功效主治 滋阴补血，用治贫血。

鸡血豆腐汤

配　料 豆腐200克，鸡血1块，盐适量。

制用法 两者放入水中，加盐少许煮熟，每日服用。

功效主治 补血生血。主治贫血。

党参黄芪液

配　料 党参、仙灵脾、黄芪、丹参各30～35克，南沙参、仙鹤草、焦三仙各15~20克，甘草5~10克。

▶制用法 将上药水煎3次后合并药液，分2~3次口服，每日1剂。20天为1个疗程。

▶功效主治 补充营养，生血。主治营养性贫血。

▶验 证 用此方治疗营养性贫血患者39例，其中治愈35例，显效4例。治愈的35例中，1个疗程治愈者21例；2个疗程治愈者10例；3个疗程治愈者4例。

大枣木耳汤

▶配 料 黑木耳15克，红枣15个，冰糖10克。

▶制用法 将黑木耳、红枣用温水泡发并洗净，放入小碗中，加水和冰糖。将碗放置锅中蒸约1小时。一次或分次食用，吃枣、木耳，饮汤。

▶功效主治 和血养颜，滋补强身。治贫血。

山药葡萄酒

▶配 料 山药500克，葡萄干250克，白酒300毫升。

▶制用法 将山药、葡萄干洗净晾干，浸入白酒内，密封贮存，每日摇荡1次，30日后即成。每服10~20毫升，每日2次。

▶功效主治 补中益气，强筋补血。适用于贫血。

牛乳糯米粥

▶配 料 牛乳200克，糯米100克。

▶制用法 将牛乳与淘洗干净的糯米一同入锅，加500克水，用大火烧开后转用小火煮成稀粥，可加白糖调味。每日早晨空腹服用。

▶功效主治 治贫血，凡脾胃虚寒作泻，有痰湿积饮者慎服。

赤小豆糯米粥

▶配 料 糯米300克，赤小豆、生山药各30克，红枣20枚，莲子、白扁豆各15克。

▶制用法 先将赤小豆、白扁豆煮烂，再加红枣、莲子、糯米同煮，最后将山药去皮切成小块加入粥内，以熟为度。早、晚分服。

▶功效主治 提高人体造血功能。适用于再生障碍性贫血。

猪肚末

▶配 料 全猪肚（猪胃）1个。

▶制用法 将猪肚用盐水洗净，去油脂，切碎置于瓦上焙干，捣碎，研为细末，放于消过毒的瓶子内。每日服2次，每次15克，可用1月余。

▶功效主治 补虚劳，益血脉。适用于恶性贫血。

鸭血黄酒

▶配 料 鸭血100克，黄酒、盐、香油各适量。

▶制用法 将鸭血切成小块，放在瓷碗中，注入清水150毫升，隔水蒸熟后，加入黄酒，再蒸片刻，下盐，淋香油。分1~2次吃鸭血喝汤。

▶功效主治 补血养血。适用于缺铁性贫血。

三黑红枣饼

▶配 料 黑矾、炒黑豆、炒黑芝麻、红枣肉、馒头各120克。

▶制用法 将馒头上方开口去心，包入黑矾，火烤使其熔化为度，另将炒黑豆、炒黑芝麻研粉放入，红大枣肉拌匀诸药，压成饼状，晒干研末，均分80包，日服2次，每次1包。

▶功效主治 补铁，升血。主治缺铁性贫血。

▶验 证 用此方治疗各种原因引起的缺铁性贫血81例，效果显著者70例，好转者11例，一般服1料（80包）即可痊愈。

羊骨粥

▶配 料 羊骨约1000克，粳米100克，盐、生姜、葱白各适量。

▶制用法 先将羊骨打碎，加水煎汤，然后取汤代水同米煮粥，待粥将成时，加入盐、生姜、葱白，稍煮2~3沸即可。温热空腹食用。10~15日为1疗程。宜于秋、冬季食用。

▶功效主治 补肾气，强筋骨，健脾胃。适用于血小板减少性紫癜、再生障碍性贫血。但在感冒发热期间不宜服用。

当归首乌煎

▶配 料 全当归、制首乌、黄芪各20~30克，党参、五味子、乌梅、陈皮、茯苓、丹参各15~20克，熟地、枸杞子各10~15克，甘草10克。

▶制用法 将上药水煎，每日1剂，

分2~3次口服。1个月为1疗程。

功效主治 清热解毒，补血。主治缺铁性贫血。

验　证 用此方治疗患者58例，用药1~3个疗程后，其中治愈50例，显效4例，有效4例。痊愈者随访2年，均未见复发。

黄芪太子参煎剂

配　料 黄芪15~45克，太子参、土茯苓、板蓝根、熟地、白花蛇舌草各15~30克，白术、水蛭各10克，山药、菟丝子各20~30克，当归10~12克，杞果、丹参各10~15克，穿山甲5~10克，蒲公英30克。

制用法 每日1剂，水煎服，儿童酌减。

功效主治 益气健脾，补肾填精，活血化瘀，清热解毒。主治再生障碍性贫血。

加　减 肝肾阴虚明显或低热者，酌加知母、黄柏、鳖甲、地骨皮、青蒿、天冬、玄参；脾肾阳虚者，酌加故纸、巴戟天、淫羊藿、鹿角胶、肉桂；热毒炽盛者，酌加银花、连翘、黄连、栀子、水牛角；出血明显者，酌加旱莲草、三七、黑地榆、乌贼骨；湿热明显者，酌加茵陈、败酱草、龙胆草、栀子、滑石、大黄。

验　证 用此方治疗再生障碍性贫血患者59例，随访1年，治愈48例，有效10例，无效1例，总有效率为98.3%。

人参阿胶煎剂

配　料 人参、甘草各10克，阿胶、鹿角胶（均烊化）、五味子、鸡血藤、连翘、首乌、女贞子、旱莲草、当归、菟丝子、枸杞子各15克，三七粉5克（分冲），仙鹤草、黄芪、黄精各30克。

制用法 每日1剂，水煎分3次口服。

功效主治 生血。主治再生障碍性贫血。

加　减 贫血甚者，人参易西洋参，加紫河车；白细胞低者，加炙穿山甲、补骨脂；血小板过少者，加柿霜；皮下出血甚者，加槐米、生地炭；发热者，加大青叶、金银花；牙龈出血甚者，加花蕊石；尿血者，加白茅根；心悸者，加枣仁；纳差者，加鸡内金。

▶验 证 用此方治疗再生障碍性贫血80例，基本治愈49例，缓解、明显进步各10例，稳定5例，无效6例，总有效率为92.5%。

黄鼠狼肉

▶配 料 黄鼠狼肉适量。

▶制用法 将黄鼠狼剥去皮、内脏及生殖器（肛门及肛门周围的腥胞也去掉），留肝肺，煮熟，取适量随意吃，咸甜均可，或做肉丝酸汤吃，每日3次。

▶功效主治 生血。主治再生障碍性贫血。

健康小贴示

❶贫血患者，睡觉时应将头部放低，经常饮用葡萄酒或浓茶也有助于补血。

❷如果存在慢性失血性疾病，如痔疮出血、钩虫病、胃溃疡出血、月经过多等，要及时治疗。

❸进补前要重视调整肠胃消化吸收功能。

❹平常用铁锅烧菜煮粥，对防治缺铁性贫血十分有效。

消化不良

俗话说四十岁前人养胃，四十岁后胃养人，胃的重要性是不言而喻的。所有摄入的食物必须先经过胃的“搅拌”、“研磨”，然后被消化吸收，才能成为人体正常生理活动的动力。当胃缺乏“搅拌”、“研磨”的动力时，消化不良就要来与我们为伍，医学上称其为功能性消化不良。患者常见上腹部不适、厌食、腹胀、嗳气、烧心、泛酸、恶心、呕吐等症状，也可有上腹部疼痛，一般以心窝部为主，也可表现为弥漫性疼痛，患者不能明确指出疼痛的部位，由于缺乏胃动力，胃中的食物排空延缓，进食后会出现症状加重。消化不良的原因很多，主要可由胃、十二指肠疾病（如胃肠炎，十二指肠溃疡，胃下垂等）或积食引起。治疗可用疏肝和胃、健脾益气、升清降浊等法。

实用·偏方·秘方

山楂丸

配　料 山楂（山里红）、怀山药各250克，白糖100克。

制用法 山药、山楂晒干研末，与白糖混合，炼蜜为丸，每丸重15克。每日3次，温开水送服。

功效主治 补中，化积。用治脾胃虚弱所致的消化不良。

茶糖膏

配　料 红茶50克，白砂糖500克。

制用法 红茶加水煎煮，每20分钟取煎液1次，加水再煎，共取煎液4次。合并煎液，再以小火煎煮浓缩，至煎液较浓时，加白砂糖调匀。再煎熬至用铲挑起呈丝状，到黏手时停火，趁热倒在表面涂过食油的大搪瓷盆中，待稍冷，将糖分割成块即可。每饭后含食1~2块。

功效主治 清神，化食。用治消化不良、膨闷胀饱、胃痛不适等。

鸡内金粉

配　料 鸡内金（鸡肫皮）若干。

制用法 将鸡内金皮晒干，捣碎，研末过筛。饭前1小时服3克，每日2次。

功效主治 消积化滞。治消化不良、积聚痞胀等。

麦芽神曲汤

配　料 大麦芽、六神曲各20克。

制用法 水煎。早、晚各1次，空腹服。

功效主治 益气调中，化食下气。用治胃肠虚弱而致的消化不良、饱闷腹胀。

无花果糖水

配　料 无花果30克，白糖适量。

制用法 无花果洗净切碎，然后放入锅内炒至半焦，待用。每次取10克，开水冲泡，用白糖调味，代茶饮。

功效主治 补中，益气。用治脾胃虚弱、消化不良、饮食减少、便溏腹泻等症。

炖野鸭山药参

配　料 野鸭1只，淮山药50克，党参、生姜各25克，盐少许。

制用法 将野鸭去毛及内脏，洗净，同其他4味加水共炖。食鸭肉饮汤，每日2次。

功效主治 平胃消食。治肠胃虚弱而致的消化不良、食欲不佳。

鹌鹑山药参

配　料 鹌鹑1只，党参25克，淮山药50克，盐少许。

制用法 鹌鹑去毛及内脏杂物，与其他各味加水共煮熟。吃肉饮汤。

功效主治 补中益气，强筋壮骨。用治脾胃虚弱之不思饮食、消化不良等。

粟米山药糊

配　料 粟米（即小米）50克，淮山药25克，白糖适量。

制用法 按常法共煮作粥，后下白糖。每日食用2次。

功效主治 补益脾胃，清热利尿。治消化不良及作小儿脾胃虚弱调养之用。

芡莲猪尾汤

配　料 猪尾1个（细小的加倍），芡实、莲子各75克，大枣7个，酱油、盐各少许。

制用法 把猪尾上的肥肉切去，洗净，切成小段。大枣去核。然后将芡实、莲子放进砂锅内，加水3大碗，大火煎煮。水沸下入猪尾，煮2小时以上，尾烂放红枣、调料即成。

功效主治 健脾，补肾，止泻，祛湿。对脾虚弱引起的消化不良、腹胀、便溏，或小便不利、肢体水肿，甚而身体困倦、气短懒言等有效。常人食用，对健康也有裨益。

五香锅粑散

配　料 锅粑焦100克，砂仁、小茴香、橘皮、花椒、茅术各10克。

制用法 以上各味共捣碎，研成细末。每服5～10克，每日2次。

▶▶功效主治 健脾开胃，消食化水。用治消化不良、膨闷胀饱、不思饮食，对慢性胃炎亦有疗效。

萝卜酸梅汤

▶▶配　料 鲜萝卜 250 克，酸梅 2 枚，盐少许。

▶▶制用法 将萝卜洗净，切片，加清水 3 碗同酸梅共煮，煎至 1 碗半，加盐调味。

▶▶功效主治 化积滞，化痰热，下气生津。治消化不良、食积、饭后烧心、腹胀、肋痛、气逆等。

胡萝卜粥

▶▶配　料 胡萝卜 500 克，糯米 100 克，红糖适量。

▶▶制用法 胡萝卜洗净，切成小块，同糯米加水煮粥，调入红糖。温服。

▶▶功效主治 补中益气，消胀化滞。用于消化不良，症见脘胀食滞。

萝卜饼

▶▶配　料 白萝卜、面粉各 150 克，瘦猪肉 60 克，姜、葱、盐、油各适量。

▶▶制用法 将白萝卜洗净切丝，用油翻炒至五成熟时待用。将肉剁碎，调成萝卜馅。将面粉加水合成面团，揪成面剂，擀成薄片，填入萝卜馅，制成夹心小饼，放锅内烙熟即成。

▶▶功效主治 健胃理气，消食化痰。适用于食欲不振、消化不良、咳喘多痰等。

咖啡粉

▶▶配　料 咖啡粉 10 克，白糖少许。

▶▶制用法 将咖啡粉与白糖拌匀。用开水 1 次冲服，日服 2 次。

▶▶功效主治 消食化积，止腹痛。适用于消化不良。

鬼针草洗剂

▶▶配　料 鲜鬼针草 50 克。

▶▶制用法 上药加水浸泡后，煎取浓汁，连渣置桶内。熏洗两脚，轻症一日熏洗 3 ~ 4 次，较重者日熏洗 6 次。

▶▶功效主治 消食化积。适用于消化不良。

二白姜桂散

▶▶配　料 高良姜、肉桂、白芷各 10 克，白胡椒 20 克，丁香 6 克。

▶▶制用法 上药共研细粉，贮存瓶中备用。每次取药粉适量，醋调糊状，于睡时外敷中脘穴，用纱布固定，第2日早上取下。可连用2~3日。

功效主治 消食化积。还用于消化不良。

胡椒丁香散

配 料 胡椒、公丁香各3克。

制用法 共研细末，用醋调成糊状，贴脐眼。24小时后换贴1次。

功效主治 温中散寒。主治中焦寒凝、运化失常之单纯性消化不良。

吴茱萸脐贴

配 料 鲜吴茱萸叶、洗米水适量。

制用法 上药洗净捣烂，调洗米水，炒热敷肚脐，每日换药1次。

功效主治 温中理气。主治小儿消化不良。

蒜姜酒

配 料 独头蒜10克，生姜9克，黄酒300毫升。

制用法 将前2味药洗净，捣碎，放入玻璃瓶中，用黄酒浸泡，调拌后静置，7日后过滤去渣，贮瓶备用。每日3次，每次5~10毫升，口服。

功效主治 理气和胃。适用于饥不欲食。

陈皮山楂酒

配 料 陈皮50克，山楂酒1000毫升，白酒500毫升。

制用法 将陈皮撕碎，放入白酒中，密封，浸泡7日后去渣，冲入山楂酒，搅拌均匀，即可饮用。每次30~50毫升，每日服2~3次。

功效主治 行气健脾，燥湿降逆，止呕开胃。适用于消化不良、食少胃满、脘腹胀痛等症。

神曲酒

配 料 神曲100克，白酒500毫升。

制用法 将神曲稍炒热，用纱布袋装，置于白酒中密封浸泡7天即可。每次服10~20毫升，每日2次，或需要时饮服。

功效主治 消食化积。适用于伤食脘腹闷胀、消化不良及酒宴后消食助消化等。

复方龙胆酊

配 料 龙胆草100克，橙皮40克，豆蔻10克，70%乙醇1000毫升。

制用法 将以上3味药加工成七

号粉。依照浸渍法，加70%乙醇，依法浸渍，过滤去渣即可。每次服2～5毫升，每日服3～4次。

功效主治 苦味健胃，芳香理气。适用于消化不良、食欲不佳、脘腹气胀等。

山楂桂圆酒

配　料 山楂、桂圆各250克，大枣、红糖各30克，米酒100毫升。

制用法 先将前3味药洗净，去核，沥干，然后加工粗碎，置于容器中，再加入红糖和米酒，搅拌均匀，密封，浸泡10日后，过滤去渣，澄清即可。每次服20～30毫升，每日服2次。

功效主治 益脾胃，助消化。适用于肉食积滞、脾胃不和、脘腹胀满、消化呆滞、面色萎黄等症。

健康小贴示

❶培养良好的饮食习惯。吃饭应定时定量，不可暴饮暴食。

❷要多食清淡、易消化食物，但应保持食物的多样化，注意增加营养。

❸忌酒、烟。过量饮酒会损害胃黏膜，使胃黏膜充血、水肿和出血等，可引起消化不良。抽烟对消化系统的运动、吸收和分泌功能均有不利影响。

支气管炎

支气管炎有急、慢性之分。急性支气管炎是由病毒、细菌的感染，或物理与化学的刺激所引起的支气管和气管的急性炎症。疲劳、受惊、上呼吸道感染等，是导致本病的诱因。慢性支气管炎多由急性支气管炎反复发作转变而成。

支气管炎发病时很像感冒，表现为刺激性咳嗽，1～2天后咳痰，开始为白色黏稠痰，后为黏液脓性痰，或痰中带血丝。若久治不愈，症状可逐渐加重，咳嗽长年持续，痰多，呈泡沫黏液，有的患者有喘息和哮鸣音。常伴胸骨后痛、疲倦、头痛、全身酸痛等症状。本病冬季发病率高，以老年人、小儿为多见。

实用偏方秘方

萝卜茶

配　料 白萝卜100克，茶叶3克，盐适量。

制用法 将茶叶放入杯内，冲入沸水浸泡10分钟，取汁备用。再将白萝卜洗净切片，加水煮烂，调入盐，兑入茶叶汁混匀即成。代茶温服，每日2剂。

功效主治 清热化痰，理气开胃。主治急性支气管炎。

向日葵汤

配　料 向日葵（干品）300克，金钱草（干品）100克。

制用法 水煎服。水煎2次，每次煎1小时，合并药液，浓缩至240毫升。日服1次，每次服60毫升，小儿酌减。

功效主治 清热，化痰，止咳。主治慢性支气管炎。

冬瓜仁粥

配　料 冬瓜子仁24克，薏苡仁18克，粳米100克。

制用法 先将冬瓜子仁煎汁、去渣，再与淘净之薏苡仁、粳米同煮粥，每日1剂，分次吃。

功效主治 健脾利湿，化痰。主治慢性支气管炎。

桔梗止咳汤

配　料 桔梗、紫菀各10克，桑白皮15克，百部、款冬花、栝楼皮各12克，甘草6克。

制用法 每日1剂，水煎服。

功效主治 清肺理气，化痰止咳。用于急性气管炎、支气管炎患者。

加　减 发病初期恶寒发热、头痛鼻塞者，加麻黄、荆芥、紫苏叶；肺热蕴热、咯吐黄痰者，加炒黄芩、鱼腥草；剧咳无痰者，加炙麻黄、杏仁、全蝎。

验证 用此方治疗150例，治愈115例，好转35例，对寒热不甚者有效率100%。

黄芪炖母鸡

配料 黄芪30克，冬虫夏草20克，母鸡1只（洗净开膛）。

制用法 共同用文火炖熟后，早、晚分服。

功效主治 益气固表。主治慢性支气管炎多年不愈者。

小麦炖羊肉

配料 小麦（去皮）60克，羊肉500克，生姜9克，调料适量。

制用法 按常法炖熟食用。每日1剂，2次分服。连服1个月。

功效主治 温中益气，解表散寒。主治慢性支气管炎寒症。

白糖胆汁

配料 鸡苦胆3个，白糖适量。

制用法 取胆汁烘干，白糖拌和。每日分2次服，连服5天为1个疗程。

功效主治 清热，化痰，平喘。主治慢性支气管炎咳嗽、哮喘。

芥菜子橘皮煎

配料 芥菜子、橘皮、甘草各10克，萝卜子15克。

制用法 水煎，每日早、晚空腹服用。

功效主治 下气宽胸，燥湿化痰。主治慢性支气管炎。

灵参百合汤

配料 灵芝、百合各15克，南沙参、北沙参各10克。

制用法 水煎服。

功效主治 养阴清肺。主治慢性支气管炎。

杏核汤

配料 杏仁、核桃仁、冰糖、蜂蜜各15克。

制用法 将前2味水煎2次，合并药液约300毫升，兑入冰糖、蜂蜜拌匀，每次服100毫升，每日1剂，日服3次。或共捣烂，每晚睡前服15克。

功效主治 润肺化痰，止咳平

喘。主治喘息型慢性支气管炎（咳嗽气喘）。

平喘止咳散

配 料 地龙500克，川贝、胡颓叶、一见喜各100克。

制用法 将地龙放在瓦片上用火烤干，再将四味共研极细粉末，每日服3次，每次6克。1个月为1疗程。

功效主治 清肺化痰，止咳平喘。主治慢性支气管炎。

验 证 用此方共治500例，服1～3个疗程后，痊愈312例，明显好转89例，好转78例，无效21例，总有效率为96%。

平地木栝楼汤

配 料 平地木25克，蒸百部、全栝楼、桃仁、炙甘草各10克，绞股蓝30克，焦山楂20克。

制用法 水煎，每日1剂，10天为1疗程。

功效主治 理气化痰，止咳平喘，扶正固元。主治慢性支气管炎，适宜寒邪侵袭、寒痰壅滞、肺脾两虚患者。

验 证 用此方治疗慢性支气管炎46例，其中治愈13例，好转30例，总有效率94%。

木槿汤

配 料 鲜木槿条120克。

制用法 将木槿条洗净、切断，水煎2次，将滤液合并并浓缩成100毫升。每日2次分服，连服10天为1个疗程。

功效主治 润肺，止咳。主治慢性支气管炎。

验 证 用此方治疗慢性支气管炎177例，临床痊愈2例（1.13%），显效25例（14.13%），好转72例（40.68%），总有效率为55.94%。

独活茱萸酒

配 料 独活、山茱萸、天门冬（天心）、黄芪、甘菊花、防风、天雄（炮裂）、侧子（炮裂）、防己、白术、茯苓、丹参、牛膝各120克，枸杞、贯众各90克，生地黄240克，生姜180克，磁石300克（绵裹），白酒10～15升。

制用法 将以上诸药各切薄片，以绢袋盛之，置于容器中，投入白酒密封浸泡约1周后启封取用。每日2～3次，每次服10～20毫升。

功效主治 祛痰止咳，疏风止痒。适用于咳嗽、痰癖，兼治疽、瘘、脚气。

栝楼薤白酒

配　料 栝楼25克，鲜薤白200克，白酒500毫升。

制用法 将以上2味药洗净捣碎，置于容器中，加入白酒，密封，浸泡14日后，过滤去渣即可。每次服20毫升，每晚服1次。

功效主治 通阳散结，活血祛痰。适用于胸阳不振型支气管炎，症见喘息、咳喘、胸痹刺痛、心痛血滞等症。

止咳益肺酒

配　料 猪胰脏3具，大枣100枚，60度白酒1500毫升。

制用法 先将上药洗净，猪胰切碎，共置于容器中，用60度白酒煮30分钟，去渣即可。或用60度白酒密封浸泡3～7日，去渣即可。每次服30毫升，每日2次。酒量小者可减量服用。

功效主治 补脾和胃，益气生津，补土生金。适用于支气管炎日久咳嗽。

艾叶荆芥酒

配　料 桃仁、杏仁（均去皮尖）、芝麻（炒熟）各500克，苍术200克，白茯苓、艾叶（揉去筋）、薄荷、小茴香各15克，荆芥50克，白酒适量。

制用法 将上药共研细末，炼蜜合成1块，投入一大罐酒中，煮至药团散为止，密封浸泡7日后，过滤去渣备用。每次空腹服2盅，每日服2次，不可过量。

功效主治 祛痰止咳，平喘润燥，除嗝气。适用于虚寒型支气管炎咳嗽。

灵芝草酊

配　料 灵芝草、95%乙醇（医用）各适量。

制用法 上药用乙醇于温度60℃浸泡48小时后过滤。滤液用低温蒸馏法回收乙醇，配制成10%酊剂，备用。每日服2～3次，每次10～15毫升左右。

功效主治 滋补强壮。适用于慢性支气管炎、神经衰弱、高血压、风湿性关节炎等。尤适用于肺阴虚型咳嗽。置于阴凉干燥处。

健康小贴示

❶戒烟，同时避免被动吸烟。

❷做好环境保护，避免烟雾、粉尘和刺激性气体对呼吸道的影响，以免诱发慢性支气管炎。

❸急性支气管炎失治、误治，反复发作易成为慢性支气管炎，应早防早治。

❹加强体育锻炼，常通风换气，居室讲卫生。

呃逆

呃逆俗称“打嗝”，是指气逆上冲，喉间呃呃连声，声短而频，令人不能自制。有几分钟或半小时 1 次，亦有连续呃 7～8 声始停。其呃声或高或低，或疏或密，间歇时间不定，常伴有胸脘膈间不舒，嘈杂灼热，腹胀嗳气等症。多因受凉、饮食、情志等诱发。现代医学中的单纯性膈肌痉挛以及胃肠官能症、胃炎、胃扩张、肝硬化晚期、脑血管病、尿毒症、胃、食管手术后引起的膈肌痉挛均属呃逆的范畴。

实用·偏方·秘方

老刀豆红糖水

配 料 带壳老刀豆 30 克，生姜 3 片，红糖适量。

制用法 将带壳老刀豆、生姜洗净，然后放入锅内加水煎煮，去渣，最后加红糖调味即可。每天分

2 次服用。

功效主治 暖胃止呃。适用于虚寒呃逆者。

橘皮甘草饮

配　料 橘皮 12 克，竹茹 3 克，甘草 6 克，大枣 3 枚，生姜 3 片。

制用法 上物用水 2000 毫升煎至 1200 毫升放入暖壶，频频饮之。

功效主治 理气健胃。主治呕吐呃逆。

米醋饮

配　料 米醋适量。

制用法 呃逆发作时服米醋 10～20 毫升，一般可立即生效，止后复发再服仍效。

功效主治 温胃。止呃逆。

加减六味地黄汤

配　料 熟地黄、泽泻、桃仁、赤芍药各 10 克，山萸肉、山药、茯苓、麦门冬各 15 克。

制用法 水煎服。每日 1 剂。

功效主治 暖胃。主治术后顽固性呃逆。

加　减 热象重者，加金银花连服。

干嚼公丁香

配　料 公丁香 10～15 粒。

制用法 将上药细嚼，嚼时有大量的唾液分泌，切勿将其吐出，应慢慢咽下，待药味尽，将药渣吞服。半小时如无效，可再使用 2～3次。

功效主治 温胃。止呃逆。

验　证 用本方治疗呃逆患者 185 例，5～20 分钟止呃者 170 例，半小时止呃者 15 例。

鲜韭菜汁

配　料 鲜韭菜 30 克。

制用法 韭菜洗净，捣烂，取汁，加入 1 小杯烫热的黄酒趁热服下。如不饮酒，用沸水加入韭菜汁同服亦有同样效果。

功效主治 韭菜的辛辣气味有散瘀活血、行气导滞作用。适用于呃逆、跌打损伤、反胃、肠炎、吐血、胸痛等症。

荔枝粉

配　料 荔枝 10 枚。

制用法 荔枝连皮核烧干存性，研为末。白水送服。

功效主治 通神益气，散滞气。主治呃逆不止，咽喉肿痛。

二石龙牡汤

配 料 代赭石、磁石、生龙骨、生牡蛎各（先下）20克，陈皮12克，人参10克，木香6克。

制用法 水煎服，每日1剂，6剂为1个疗程，病情好转停药1～2日，再服第2个疗程。

功效主治 散滞气。主治顽固性呃逆。

首乌鸡蛋羹

配 料 蒸首乌30～40克，鸡蛋2个。

制用法 将首乌放在锅内加水500毫升，煎至300毫升，去渣后打入鸡蛋。每日2次，服药吃鸡蛋，连服3日。

功效主治 平胃。主治顽固性膈肌痉挛致呃逆。

温开水止呃方

配 料 九分满的温开水1杯。

制用法 把温开水放在比自己肚脐低一些的地方，然后慢弯腰，用上唇靠杯子的前缘，开始用下唇一小口一小口地吸水咽下，至吸不到水为止。

功效主治 暖胃。治呃逆。

青皮鸭蛋汤

配 料 青皮鸭蛋1个，红糖适量。

制用法 将青皮鸭蛋磕入碗中，搅拌均匀，加入红糖。温开水冲服。

功效主治 理气止呃。适用于病后呃逆。

酒浸柠檬

配 料 柠檬3个，白酒适量。

制用法 将柠檬洗净凉干，浸入白酒内，密封贮存3～5日。每遇打呃时吃酒浸柠檬（去皮）1个。

功效主治 止呃。主治呃逆。

荜拔饮

配 料 荜拔3克，干姜5克，厚朴6克。

制用法 所有材料用水煎2次，早晚服用。每日1剂。

功效主治 本方可温中散寒，回阳通脉，温肺化饮。适用于胃寒脘腹冷痛、呕吐、呃逆、泄泻等。

竹茹陈皮汤

配料 竹茹、陈皮各10克，半夏6克，生姜3片。

制用法 水煎服。

功效主治 理气健脾，和胃降逆。主治顽固性呃逆。

姜汁葡萄酒

配料 生姜60克，葡萄酒500毫升。

制用法 将生姜洗净，捣烂，浸入葡萄酒中，密封贮存，3日后滤取酒液即可。每日2次，1次50毫升。

功效主治 健胃祛湿，散寒止痛。适用于嗳气呃逆、寒性腹痛等。

南瓜蒂汤

配料 南瓜蒂4只。

制用法 水煎服，连服3～4次。

功效主治 止呃。适用于呃逆。

神仙药酒

配料 木香9克，丁香、檀香各6克，茜草60克，砂仁15克，红曲30克，白酒500毫升。

制用法 将以上6味药共研细末装入布袋，置于容器中，加入白酒，浸泡密封3～5日即可。每次15～20毫升，每日服2次。

功效主治 开胃消食，顺气消胀，宽胸。适用于脘腹饱满、嗳气呃逆、消化力弱、食欲缺乏等症。

紫苏止呃酒

配料 紫苏子60克，黄酒500毫升。

制用法 将紫苏子浸入黄酒中，密封贮存，5～7日即可。每次服15～20毫升，每日1～2次。

功效主治 下气开郁，祛痰定喘。适用于呃逆、痰多咳嗽、便秘等。

荸荠降逆酒

配料 白糖、荸荠（捣碎）各240克，川厚朴（姜炒）、陈皮、白蔻仁（炒）、橘饼各60克，冰糖200克，蜂蜜150克，白酒1500毫升。

制用法 将荸荠、川厚朴、陈皮、白蔻仁捣碎成细小碎块和橘饼装入布袋，放置于容器中，加入白酒（或白酒、烧酒各一半），密封、浸泡14日左右后，过滤去渣，加入白糖、冰糖和蜂蜜，待溶化后，再过滤，澄清即可饮用。每日服30～50毫升。每日早、中、晚各服1次。

功效主治 和胃降逆。适用于呃逆、饮食不下、食后呕吐、胸膈哽咽不舒等症。

红花山楂酒

配　料 红花30克，山楂60克，白酒500毫升。

制用法 将红花、山楂放入白酒中，密封，浸泡7日后即可饮用。每次15～30毫升，每日服2次。

功效主治 活血化瘀。适用于食滞胃脘，吞酸呃逆或妇女经来量少、紫黑有块、小腹胀痛、血块排出后疼痛减轻等症。

健康小贴示

❶不抽烟，不喝酒，不熬夜。生活要有规律，保持心情愉快。

❷注意保暖，适时增添衣物。加强体育锻炼，提高机体抗病能力。

❸不食过冷、过烫、过硬、过辣、过黏的食物，更忌暴饮暴食。

糖尿病

糖尿病又称消渴症，是一种由胰岛素相对分泌不足或胰岛血糖素不适当地分泌过多而引起的以糖代谢紊乱、血糖增高为主要特征的全身慢性代谢性疾病。此病早期无症状，随其发展可出现多尿、多饮、多食、疲乏、消瘦、尿液中血糖含量增高，或并发急性感染、肺结核、动脉粥样硬化、末梢神经炎、趾端坏死等。早期诊断依靠化验尿糖和空腹血糖及葡萄糖耐量试验。此病重者可发生动脉硬化、白内障、酮中毒症等。按病情可采用饮食控制、胰岛素等降血糖药治疗，避免精神紧张，加强体育锻炼等也有利于预防本病的发生、发展。

中医认为本病是由于饮食不节、情志不调、恣性纵欲、热病火燥等原因造成。本病多见于40岁以上喜欢吃甜食而肥胖者。创伤、精神刺激、多次妊娠以及某些药物（如肾上腺糖类皮质激素、女性避孕药等）是诱发或加重此病的因素。发病时伴有四肢酸痛、麻木感，视力模糊，肝肿大等症。

实用·偏方·秘方

麦冬茶

配　料 麦冬（鲜品）全草50克。

制用法 每日1剂，切碎，水煎，代茶饮。

功效主治 养阴润肺，清心除烦，益胃生津。主治糖尿病。

生地茯苓汤

配　料 生地、茯苓各15克，枸杞子20克，淮山药、天花粉各30克，太子参25克，知母、牛膝、生甘草、牡丹皮、泽泻各10克。

制用法 每日1剂，水煎，分2~3次口服。15天为1个疗程。

功效主治 降糖，生津。主治糖尿病。

加　减 气虚者，加黄芪30克，白术15克；胃热肺燥者，加麦冬10克，生石膏20克；湿热重者，加苍术15克。

验　证 用此方治疗糖尿病150例，用1~4个疗程后，治愈45例，好转96例，无效9例，总有效率为94%。

太子参黄芪液

配　料 太子参20克，黄芪50克，穿山甲、当归、红花、桃仁、甘草、川芎各10克，赤芍、丹参各15克。

制用法 每日1剂，水煎3次后合并药液，分早、中、晚口服。14天为1个疗程。

功效主治 降糖。主治糖尿病。

验　证 用此方治疗糖尿病患者

59例，其中痊愈48例，显效5例，有效4例，无效2例。服药时间最短者1个疗程，最长者3个疗程。

参地汤

配　料 党参50克，生地、熟地各25克，地骨皮、泽泻、丹参、枸杞子各20克。

制用法 每日1剂，水煎3次，分3份，于早、午、晚饭前半小时各服1份。

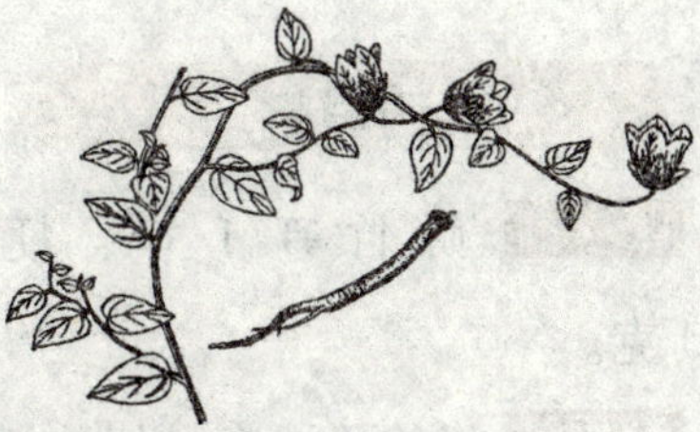

功效主治 稳定胰岛素水平。主治非胰岛素依赖型糖尿病。

加　减 偏于热盛口渴者，加花粉20克，知母15克；偏气虚者，加黄芪25克，白术20克；兼有阳虚者，酌加熟附子5克，肉桂5克。

验　证 用本方治疗患者50例，总有效率为81%。本方降低血、尿糖起效时间较慢，需20～30天左右，但改善“三多”症状起效时间较快，仅需2～7天，且无副作用。

双地双冬酒

配　料 生地、熟地、天冬、麦冬、大枣、山药、莲子（去心）各20克，白酒1000毫升。

制用法 将上药研制粗末，浸入白酒内，密封，每日摇动1次，15日后过滤取药酒，即可。每次服30毫升，每日2次。

功效主治 滋肾养心，益脾和胃。适用于糖尿病、精神萎靡、便秘、失眠健忘、食欲不振、头晕目眩、潮热盗汗、须发早白等。

枸杞子酒

配　料 枸杞子125克，甘菊花10克，麦冬25克，糯米2000克，酒曲适量。

制用法 将以上3味同煮至烂，加入糯米和酒曲，按常法酿酒。酒熟去糟，即可。每次饭前服20毫升，每日服2次。

功效主治 补肾益精，养肝明目。适用于糖尿病肾虚消渴、视物模糊、阳痿遗精、腰背疼痛、足膝酸软、肺燥咳嗽等症。

二参酒

配　料 生黄芪、生地黄、玄参、丹参各30克，葛根、苍术各15克，天花粉、山萸肉各20克，低度白酒600毫升。

制用法 将以上8味药捣碎，置于容器中，加入白酒，密封，浸泡7日后，过滤去渣，即可。每次服15～30毫升，每日服3次。

功效主治 益气，养阴，活血。适用于气阴两虚型糖尿病。

菟丝子酒

配　料 菟丝子、山萸肉各50克，芡实30克，低度白酒500毫升。

制用法 将以上3味药捣碎，置于容器中，加入白酒，密封，浸泡5～10日后，过滤去渣，即可。每次服15～30毫升，每日服3次。

功效主治 补肾，养肝，固精。适用于腰膝酸痛、遗精、消渴、尿有余沥等。

洋葱红酒

配　料 新鲜洋葱1～2头，葡萄酒500毫升。

制用法 将洋葱洗净，剥去老皮，切成八等分半圆形；将洋葱装入盛红葡萄酒的瓶中，盖紧密封，置阴凉处放置5～7天，即可饮用。每次饮30～50毫升，每日饮1～2次。与浸过酒的洋葱一起食用效果更佳。

功效主治 降血压，降血糖，增强免疫。适用于高血压、糖尿病、动脉硬化等患者的康复保健，也可安神助眠，预防“老花眼”、延缓衰老，对老年便秘和夜尿频数也有一定作用。

竹笋粥

配　料 鲜竹笋1个，粳米100克。

制用法 将竹笋洗净，切片，加水适量，入粳米同煮成粥。每日服2次。

功效主治 清肺除热，兼能利湿。主治糖尿病及久泻久痢、脱肛者。

生地玉竹汤

配　料 北沙参、麦冬、生地各15克，玉竹5克。

制用法 每日1剂，水煎2次，早、晚分服。

功效主治 养阴清热，益胃生津。主治糖尿病（肺燥津伤型）。

蚕竹汤

配　料 蚕茧、玉竹各10克。

制用法 水煎服，每日1剂，日服2次。

功效主治 消食止渴，养阴生津。主治糖尿病。

山楂根玉米须汤

配　料 山楂根、茶树根、荠菜花、玉米须各10克。

制用法 共制粗末，水煎服，每日1剂。

功效主治 降糖降脂，化浊利尿。主治糖尿病，伴有高脂血症、肥胖症者。

地骨皮茶

配　料 地骨皮15克。

制用法 将地骨皮制为粗末，放入杯中，用沸水冲泡，代茶饮用。每日1~2剂。

功效主治 凉血退热，清肺止咳。主治肺热津伤型糖尿病。症见烦渴多饮、口干舌燥、大便异常、尿多尿频等。

党参栝楼饮

配　料 党参18克，栝楼根9克。

制用法 加水煎煮，取汁，分次服用，每日1剂。

功效主治 益气，生津止渴。主治糖尿病口渴引饮。

黄芪白芍饮

配　料 生黄芪、杭白芍各30克，仙灵脾15克，生甘草、乌梅、葛根各10克。

制用法 每日1剂，水煎服，日服3次。

功效主治 补肾益气，生津敛阴。主治糖尿病。

甘薯叶冬瓜煎

配　料 鲜甘薯叶150克，冬瓜100克。

制用法 加水，共煎汤。每日1剂，分2次服。

功效主治 清热，利尿。治糖尿病。

菠菜根粥

配　料 鲜菠菜根250克，鸡内

金10克，粳米50克。

制用法 菠菜根洗净，切碎，加水同鸡内金共煎煮30~40分钟，然后下米煮做烂粥。每日分2次连菜与粥服食。

功效主治 止渴，润燥，养胃。主治糖尿病。

罗汉果煎

配　料 罗汉果1个。

制用法 水煎服，每日1~2剂。

功效主治 清热润肺，生津止渴。主治肺热津伤型糖尿病。

山药冬瓜汤

配　料 山药30克，冬瓜100克，荷叶60克。

制用法 将上述用料一同水煎，喝汤吃山药、冬瓜。每日1剂，分2次服用。

功效主治 清胃泻火，养阴增液。主治糖尿病，属中消型，多食易饥，形瘦乏力，大便干结。

双皮汤

配　料 西瓜皮、冬瓜皮各15克，天花粉12克。

制用法 加水煎服，每日2次，每次半杯。

功效主治 清热，祛湿，利水。主治糖尿病之口渴、尿浊。

山药黄连汤

配　料 山药25克，黄连10克。

制用法 水煎服。

功效主治 清热祛湿，补益脾肾。主治糖尿病之口渴、尿多、善饥。

苦瓜粥

配　料 苦瓜150克，粳米60克。

制用法 将苦瓜切成小丁，加入洗净的粳米，和适量的水煮熬成粥即可。顿服。1天2次。

功效主治 清热护胃，降糖。主治糖尿病。

醋鸡蛋

配　料 鸡蛋5个，醋400毫升。

制用法 将鲜鸡蛋打碎，置碗中，加醋150毫升，调和后放置36小时，再加醋250毫升，搅匀即成。上述量分5~7天服完。

功效主治 降血糖。主治糖尿病。

健康小贴示

❶饮食清淡，多吃新鲜蔬果，控制糖的摄入，忌食肥甘厚味。每日总热量按每千克体重为25～40千卡热量计算。糖类占60%，蛋白质占15%，脂肪占25%，多食粗纤维及维生素高的食物。

❷生活有规律，注意个人卫生，防止各种感染。学会做尿糖测定及使用降糖药，一级糖尿病患者尤应学会自我注射胰岛素。

高血压

高血压的症状因人而异。早期可能无症状或症状不明显，仅仅会在劳累、精神紧张、情绪波动后发生血压升高，并在休息后恢复正常。随着病程延长，血压明显地持续升高，逐渐会出现各种症状，此时被称为"缓进型高血压病"。缓进型高血压病常见的临床症状有头痛、头晕、注意力不集中、记忆力减退、肢体麻木、夜尿增多、心悸、胸闷、乏力等。部分症状不是由高血压直接引起的，而是高级神经功能失调所致。按起病缓急和病程进展，可分为缓进型和急进型，以缓进型多见。

实用·偏方·秘方

滋阴潜阳汤

配 料 玄参12克，麦冬、牛膝、茯苓、钩藤、菊花各9克，蝉蜕、炙远志各6克，代赭石、龙骨、牡蛎各15克。

制用法 每日1剂，水煎服。

功效主治 滋水涵木，潜阳熄风。主治肾阴亏损，水不涵木，肝阳上扰性高血压。

加 减 肾阴亏甚者，可加熟地、女贞子、龟胶；血压持续不降者，可酌加桑寄生、夏枯草、杜仲。

五皮汤

配 料 桑白皮50克，大腹皮30克，赤茯苓皮15克，陈皮9克，生姜皮6克。

制用法 每日1剂，水煎服。

功效主治 行气导滞，利水散浊。主治高血压危象。

加 减 头痛剧烈，伴恶心、呕吐、失眠时，加天麻、钩藤；精神错乱、躯体木僵、抽搐、视力模糊时，加天麻、僵蚕；胸闷痛时加栝楼皮、丹参。

验 证 用此方治疗50例高血压患者，显效（症状消失，血压恢复到发病前水平）38例，有效6例，好转2例，无效4例，总有效率92%。

金银菊花茶

配 料 金银花、菊花各26克。

制用法 每日1剂，1剂分4份，每份用沸开水冲泡10~15分钟后当茶饮，冲泡2次弃掉另换。可连服1月或更长时间。

功效主治 软化血管。主治高血压。

加 减 头晕明显者，加桑叶12克；动脉硬化、血脂高者，加山楂24~30克。

验 证 用上药治疗高血压患者46例，（其中单纯高血压病27例，单纯动脉硬化症5例，高血压伴有动脉硬化14例）。服药3~7天后头痛、眩晕、失眠等症状开始减轻，随之血压渐降至正常者35例，其余病例服药10~30天后均有不同程度的效果。

三黄汤

配 料 大黄2克，黄连、黄芩各1克。

制用法 每日1剂，水煎3次，分服。

功效主治 降压。主治高血压病。症见血压上升，头昏眼花，烦躁不安，心悸易惊，便秘，脉数有力。

验 证 某女，59岁。患高血压病已多年，前日起出现眩晕，头微动即恶心，呕吐与头重，颜面发热，面潮红，足冷，耳鸣，大便2~3日未行，与三黄汤，服用2周诸症消失。

香菇酒

配　料 干香菇50克，柠檬3枚，蜂蜜250克，白酒1800毫升。

制用法 将柠檬洗净，带皮切片；香菇去杂洗净，放入酒坛内。加入蜂蜜、白酒，密封，置于阴凉处贮存，每日摇荡1次，30日即可。每次服15～20毫升，每日2次。

功效主治 降血压，降血脂，增进食欲。适用于高血压、高脂血症等。

菊花醪

配　料 甘菊花10克，酒酿适量。

制用法 将洁净的甘菊花剪碎，与适量酒酿放在小锅内，搅拌均匀，煮沸即可。每日2次，顿服。

功效主治 清肝明目。适用于肝阳上亢型高血压和眩晕等病症的食疗。

杜仲酒

配　料 杜仲60克，白酒500毫升。

制用法 将杜仲捣碎，浸入酒内，密封贮存，7～10日即可。每次服10～20毫升，每日2～3次。

功效主治 补肝益肾，强腰膝，降血压。适用于高血压。

复方杜仲酊

配　料 黄芩、双花、生杜仲、桑寄生各400克，通草20克，当归200克，红花4克，白酒4000毫升。

制用法 将上述诸药加工粉碎成粗粉，置于容器中，加入白酒，密封，浸泡约半月后过滤，即可服用。成人每次服20～50毫升，每日服2次。

功效主治 镇静，降压。适用于高血压。

双地菊花酒

配　料 地骨皮、生地黄、甘菊花各50克，糯米1500克，酒曲适量。

制用法 将地骨皮、生地黄、甘菊花放入砂锅内，加水漫过药面10厘米，煎取浓汁，再与淘洗干净的糯米煮成米饭，候冷，加入酒曲，搅拌均匀，置于洁净容器内，密封，保温发酵4～6日，滤取酒液，贮瓶即可。每次服10～20毫升，每日3次。

功效主治 滋阴养血，补身延年。适用于高血压眩晕、中老年体弱、目暗多泪、视物模糊等。

海带根

配　料 海带根适量。

制用法 将海带根晒干粉碎为末。每次服6～12克，每日1～2次，温水送服。

功效主治 清热利水，祛脂降压。主治高血压病。

醋泡花生米

配　料 花生米、醋各适量。

制用法 将花生米泡醋中，浸泡7天以上，越久越好，备用。每日早、晚各吃10粒或临睡前吃2～4粒，嚼碎后吞服，7天为1个疗程。血压下降后可隔数日服1次。

功效主治 清热，活血，降压。主治原发性高血压（肝肾阴虚型）。表现为头晕头痛、耳鸣、心悸失眠等症。

花生苗

配　料 花生全草（整棵干品）50～100克。

制用法 切成小段，泡洗干净，煎汤代茶饮，每日1剂。血压正常后，可改为不定期服用。

功效主治 清热益血。有降血压、降低胆固醇作用，对治疗高血压病有较理想的功效。

山楂汤

配　料 鲜山楂10枚，白糖30克。

制用法 将山楂捣碎后加糖和适量的水煎煮至烂。每日1次，吃山楂饮汤。应坚持长期服用，有显效。

功效主治 活血降压。主治原发性高血压。

香蕉翠衣汤

配　料 香蕉3只，西瓜翠衣（鲜品加倍）、玉米须各60克，冰糖适量。

制用法 水煎服，每日1剂，日服2次（服时加糖）。

功效主治 平肝泻热，利尿降压。主治原发性高血压（肝阳上亢型）。

海参冰糖

配　料 海参、冰糖各50克。

制用法 海参洗净，加水同冰糖煮烂。每日晨空腹服，吃参饮汤。

功效主治 补益肝肾，养血润燥。主治高血压、动脉硬化。

健康小贴示

❶低盐、低脂，少食或不食有刺激性的食品，如烈酒、咖啡、辣椒等，注意控制体重。

❷心情要舒畅，忌大喜大怒。生活中可进行适量运动，劳逸结合。

❸高血压患者宜定期体检，若血压过高可酌情配合西药降压，防止并发症。

低血压

低血压主要是由于高级神经中枢调节血压功能紊乱所引起，以体循环动脉血压偏低为主要症状的一种疾病。成人如收缩压持续低于12千帕，并伴有不适症候时，一般即称为低血压。通常表现为头晕、气短、心慌、乏力、健忘、失眠、神疲易倦、注意力不集中等。女性可有月经量少，持续时间短的表现。中医学认为，本病与身体虚弱，气血不足有关。

实用·偏方·秘方

核桃仁汤

配　料 核桃仁40克，党参30克，生姜3片。

制用法 每日1剂，水煎服。

功效主治 益气补血。主治低血压。

人参粳米粥

配　料 人参3克（或党参15克），粳米100克，冰糖适量。

制用法 将人参研为细末，与洗净的粳米共置砂锅内，加水煮为稀粥，调入冰糖服食，每日1剂。

功效主治 大补元气，益气生津。主治低血压。

枸杞煮鸡蛋

配　料 鸡蛋2个，枸杞15克，大枣10枚。

制用法 先将枸杞、大枣用冷水煮约半小时，再将鸡蛋磕入，共煮至熟。每日食2次。

功效主治 调补气血，增强体质。主治低血压。

肉桂五味饮

配　料 肉桂、桂枝、甘草各15克，五味子25克。

制用法 每日1剂，水煎服。

功效主治 益气升压。主治低血压。

猪芪汤

配　料 猪心1个，黄芪、党参、当归各18克，川芎12克。

制用法 将猪心洗净，切开，用纱布将以上诸药包好，与猪心同放入锅内，加水适量，炖3小时，去掉药渣即可。每日1次，饮汤食肉。

功效主治 益气养阴，升高血压。主治低血压。症见心悸、乏力、汗出等。

制附枸杞汤

配　料 肉桂、仙灵脾各2克，补骨脂12克，制附片、熟地、山萸肉各10克，枸杞子9克，黄精12克。

制用法 水煎服，每日1剂，分2次服。

功效主治 温肾填精。主治肾精亏损所致低血压。症见头晕耳鸣、健忘、腰酸腿软、神疲嗜睡、怯寒、手足不温、夜多小便，舌质淡胖、苔薄白、脉沉细。

蛋黄茶

配　料 鸡蛋1个，沸水、茶叶各适量。

制用法 每天早晨将鸡蛋磕入茶杯内，用沸水避开蛋黄缓缓倒入，盖上杯盖闷15分钟。待蛋黄外硬内软时取出，用淡茶水冲服。每日1个。

功效主治 补血益气。主治低血压。

肉桂桂枝茶

配　料 肉桂、桂枝、炙甘草各9克。

制用法 开水泡，当茶饮，连服10～20天。

功效主治 大补元气。适用于低血压。

当归鸡肉

配　料 鸡肉250克，当归30克，川芎15克。

制用法 一起放入蒸锅中蒸，熟后趁热吃。每日1次，连吃3天。

功效主治 升高血压。治低血压。

鹿茸粉

配　料 鹿茸粉0.3克。

制用法 灌入胶囊，每服1丸，或纳入鸡蛋内蒸熟吃。每日空腹服，连服10～20日，血压正常即停。

功效主治 补益气血。主治低血压病。

当归姜草汤

配　料 当归、大枣各50克，羊肉250克，生姜15克，调料适量。

制用法 生姜切片，羊肉、生姜、大枣文火熬成3碗，加入调料；另煎当归24毫升。将药液、羊肉汤分别依次饮用。每日2次。

功效主治 补益气血，调和营卫。适用于低血压性眩晕。

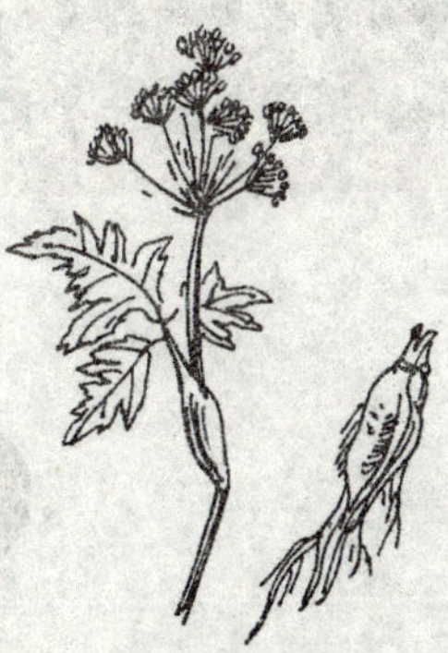

参麦汤

配　料 人参、麦冬、五味子各6～9克。

制用法 煎水。频服，连服1周。

功效主治 调和营卫。主治低血压病。

鱼鳔当归汤

配　料 鱼鳔、当归各10克，大枣10颗。

▶制用法 将上三味水煎。每日2次，早晚分服。适合长期服用。

▶功效主治 当归能够补血养血，本方可大补气血。适用于再生障碍性贫血所导致的头晕，以及血压偏低者。

健康小贴示

❶注意改善营养，多吃动物蛋白等营养成分较高的食物，多饮水。

❷要多运动，尤其是平时体力活动较少的女性，应适当参加一定的体育锻炼，以减少低血压的出现。

❸有些表现为排尿时出现低血压的患者，最好使用坐便器，排尿时最好用手扶住一个固定物以防跌倒。

冠心病

冠心病是冠状动脉性心脏病的简称，常因冠状动脉血液供应不足或冠状动脉粥样硬化产生管腔狭窄或闭塞，导致心肌缺氧而引起，是临床上最为常见的一种心血管疾病，在我国发病率甚高。其形成原因多与体内脂质代谢调节紊乱和血管壁的正常机能结构被破坏有关。主要表现为心绞痛、心肌梗塞、心律失常、心力衰竭或猝死等。发病以中老年人居多。中医认为年老体衰、情志、饮食、劳逸等因素与本病的发生有关，属胸痹、真心痛、厥心痛范畴。

实用·偏方·秘方

丹参降香茶

配 料 丹参15克，降香3克。

制用法 将丹参、降香用开水冲泡，代茶饮，至味淡为止。每日1~2次。

功效主治 丹参可活血止痛、凉血清心。适用于冠心病瘀血阻滞证，症见胸闷、胸痛。

白果叶汤

配 料 白果叶、瓜蒌、丹参各15克，薤白12克，郁金10克，甘草4.5克。

制用法 共煎汤。每日早、晚各服1次。

功效主治 宽胸，解郁。用于治疗冠心病心绞痛。

三七红花酒

配 料 红花20克，三七15克，白酒500毫升。

制用法 将红花、三七浸入酒中，密封贮存，15日后即成。每服10~80毫克。每日1~2次。

功效主治 活血化瘀，消肿止痛。适用于冠心病。

咸金橘糖茶

配 料 咸金橘2~4个，白糖适量。

制用法 每次取咸金橘，捣烂加白糖适量，冲入开水拌匀，去渣饮用（食渣亦可）。

功效主治 理气化瘀。适用于冠心病。

山楂方

配 料 山楂30克。

制用法 生食或水煎饮服，每日1剂。可常食用、

功效主治 活血化瘀，消食导滞。治疗冠心病。

香菇大枣汤

配 料 香菇50克，大枣8枚。

制用法 煮汤。每天1次。

功效主治 益阴助阳。适用于阴阳俱虚的冠心病。

三根饮

配 料 老茶树根、余甘根各30克，茜草根15克。

制用法 以上3味加适量水煎沸15~25分钟即可。每日1剂，不

掏时饮服，每周服6日，连服4周为1个疗程。

功效主治 活血止痛。主治冠心病。

葛根汤

配　料 葛根30克。

制用法 水煎，常服。

功效主治 改善心肌缺血。用治冠心病，并对脑血栓、突发性耳聋有效。

川芎茶

配　料 川芎10克。

制用法 煎水常服。

功效主治 川芎能通过血脑屏障，降低血压，用治冠心病，也能用于治疗脑血栓。

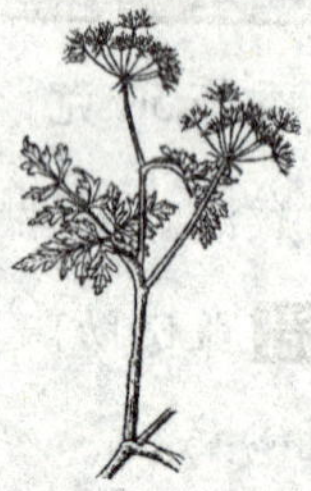

首乌黑豆炖山甲

配　料 首乌、黑豆各60克，穿山甲肉250克，油、盐各适量。

制用法 将穿山甲肉洗净切碎，放入砂锅内炝汁炒透，加入首乌、黑豆，再加清水约3碗。先用旺火，后用文火熬汤，最后加盐、油调味。饮汤吃肉，每日2次。

功效主治 活血逐瘀，降血脂。可治疗动脉粥样硬化引起的冠心病。

银杏叶茶

配　料 银杏叶30克。

制用法 水煎，常服。

功效主治 降压。用治冠心病。

香蕉茶

配　料 香蕉50克，蜂蜜少许。

制用法 香蕉去皮研碎，加入等量的茶水中，加蜜调匀当茶饮。

功效主治 降压，润燥，滑肠。用治冠心病、高血压、动脉硬化及便秘等。

健康小贴示

❶合理膳食，少进食高油脂、糖类等食物，多吃水果和蔬菜。

❷生活规律，适当参加体育锻炼。

胃下垂

胃下垂多半与胃弛缓同时发生，所以其症状相似，至于纯粹的胃下垂，其特征是胃有压迫感，腰痛时，腹部会有裂开似的剧痛。此症会有头痛及不眠的情形发生。

中医认为胃下垂是气虚下陷，主张补中益气，故宜食用易消化而富含营养的食物，包括糯米粥、蛋、奶、瘦肉、鱼、家禽、猪肝、蔬菜等。酵母类食物尤为相宜，但要少量多餐，汤水少喝。

实用·偏方·秘方

炙黄芪和胃汤

配　料 炙黄芪20~30克，党参、山药、白术、升麻、枳壳各15克，陈皮、诃子、补骨脂、扁豆、肉豆蔻各10克，肉桂、炙甘草各6克，生姜3片，大枣5枚。

制用法 水煎服，每日1剂，35天为1个疗程。

功效主治 消食和胃。主治胃下垂。

苏枳壳山楂汤

配　料 苏枳壳25克，野山楂15克。

制用法 用水煎，去渣，每天2次分服，可长期服用。

功效主治 开胃。治胃下垂。

子母鸡汤

配　料 子母鸡1只，干姜、砂仁、公丁香各3克。

制用法 将子母鸡（童鸡）宰杀后，去毛洗净，保留心、肝、肺。将鸡切成小块，放入砂锅中，用文火炖至烂熟，再把干姜、公丁香、砂仁研成细末，吃时加入鸡肉汤中。每3天吃1只鸡，1日分2次食用。一般吃1~5只鸡即能生效。

功效主治 补中益气举陷。适用于胃下垂。

人参砂仁胶囊

配　料 人参、砂仁、九香虫各30克，苍术60克，陈皮20克。

制用法 共研细末装入胶囊，每次2克，日服3次。

功效主治 消食提胃。适用于胃下垂。

炙黄芪煎

配　料 炙黄芪120克，防风3克，炒白术9克，炒枳实、山茱萸各15克，煨葛根12克。

制用法 水煎服，日1剂，分2次服。

功效主治 益气举陷升阳，适用于中气下陷脾胃虚火型之胃下垂。

荷叶蒂

配　料 新鲜荷叶蒂4个，莲子60克，白糖适量。

制用法 将荷叶蒂洗净，对半切两刀，备用。莲子洗净，用开水浸泡1小时后，剥衣去心。把上2者倒入小钢精锅内，加冷水2大碗，小火慢炖2小时，加白糖1匙，再炖片刻，离火。当点心吃。

功效主治 补心益脾，健胃消食，对脾虚气陷、胃弱食滞的胃下垂患者有一定效果。

柴胡饮

配　料 柴胡9克，白术、白芍、茯苓各12克，枳实、党参、炒葛根各15克，山药、黄芪各30克，生麦芽20克，桂枝、炙甘草各6克。

制用法 水煎服。每日1剂。

功效主治 升胃，健胃。对胃下垂有效。

白胡椒猪肚汤

配　料 猪肚250克，白胡椒15克。

制用法 将猪肚、白胡椒一起炖烂食用。每日1剂，连服1周。

功效主治 补益脾胃。适用于胃下垂。

龟肉汤

配　料 乌龟肉250克，炒枳壳20克。

制用法 将以上共煮熟去药。可加盐或酱油调食。

功效主治 补气，益脾胃。治疗胃下垂、子宫脱垂。

党黄茯苓饮

配　料 党参16克，黄芪、云茯苓各9克，白术、陈皮、半夏各6克，木香、砂仁、升麻、炙甘草各3克。

制用法 水煎服。每日1剂。

功效主治 提升胃气。主治胃下垂。

黄芪升麻半夏汤

配　料 黄芪15克，升麻8克，半夏9克。

制用法 所有药材用水煎2次。早晚分服，每日1剂。

功效主治 补心益脾。适用于胃下垂之气虚乏力、胃虚呕吐。

龙眼肉鸡蛋羹

配　料 鸡蛋1个，龙眼肉10多粒。

制用法 先将龙眼肉加小半碗水煮开，放凉；再用煮龙眼肉的水与鸡蛋打匀与龙眼肉同蒸。或将鸡蛋打入小碗，不要搅散，将少许白糖撒在上面，加水蒸2~3分钟，此时蛋白已凝固，蛋黄仍未熟，将洗净的龙眼肉塞入蛋黄内，再蒸10分钟，即可食用。每日1~2次。

功效主治 补胃暖脾。主治胃下垂。

蓖麻子膏

配　料 蓖麻子仁、五倍子各1.5克。

制用法 上2味共研成细末，水调成糊状，备用。敷于疼痛中心处，再用胶布固定。贴后每日早、晚用热水袋熨5~10分钟，第四天晨揭去膏药。休息1日，如法再贴第2个疗程，连续6次可愈。

功效主治 补脾益胃。用于治疗胃下垂患者。

健康小贴示

❶饭后不要立即做剧烈运动或强体力劳动，最好能休息片刻。

❷加强体育锻炼，以提高腹肌力量。

❸忌暴饮暴食，宜少吃多餐。

❹饮食宜柔软、清淡，富有营养且易于消化。

肺结核

肺结核是由结核菌毒传染而来，又称肺痨病。此病颇顽固，其症状是感觉全身不适、疲倦厌食、心跳加速、盗汗、消瘦、精神改变，女性会月经失常，同时咳嗽，引起胸痛，脸颊潮红，有时肺组织损坏会导致吐痰、咯血。

实用◆偏方◆秘方

蛤蜊肉煮韭菜

配　料 韭菜150克，蛤蜊肉200克，调味品适量。

制用法 将韭菜和蛤蜊肉入锅，加水适量煮熟，调味服食，佐饭亦佳。

功效主治 滋阴健胃，止消渴。主治肺结核虚弱。

冬虫夏草鸭

配　料 冬虫夏草4根，雄鸭1只，姜、盐、酱油、味精各适量。

制用法 将鸭开膛去内脏，加适量水，下冬虫夏草及各种调料，炖至鸭熟为止。食肉饮汤，每日2次。

功效主治 滋阴补肾。适用于肺结核属于肺肾两虚者。

高丽菜汁

配　料 高丽菜适量。

制用法 将高丽菜叶一片片剥下，将菜叶拧出汁液盛在碗中，喝下。

功效主治 滋阴润肺。主治肺结核。

抗痨丸

配　料 冬虫夏草、川贝母、白及各94克，百部63克，蜂蜜适量。

制用法 将以上研细末，炼蜜为

丸，如豆大，做 45 粒。每天早、中、晚各服 1 丸，分 15 日服完，未好再做，继续吃，以愈为度。

功效主治 润肺，止血。主治各型肺结核吐血症。

止咳蜂蜜膏

配　料 卞萝卜（红皮白心圆萝卜）1000 克，明矾 10 克，蜂蜜 100 克。

制用法 先将明矾用水溶化，备用。卞萝卜洗净，切碎捣为泥，以纱布挤压取汁。把萝卜汁放在锅内煮沸后，改用文火煎沸至黏稠时加明矾水，调匀，再下蜂蜜至沸，晾凉，装入瓶内即成。每次 1 汤匙，日服 3 次，空腹时饮用。

功效主治 润燥，止血。用于治疗肺结核之咯血。

白果仁夏枯草汤

配　料 白果仁 12 克，白毛夏枯草 30 克。

制用法 将白果仁捣碎，同夏枯草共煎汤。每日 1 剂，分早、晚 2 次服下。

功效主治 温肺益气。主治肺结核。

猪肝白及粉

配　料 猪肝、白及粉各适量。

制用法 将猪肝切片，晒干，研成细粉，与白及粉相等量调匀。每服 15 克，每日 3 次，开水送下。

功效主治 敛肺止血，消肿生肌。主治肺结核。

羊若胆方

配　料 羊苦胆 1 枚。

制用法 洗净后蒸食。每日 1 枚，3 个月为 1 个疗程。

功效主治 清热解毒，有抑制结核菌作用。适用于肺结核。

百合蜂蜜羹

配　料 鲜百合、蜂蜜各适量。

制用法 百合与蜂蜜共放碗内蒸食。每日 2 次，可常服食。

功效主治 清热，润肺。主治肺结核。

大蓟根煎剂

配　料 干大蓟根 100 克，猪瘦肉 30～60 克（或猪肺 30 克）。

制用法 水煎，每日 1 剂，早、晚分服，连服 3 个月为 1 个疗程。有效而未愈者可继续服第 2 个疗程，2个疗程未愈者停药。服药期间停用西药抗结核药。

功效主治 清热化痰，养阴润肺。主治肺结核。

百合黄芪煎

配　料 百合、玄参、川贝、桔梗、麦冬、白芍、当归、百部、银柴胡、胡黄连、仙鹤草、生熟地各10克，炙鳖甲15克，黄芪20克，甘草6克。

制用法 每日1剂，水煎服。

功效主治 滋肺阴，止血。主治肺结核咯血。

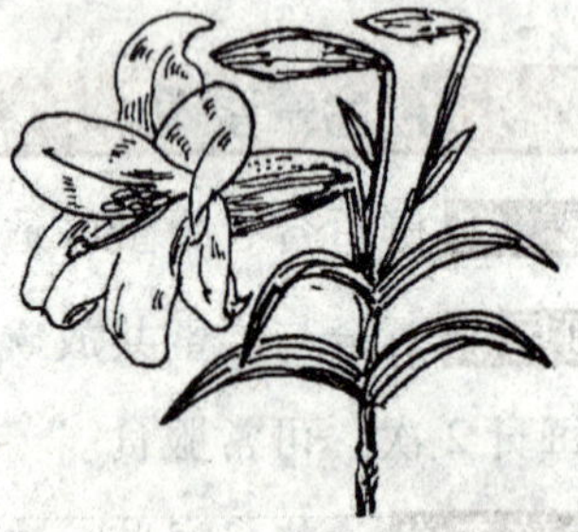

地榆液

配　料 地榆（干品）3000克。

制用法 加水适量，煎煮2次，过滤，浓缩至12升。成人每次服30毫升，1日4次。儿童酌减。咯血停止后，再服2～3日以巩固疗效。

功效主治 凉血止血，清热解毒。主治肺结核咯血。

吸蒜气

配　料 紫皮大蒜2～3头。

制用法 蒜去皮，捣烂。置瓶中插两管接入鼻内，呼气用口，吸气用鼻。每日2次，每次30～60分钟，连用3个月。

功效主治 止咳祛痰，宣窍通闭。主治肺结核。

二参三地饮

配　料 生地黄、熟地黄、太子参、百合、黄芪各20克，丹参、地龙各15克，当归、黄芩、黄连、黄柏各10克，浮小麦30克。

制用法 每日1剂，水煎，早、晚分服。

功效主治 滋阴降火，活血固表。主治肺结核盗汗。

白及散

配　料 白及250克。

制用法 研为细末。每服6克，日服3次，须连续服用。

功效主治 滋阴润燥。用治空洞型肺结核。

草果穗汤

配 料 草果穗30克。

制用法 水煎服。每日1剂。

功效主治 滋阴润燥。用治肺结核。

白及川贝散

配 料 白及粉240克，川贝母粉、紫河车粉（胎盘粉）各60克，乌贼骨粉15克。

制用法 上药拌匀。每日早、晚各服1次，每服9克，白开水送服。

功效主治 降火，活血固表。用治空洞型肺结核。

玉米须冰糖

配 料 玉米须、冰糖各60克。

制用法 加水共煎。饮数次见效。

功效主治 利水，止血。用治肺结核之咯血。

健康小贴示

❶患者应尽量吃些高热量、高蛋白及维生素A、B族维生素、维生素C、维生素D含量较高的食物，

❷注意休息，避免劳累，有发热、咯血时应卧床休息。

肝炎

肝为五脏之一，有藏血、疏泄、开窍于目等功能。肝脏发生炎性病变，就是肝炎。肝炎的病因有病毒、细菌、阿米巴等感染，也可由于毒素、药物、化学品中毒等引起，有急性、慢性之分。症状上共同之处为恶心、食欲差、脘腹胀闷、大便时溏时秘、易疲劳、发热，出虚汗、肝

区不适或疼痛、隐痛、肝功能异常、肝肿大、乏力等等。传染性肝炎又叫病毒性肝炎，多由肝炎病毒引起。现在已知肝炎至少可有甲、乙、丙、丁、戊等多种。该病预后危险，且极易传播，故确诊后应对病人分床分食进行隔离为好。治疗以中西医结合为佳。

实用·偏方·秘方

三根汤

配　料 白花蛇舌草、白茅根各15～30克，夏枯草12～15克，甘草6～12克，板蓝根、山豆根各10～15克。

制用法 每日1剂，水煎服。

功效主治 清热利湿。治慢性乙型肝炎。

芹菜车前汤

配　料 芹菜150克，红枣12枚，车前草30克，白糖适量。

制用法 将前3味水煎2次，取汁混匀，调入白糖饮服。每日1～2剂，连服5～7日。

功效主治 平肝清热，利湿通淋。适用于急性黄疸型肝炎。

柴苓汤

配　料 柴胡、白芍、三棱、甘草、佛手、郁金、法半夏、太子参各9克，黄芩12克，鳖甲15克，丹参18克，生姜3片。

制用法 水煎服。

功效主治 祛毒，增加免疫力。治慢性肝炎。

米醋猪骨汤

配　料 米醋1000毫升，鲜猪骨500克，红糖、白糖各120克。

制用法 共煮，不加水，沸后30分钟取出过滤，成人每次服30～40毫升。

功效主治 提高免疫力。用于治疗急、慢性传染性肝炎。

淮山甲鱼肉

配　料 淮山、桂圆肉各15～25克，甲鱼1只。

制用法 先用热水烫甲鱼，使其排尿后切开洗净去肠腔，然后将甲鱼肉与壳一起连同淮山、桂圆肉放炖盅内，加水适量，隔水炖熟服用。

▶功效主治 滋阴补阳，适用于慢性肝炎症见气血不足者。

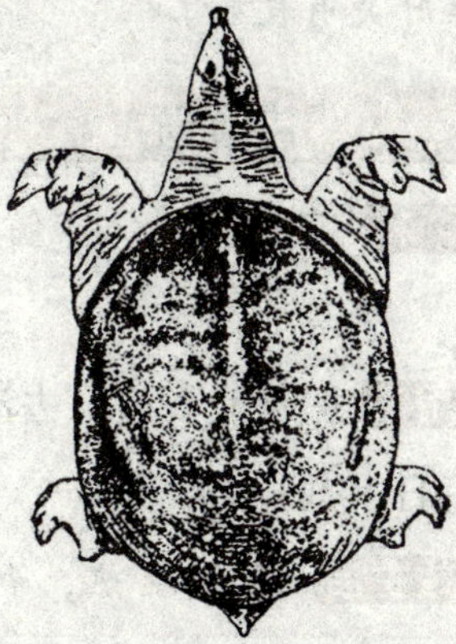

麻连汤

▶配　料 净麻黄5克，连翘、杏仁、桑皮、甘草各6克，赤小豆30克（先煎），茵陈15克，鲜生姜3片，大枣6枚。

▶制用法 水煎服。

▶功效主治 滋阴。治急性黄疸型肝炎。

沙冬汤

▶配　料 沙参、天门冬、女贞子、熟枣仁各15克，石斛18克，玉竹24克，茉莉花9克，土鳖虫、九香虫各6克。

▶制用法 水煎服。

▶功效主治 补阴。治慢性肝炎。

健脾解郁汤

▶配　料 党参、板蓝根、白术、丹参各15克，白芍、柴胡、郁金、陈皮、黄芪、茵陈各10克，半夏曲12克。

▶制用法 水煎服，每日1剂，30天为1个疗程，一般治疗2～3个疗程。麝浊或锌浊试验长期阳性者加服当归丸（片）。

▶功效主治 利湿，解毒。治慢性肝炎。

红枣花生汤

▶配　料 红枣、花生、红糖各30克。

▶制用法 按常法煮汤服食。每日1剂。

▶功效主治 补脾润肝，养血护肝、适用于慢性肝炎。

牛肉赤小豆汤

▶配　料 牛肉250克，赤小豆200克，花生仁150克，大蒜100克。

▶制用法 将牛肉洗净，切块，与赤小豆、花生仁、大蒜共放锅中，加水煮至牛肉熟烂食肉，喝汤。空腹食，分2次食完。每日1剂，连食30日。

功效主治 止痛。缓解急性肝炎不适症状。

茉莉花膏

配　料 茉莉花100朵，白糖150克。

制用法 去茉莉花朵叶蒂，加白糖，锅内蒸熟烂，调为膏。每日3次，每次服1茶匙。

功效主治 提高肝功能。可治疗肝炎。

鲤鱼赤小豆汤

配　料 玫瑰花15克，鲤鱼1条（500克以上），赤小豆200克，盐、味精各适量。

制用法 将鲤鱼去肠杂，与赤小豆、玫瑰花共放锅中，加水煮汤，去玫瑰花，加适量盐和味精调味后食用。

功效主治 提升机体免疫力。适用于急性病毒性肝炎。

垂盆草茶

配　料 垂盆草、阴行草各500克，矮地茶250克。

制用法 上述各药加工成棕褐色颗粒，每袋重13克。开水煎服，每次1袋。日3次，代茶饮。

功效主治 提高免疫力。本方对于慢性肝炎有良效。

白蒿汤

配　料 茵陈蒿、白鲜皮各30克。

制用法 加水煎2遍，去渣，分服。每日1剂。

功效主治 清利湿热，利胆退黄。主治黄疸型肝炎。

泥鳅粉

配　料 泥鳅若干条。

制用法 泥鳅放烘箱内烘干（温度以100摄氏度为宜），达到可捏碎为度，取出研粉。每服15克，每日3次，饭后服。小儿酌减。

功效主治 清热利毒。主治急性或亚急性、迁延性肝炎。

西红柿牛肉汤

配　料 西红柿4000克，牛肉150克，调料适量。

制用法 按常法煮汤服食。每日1剂。

功效主治 清热解毒，补脾益气，凉血平肝。适用于慢性肝炎。

黄豆白菜干汤

▶配　料 黄豆60克，白菜干45克，茵陈30克，郁金9克，山栀、柴胡、通草各6克。

▶制用法 黄豆与白菜干煎汤饮服，早、晚另煎服茵陈等5味中药服用。

▶功效主治 疏肝理气，退黄。适用于病毒性肝炎。

陈醋泡梨

▶配　料 陈醋、梨各适量。

▶制用法 将梨削去皮，浸于醋罐中2～3天后可食，常食有效。

▶功效主治 滋阴润肺。适用于慢性肝炎的治疗。

健康小贴示

❶饮食宜清淡、易消化。不要追求“高糖、高蛋白、高维生素、高脂肪”，荤菜以新鲜鱼虾为好，蔬菜水果稍多即可。

❷乙肝表面抗原阳性者的餐具、牙具、刮面刀、注射器、穿刺针、针灸针等均应与其他人分开。要防止唾液、血液和其他分泌物污染环境，感染他人。同时，要经常洗手及换洗衣服，浴室也应该时常消毒。

肾炎

急性肾小球肾炎简称急性肾炎，是由免疫反应而引起的弥漫性肾小球损害，临床表现为血尿、蛋白尿、水肿、高血压。慢性肾小球肾炎简称慢性肾炎，亦是免疫反应性疾病。少部分可由急性肾炎转变而来，临床表现为血尿、蛋白尿、水肿、高血压，肾功能可有不同程度的损害。

实用·偏方·秘方

益母草汤

配料 益母草120克。

制用法 水煎成2大碗，分4次服，隔3小时服1次，1天服完，连服10天。

功效主治 活血化瘀，改善血液循环。治疗慢性肾炎。

鳖肉汤

配料 鳖肉500克，大蒜100克，白糖、白酒各适量。

制用法 共放入锅中炖熟，食肉饮汤。

功效主治 养阴补血。治疗慢性肾炎水肿。

芡实猪肾汤

配料 芡实50克，大枣30克，猪肾2只，生姜、油、盐各适量。

制用法 将用料洗净，猪肾剖开割去臊腺，洗净切片，生姜洗净切片，加水400毫升，加油、盐，煮汤服。分1～2次食药及猪肾，喝汤。经常服。

功效主治 活血散瘀。治疗慢性肾炎。

鲫鱼灯心粥

配料 鲫鱼1～2条，灯心草7～8根，粳米50克。

制用法 鲫鱼去鳞及内脏，与灯心草加水煮，过滤去渣，下米煮作粥。服食。

功效主治 调胃，实肠，下气。治疗慢性肾炎、儿童营养不良性水肿、肠风。

煨鲫鱼蒜

配料 鲫鱼1条，大蒜适量。

制用法 鲫鱼去鳞及内脏，洗净，大蒜切碎纳入鱼肚内，用荷叶包裹，放在燃烧的谷糠中煨熟。食用。

功效主治 下气，止呕。治疗慢性肾炎及恶心呕吐。

冬瓜赤豆汤

配　料 冬瓜500克，赤小豆40克。

制用法 将冬瓜、赤小豆加两碗水煮沸，用小火煨20分钟即可。

功效主治 冬瓜性寒、味甘，可清热生津。适用于肾脏虚寒、高血压、肾脏病、水肿等患者食用，有消肿而不伤正气的作用。

白眉豆花生汤

配　料 白眉豆、生花生仁各50克，独头蒜（去皮）30克。

制用法 所有材料洗净，一同放入锅中，煎煮，熟后分3次服用，此为1日剂量。

功效主治 本品可补肾利水。主治慢性肾炎。

益母草煎剂

配　料 益母草（干品）18～24克，或鲜益母草24克。

制用法 用大号砂罐盛，加水至与药面相平，浓煎成600～800毫升。每日1剂，分3～4次服。儿童酌减。忌盐及油腻辛燥饮食。

功效主治 调理循环。适用于急性肾炎。

鲜茅根赤小豆粥

配　料 鲜茅根、赤小豆各200克，粳米100克。

制用法 将鲜茅根洗净后切碎入砂锅，加适量水，煎汁去渣，加入淘洗干净的粳米和赤小豆，用大火烧开后转用小火熬煮成稀粥。日服1剂，分数次食用。

功效主治 提高免疫力。主治急性肾炎。

复方地肤子汤

配　料 地肤子15克，荆芥、苏叶、桑白皮、瞿麦、黄柏、车前草各10克，蝉蜕10只。

制用法 水煎服。每日1剂。

功效主治 解毒利水。用于治疗急性肾炎。

甘草梢饮

配　料 甘草梢30克（甘草梢即甘草最细者，非生于地面上之茎）。

制用法 水煎服。每日1剂。

功效主治 清热解毒，凉血。适用于急性肾炎血尿。

白茅根石苇煎

配　料 白茅根、石苇各100克。

制用法 女性加坤草50克，水煎。日服1剂，分早、晚2次服。

功效主治 解毒，凉血。治急性肾炎。

健康小贴示

❶肾炎急性期治疗要彻底，以免病程迁延，形成慢性肾炎。

❷有水肿或高血压症状者宜低盐饮食，即每日盐摄入量不超过3克。

❸严格限制蛋白质摄入量，初起应限制在每天20～40克。少吃蛋类、肉类食品。

❹严格限制盐摄入量，初起应限制在每日3克以内。水肿严重者甚至禁盐。病情稳定后半年至1年期间内仍应低盐饮食，每日2～5克。

第二章 外 科

——跌打损伤不再愁

痔疮

痔疮又称痔，是肛门直肠下端和肛管皮下的静脉丛发生扩张所形成的一个或多个柔软的静脉团的一种慢性疾病。这种静脉团俗称痔核。按其生成部位不同分为内痔、外痔、混合痔 3 种，中医一般通称为痔疮。多因湿热内积、久坐久立、饮食辛辣，或临产用力、大便秘结等导致浊气瘀血流注肛门而患病。内痔的临床特征以便血为主；外痔则以坠胀疼痛、有异物感为主。在患痔过程中，皆因大便燥结，擦破痔核，或用力排便，或负重迸气，使血液壅注肛门，引起便血或血栓。痔核经常出血，血液日渐亏损，可以导致血虚。如因痔核黏膜破损，感染湿热毒邪，则局部可发生肿痛。痔核日渐增大，堵塞肛门，在排便时可脱于肛外。患痔日久者，因年老体弱，肛门松弛，气虚不能升提，痔核尤易脱出，且不易自行恢复。

实用·偏方·秘方

胆汁膏

配　料 猪胆汁、红糖各等份。

制用法 熬成膏，摊在布上贴患处。

功效主治 活血。用治肛门肿裂、痔疮。

痔疮散

配　料 蚯蚓、蝌蚪各等份。

制用法 用瓦焙干，共为细面，每次服1克，1日2次。服药期间忌鱼、羊肉。

功效主治 活血。适用于内痔、痔核。

香菜熏

配　料 香菜250克。

制用法 洗净香菜，趁热水煎熏洗患处。

功效主治 解毒。治疗痔疮。

生地苦参汤

配　料 生地、苦参各30克，生大黄、槐花各9克。

制用法 水煎服。

功效主治 活血，止血。治痔核出血。

地榆汤

配　料 地榆、红鸡冠花各30克，生大黄15克。

制用法 水煎服。

功效主治 清热，止血。治痔核出血。

大黄汤

配　料 大黄、酒黄芩各适量。

制用法 水煎服。

功效主治 清热，解毒。治外痔。

鱼腥草汤

配　料 鱼腥草、马齿苋各9克，槐花18克，五倍子4.5克。

制用法 煎汤趁热洗患处。

功效主治 清热。治内痔。

花椒艾叶汤

配　料 花椒、艾叶、葱白、五倍子、马齿苋、茄根、芒硝各等份。

制用法 锉碎，水煎，先熏后洗。

功效主治 固本，清热。治痔漏。

马钱子汁

配　料 生马钱子数枚，醋适量。

制用法 将生马钱子去皮放在瓦上用醋磨成汁，敷于患处。每日1～3次。

功效主治 散结消肿，通络止痛。适用于外痔。

丝瓜末

配　料 丝瓜适量。

制用法 烧存性，研末，酒服6克。每日1剂。

功效主治 消肿，清热。主治肛门久痔。

鲜藕红糖汤

配　料 鲜藕500克，红糖50克，僵蚕7个。

制用法 洗净切片，3味共煮，连汤食用。

功效主治 活血。适用于痔疮。

无花果汤

配　料 无花果10～20颗（如无果，用根叶亦可）。

制用法 将上药加水2000毫升放在砂锅内煎汤。于晚上睡前30分钟，熏洗肛门1次，连续7次为1个疗程。无愈，可再继续1个疗程。

功效主治 止血。主治痔疮。

鲜案板草浴

配　料 鲜案板草2000克（干品则500克）。

制用法 上药为1次药量，加水煎开10分钟后倒入盆中，待温时，坐浴30分钟，再将药渣敷于患处30分钟。每日3次，4日为1个疗程。

功效主治 活血，消肿。主治外痔。

蚕豆叶汁

配　料 蚕豆叶、黄酒各适量。

制用法 蚕豆叶捣取汁，黄酒送服。

功效主治 止血。主治内痔出血。

大蒜泥

配　料 生大蒜适量。

制用法 置火上烤熟后捣碎，包入消毒纱布，热熨局部。每日2次。

功效主治 活血，解毒。主治外痔。

鱼腥草明矾汤

配　料 鱼腥草50克，明矾10克。

制用法 以上加水浸泡30分钟，煎汤去渣，熏蒸肛门，待药液温热时，用纱布蘸药敷洗患处。每日2次。

功效主治 活血，利湿。适用于外痔。

鲫鱼韭菜汤

配　料 鲫鱼1条（约200克），韭菜60克，酱油、盐各适量。

制用法 将鲫鱼开膛去内脏洗净留鳞，把韭菜装入鱼腹，放盘内，加酱油、盐，蒸20分钟即可。食鱼肉饮汤。每日1次。

功效主治 活血，补气。本方适用于痔漏、内外痔疮。

仙人掌甘草酒

配　料 仙人掌60克，甘草18克，白酒500毫升。

制用法 将药物浸泡白酒中，7天后饮用。每次10毫升，每天2次，空腹服用。

功效主治 清热解毒，活血。适用于痔疮出血。

黑木耳汤

配　料 黑木耳25克。

制用法 将木耳洗净，加水少许，文火煮烂，服食。

功效主治 益气，凉血，止血。主治内外痔疮。

金针红糖饮

配　料 金针菜、红糖各100克。

制用法 用水1碗煮熟吃。

功效主治 清热，消炎，止血。主治痔疮。

绿豆炖猪大肠

配　料 绿豆200克，猪大肠1节。

制用法 将绿豆放入猪大肠内，两头扎紧，炖熟吃。

功效主治 清热解毒。用于治疗内外痔。

牛肺蘸白糖

配　料 生牛肺150克，白糖25克。

制用法 牛肺洗净，切块，白水煮烂，用牛肺蘸糖吃。每日早、晚饭前各1次。注意禁用盐、酱油及辣物。

功效主治 补气，活血。适用于痔疮。

南瓜子汤

配　料 南瓜子100克。

制用法 加水煎煮，趁热熏肛门。每日最少2次。熏药期间禁食鱼类发物。

功效主治 消肿散瘀。主治内痔。

健康小贴示

❶不吃或少吃辛辣食物，戒酒。多吃蔬菜和水果，保持大便通畅。

❷保持肛门的清洁卫生，经常清洗并保持干燥，选择柔软的便纸，不要用力擦拭，以避免对局部的刺激。

❸从事久坐或久立性工作的人，应每隔一段时间活动一下，或做提肛动作，每次5分钟，每日多次。

❹热水坐浴可促进局部血液循环，预防痔疮的发生。

脱肛

脱肛是指肛管和直肠的黏膜层以及整个直肠壁脱落坠出肛外的一种疾病。中医称脱肛为直肠脱垂。脱肛发病原因与人体气血虚弱，机体的新陈代谢功能减弱，自身免疫力降低，疲劳、酒色过度等因素有关。

实用·偏方·秘方

石榴皮明矾煎

配　料 石榴皮30克，明矾15克。

制用法 水煎，洗患处。

功效主治 提肛。治疗脱肛。

黄芪党参煎

配　料 黄芪30克，党参20克，升麻、白术、当归各10克，五倍子5克，乌梅、小茴香各6克。

制用法 水煎，洗患处，每日1剂。

▶▶功效主治 提肛。治脱肛。

五倍子黄连熏

▶▶配　料 五倍子、地榆、黄连各30克。

▶▶制用法 加水煎沸20分钟，不去渣。熏洗坐浴20分钟，每日2次。

▶▶功效主治 提肛。治脱肛。

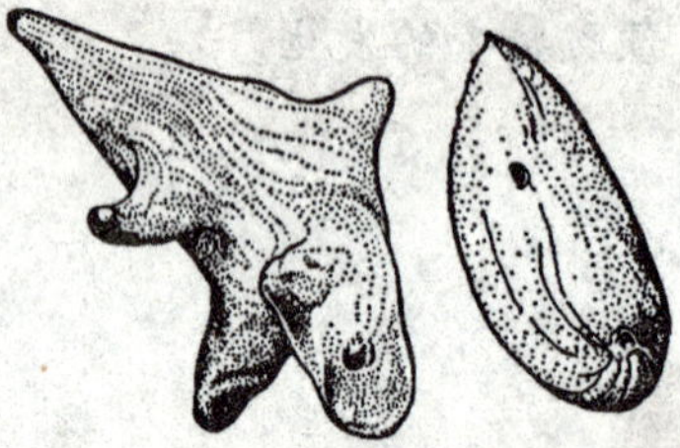

浮萍草敷

▶▶配　料 浮萍草适量。

▶▶制用法 杵为细末，干贴患处。

▶▶功效主治 提肛。治小儿脱肛不收。

茄子根苦参煎

▶▶配　料 茄子根、苦参各60克。

▶▶制用法 加水煎。熏洗患处。日2次。

▶▶功效主治 提肛。治脱肛。

黄芪续断煎

▶▶配　料 生黄芪30克，续断、菟丝子、知母、桔梗各9克，山茱萸肉15克，柴胡1.5克，防风、升麻各6克。

▶▶制用法 加水煎沸15分钟，过滤取液，渣再加水煎20分钟，滤过去渣，2次滤液兑匀，分2～3次服，日1剂。

▶▶功效主治 提肛。治脱肛。

五倍子艾叶煎

▶▶配　料 五倍子、艾叶各15克。

▶▶制用法 加水煎汤，先熏后洗肛门患处。

▶▶功效主治 提肛。治脱肛。

蜣螂丸

▶▶配　料 蜣螂7枚，新牛粪25克，肥羊肉50克。

▶▶制用法 将蜣螂翅足除去，炙成末，将羊肉炒香备用，混合制成膏，做成莲子大小的丸子。炙热后用新棉薄裹。服后半天少吃饭，虫便随大便排出，3～5年不会发。

▶▶功效主治 肛门痒，出脓血。主治脱肛、有虫傍生孔窍内。

鳖头冰片散

▶▶配　料 鳖头（干透）30克，

冰片4克。

制用法 将鳖头烧灰存性，再与冰片合研成细末，嘱患者大便后用温开水洗肛门，左侧向卧位由其家属将药末撒上，再右侧向同样撒药，然后轻轻托入。

功效主治 提肛。用治脱肛。

黄花菜木耳汤

配　料 黄花菜100克，木耳25克，白糖5克。

制用法 将黄花菜、木耳洗净去杂质，加水煮1小时。原汤加白糖调服。

功效主治 清热，除湿，消肿。治脱肛、大便时肛门痛或便后滴血。

竹笋粳米粥

配　料 竹笋150克，粳米120克。

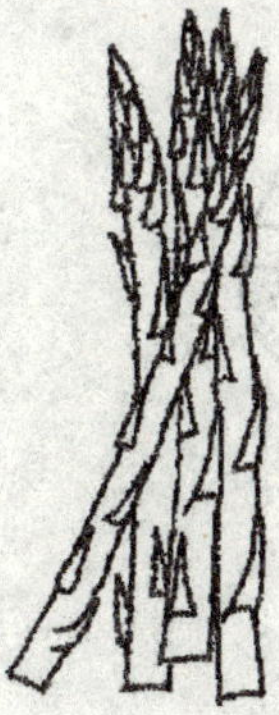

制用法 将竹笋洗净，切碎，加入将熟的粳米粥内，再煮数沸即可服食。每日1剂。

功效主治 清热化痰，益气和胃。主治脱肛，久泻久痢。

乌梅醋洗液

配　料 乌梅30克，米醋20毫升。

制用法 将乌梅加水煎煮，取汁放入米醋，趁热熏洗患处，用毛巾将直肠托回肛门内。

功效主治 敛肺涩肠，解毒散瘀。主治脱肛。

五倍子熏洗液

配　料 五倍子30~60克。

制用法 将五倍子打碎，加水适量，煎沸30分钟，于脱肛时先熏后洗患部。

功效主治 升提中气。主治脱肛。

黄精益气酒

配　料 黄精50克，白酒1000毫升。

制用法 将黄精洗净切片，晾干，装入纱布袋中，封好袋口，置酒坛中，加入白酒，密封浸泡1个月即可饮用。

功效主治 润心肺，强筋骨，补中益气。主治体虚脱肛。

干姜粳米煎

配 料 干姜、附子各9克，赤石脂、粳米各12克。

制用法 每日1剂，水煎服。

功效主治 温补固脱。主治脱肛。

郁李仁粳米粥

配 料 郁李仁30克，粳米50克。

制用法 郁李仁洗净，纱布包扎，置锅中，加清水500毫升，急火煮沸10分钟，滤渣取汁，加粳米，急火煮开3分钟，改文火煮30分钟，成粥，趁热分次食用。

功效主治 补益滑肠。主治便秘引起的脱肛及小便短赤者。

猪肝散

配 料 猪肝250克，黄连3克，阿胶珠、川芎、艾叶各6克，乌梅12克。

制用法 把猪肝放入锅内焙干，与上药共研末，每服3克，1日3次。

功效主治 养血厚肠，收敛固涩。主治痢久肛脱不收。

蜗牛方

配 料 蜗牛适量。

制用法 将蜗牛焙干研末，放沙布上，然后用手拿沙布托回肛门。

功效主治 缩肛收脱。主治脱肛。

蚯蚓黄芪散

配 料 大蚯蚓2条，黄芪30克。

制用法 分别洗净，焙干，同研成末。每日服2次，每次15克，用温开水服。

功效主治 益气，升提。适用于气虚脱肛。

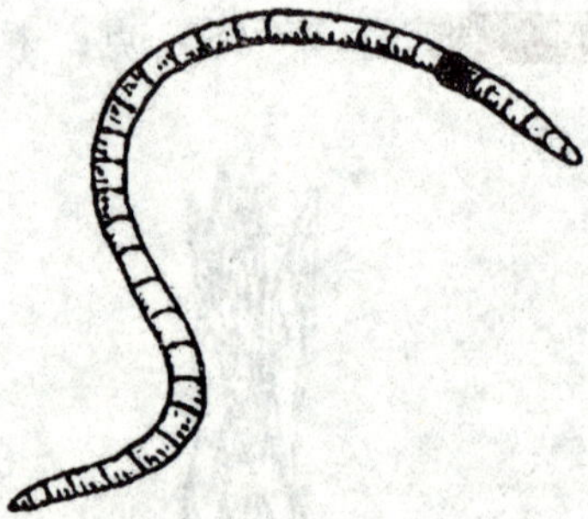

健康小贴示

❶脱肛患者平时可多食用补气升提的食品，如牛肉、鸡肠、鹌鹑、鲫鱼、章鱼等，以促进脱肛痊愈。若舌苔腻有湿时，可食用薏苡仁，以补气升提祛湿。

❷富含纤维的食物也应多食用，以保持大便的通畅。

疖

疖是金黄色葡萄球菌或白色葡萄球菌自毛囊或汗腺侵入所引起的单个毛囊及其所属皮脂腺的急性化脓性感染。多发生于头面及项背部。任何季节均可发病，夏、秋两季高发。疖可发生于任何人群，个人卫生习惯不良是本病的诱发因素。中医认为其由热毒侵犯而致。

疖初起时，在毛根部形成一个小硬结，有触痛，逐渐扩大，局部红、肿、热、痛加剧；随着硬结逐渐变软，疼痛减轻，中央出现黄白色脓头；破溃后有少量脓液，红肿消退而痊愈；局部淋巴结可肿大。一般没有全身症状，如热毒较重可有全身症状出现，如发热、畏寒、全身不适、头痛、乏力、便干、尿黄、食欲减退等。

实用·偏方·秘方

公英地丁绿豆汤

配　料 蒲公英、紫花地丁各30克，绿豆60克。

制用法 将蒲公英、紫花地丁洗净，切碎，入锅内加适量水煎煮20～30分钟，弃渣取药汁。药汁与绿豆（洗净后浸泡半日）同炖，待绿豆熟烂后即可食用。每日1次，连用5~7日。

功效主治 清热解毒。主治火毒疖肿、痈疮疔毒等症。

苦参花椒水

配　料 苦参50克，花椒20粒。

制用法 将上药加清水适量，煎煮30分钟，去渣取汁，与2000毫升开水一起倒入浴盆中，先熏蒸擦洗患处，待温度适宜时洗浴。每日早、晚各1次，每次熏洗40分钟，连用3~5日。

功效主治 养血，润燥。用于治疗疖。

海带水外洗方

配　料 海带50~100克。

制用法 先洗去海带上的盐和杂质，用温开水泡3小时，捞去海带，加温水洗浴。

功效主治 清热解毒，润燥止痒。用于治疗疖。

仙鹤糯米粥

配　料 鲜仙鹤草根250克，糯米、白糖各适量。

制用法 将仙鹤草根洗净，加水同糯米共煮成粥。粥熟拣去草根，加少许白糖。每日服1次，连服3~5天。

功效主治 行血，消肿。主治肿毒，对小儿头部肿疖疗效更佳。

硫黄酒

配　料 硫黄、百部各50克，樟脑5克，冰片2克，95%乙醇500毫升。

制用法 将上药捣为末，入乙醇中浸泡24小时后即可取用。用时加温，涂于患处，日涂3次。一般用药3~6天即愈。

功效主治 解毒消肿，温经散结。主治疖疮。

银花绿豆汤

配　料 银花30克，绿豆15克，甘草3克。

制用法 水煎服，每日1剂，2次分服。

功效主治 清热解毒，利湿消肿。主治暑疖。

狗骨油菜籽

配　料 狗骨、油菜子各30克，米醋适量。

制用法 前2味分别焙干研末，混合均匀，取适量，用米醋调敷患处。

功效主治 活血，生肌，止痛。主治疖肿。

马齿苋外敷方

配　料 新鲜马齿苋100克，青黛粉20克。

制用法 将马齿苋洗净晾干，放入石臼中捣烂成泥，再加入青黛粉，调匀。取药糊敷患处，用纱布包扎，每2~3小时更换药物1次，至消肿为止。

功效主治 清热解毒。主治疖肿。

荷叶扁豆洗剂

配　料 荷叶、扁豆叶、佩兰、藿香、蒲公英各10克。

制用法 上药加清水1500毫升，煮沸10分钟，净药液倒入盆内，待药液凉后淋洗患处，每次10~15分钟。每日1剂，淋洗2次。

功效主治 消暑祛温，解毒消肿。主治暑季疖肿。

蜜糖银花露

配　料 蜂蜜、金银花各50克。

制用法 用砂锅加水煎金银花，煎至只剩2碗汁，放凉去渣。饮用前分次加入适量蜂蜜，搅匀。

功效主治 清热解毒。主治小儿夏天暑疖、脓疱疮及痱子合并感染。

鱼腥草敷方

配　料 鱼腥草适量。

制用法 用菜叶包好，放火内烧熟，捣烂包患处。并可用煎剂内服。

功效主治 清热解毒。主治疖疔毒、无名肿毒。

野菊花叶酒

配　料 鲜野菊花叶1000克，果酒适量。

制用法 将野菊花叶洗净，晾干，捣烂取汁，装瓶备用。每次取野菊花叶汁30毫升，兑入果酒30毫升，调匀饮服，每日2次。药渣外敷患处。

功效主治 清火解毒，通经活络。主治疮疖、肿毒。

金银花茶

配　料 金银花15克。

制用法 金银花用开水冲泡，待

凉后当茶饮。每天5~6次，连服数天。

▶功效主治 清热解毒。主治疖肿中期，局部出现肿痛者。

枸杞叶白糖饮

▶配　料 鲜枸杞叶500克，白糖适量。

▶制用法 鲜枸杞叶洗净，捣烂取其汁液，加入白糖，用滚开水冲服，每日2次。

▶功效主治 清血热，消肿解毒，消结化瘀。主治疖肿。

野菊银花汤

▶配　料 野菊花、银花各50克，紫花地丁、黄柏、大黄、皂角刺各30克。

▶制用法 上药加清水2000毫升，煮沸30分钟，将药液倒入盆内，稍冷却后熏洗患处，每次熏洗30分钟。每日1剂，每日2~3次。

▶功效主治 清热解毒，通络消肿。主治疖肿。

金马洗剂

▶配　料 金银花、野菊花、马齿苋各30克，黄柏15克，甘草9克。

▶制用法 上药加清水1500毫升，煎沸10分钟，将药液倒入盆内，待温时外洗患处15分钟后，用纱布浸透药液浸渍患处。日洗2次，每剂可用2日。

▶功效主治 清热解毒，消肿止痛。主治疮疖（初期）。

烧酒冲枸杞汁

▶配　料 枸杞（鲜嫩）、白酒各适量。

▶制用法 将鲜枸杞浸泡，洗净，捣烂，用纱布包好挤汁液。把白酒烧热冲入枸杞汁中。趁热饮用，每日2次。

▶功效主治 散热，排脓，生肌。对已化脓的疮疖，有清除脓毒，促进伤口愈合的作用。

外敷垂盆草

▶配　料 垂盆草60~120克，干面粉适量。

▶制用法 将新鲜垂盆草洗净，捣烂加干面粉少许，调成糊状。外敷患处，每日或隔日1次。如脓肿已出头，中间要留一小孔，以便排脓。

▶功效主治 消肿止痛。治疗痈疽，蜂窝织炎，疖肿。

大青叶煎

配 料 蒲公英、野菊花、大青叶各30克，紫花地丁、蚤休、天花粉各15克，赤芍6克。

制用法 水煎服，每日1剂，日服2次。

功效主治 清热解毒。主治疖、痈、急性丹毒初期等。

健康小贴示

❶患者宜吃清凉、清淡饮食。忌吃一切辛辣刺激性食物；忌吃油腻、荤腥食物；忌吃煎炸炒爆、香燥助火伤阴食物；忌吃鹅肉、猪头肉等发物；忌抽烟喝酒等。

❷任何部位的疖肿，不要用手触摸、挤压，以防止将致病菌挤进血管内，使感染扩散，引发败血症。

❸对已全部熟透而表皮未破的疖肿，要及时到医院切开排脓，以避免脓栓不能清除，脓液引流不畅，创面长期不能愈合。

痈

痈是指金黄色葡萄球菌引起的多个相邻毛囊和皮脂腺或汗腺的急性化脓性感染性疾病。中医属“有头疽”、“发”等范畴。多见于颈部、背部、腰部、腹部、臀部。初起局部发红、肿胀、灼热、疼痛，并伴有发热、头痛、全身不适、食欲减退等全身症状，继而创面渐坏死、腐烂，形如蜂窝状，并出现高热、口渴、溲黄、便秘等，最后脓液畅泄，疮口渐愈，病程约1个月。若处理失时，可引起“内陷”（即败血症），出现气短息促、神昏谵语等。

赤豆汤

▶配　料 赤小豆、蒲公英各30克，金银花9克。

▶制用法 将蒲公英、金银花等放入砂锅加水文火煎煮1小时，去渣留汁，将赤小豆放入，继续炖煮至豆烂熟即成。饮汤吃豆。

▶功效主治 清热解毒。主治痈。

茅莓叶外用方

▶配　料 鲜茅莓（又名红梅消）叶适量。

▶制用法 将茅莓叶洗净捣烂，外敷患处。每日1~2次。

▶功效主治 清热解毒，活血化瘀。主治痈疮肿毒。

双豆饮

▶配　料 绿豆160克，黄豆80克，红糖适量。

▶制用法 按常法煮汤服食。每日1剂。

▶功效主治 解毒消肿。主治痈。

野菊花汤

▶配　料 鲜野菊花30克。

▶制用法 水煎服并捣烂外敷。

▶功效主治 清热解毒。主治痈、疖未破，红肿、热痛。

消痈汤

▶配　料 金银花、蒲公英、鲜生地各15~30克，连翘、赤芍、花粉、川贝母、陈皮、蚤休、龙葵各9~15克，白芷6~9克。

▶制用法 每日1剂，水煎服。日服2次。

▶功效主治 清热解毒，散瘀消肿，活血止痛。主治蜂窝组织炎、痈症初起、深部脓肿化肿感染等。

银芪汤

▶配　料 黄芪100克，金银花50克，蒲公英30克，当归25克，甘草15克。

▶制用法 水煎服，每日1剂，日服3次。每次服350毫升。一般服5~10剂，即可治愈。

▶功效主治 托里扶正，清热解毒。主治痈肿。

首乌酒

▶配　料 生何首乌或夜交藤、60度白酒各适量。

制用法 将何首乌或夜交藤切细，白酒浸泡于瓶中，密封，隔水炖3~5小时。随时适量饮用。

功效主治 祛风，消肿。用治各种痈疽肿毒。

棉子膏

配 料 棉子120克，凡士林100克。

制用法 将棉子焙存性、研细末，加凡士林调和成软膏状，备用。每取此膏适量，涂敷患处，日换2次。一般用药3天即收口结痂而愈。

功效主治 拔脓生肌。主治痈肿已溃者。

葵花叶蜜膏

配 料 鲜葵花叶、蜂蜜各适量。

制用法 将葵花叶洗净，捣烂如泥，加蜂蜜调匀备用。取适量摊在纱布上，敷患处包扎固定，每日换药1次。

功效主治 凉血解毒，达邪处出。主治疔疮疖痈。初起敷后可消散，脓肿者可消炎排脓，溃破者可祛瘀敛疮。

豆蛋糊

配 料 绿豆、鸡蛋清各适量。

制用法 绿豆反复碾碎，过罗取极细粉末，与鸡蛋清调和均匀。敷贴于患处，每日2次。

功效主治 清热解毒，祛瘀通络，消肿止痛。主治各种痈疽之红肿疼痛。

蒲藤饮

配 料 蒲公英20克，忍公藤40克，酒适量。

制用法 上方药加水煎煮，去渣，取汁，加适量酒，分次于饭前服用，每日1剂，每剂2~3煎。

功效主治 解热毒，消肿。主治痈。

蛋清醋

配 料 米醋适量，鸡蛋清1个。

制用法 鸡蛋去黄留蛋清于壳内，加入米醋，放在一个预先备好的铁丝架上，置火上微沸，取下，再置火上微沸，再取下，如此3次即成，趁热服下。

功效主治 头痛，咽干，咳嗽，治郁热所致痈疮。

外敷姜醋

配　料 干姜、米醋各适量。

制用法 将干姜炒紫，研为细末，用米醋调如泥状，敷于四周留头，药干则换新药。

功效主治 解毒消积。治外痈初起。

如意酒

配　料 如意草50克，酒70毫升。

制用法 鲜草捣烂，滚酒冲入，少顷挤汁，取酒汁温服，渣敷患处，纱布覆盖。

功效主治 清热消炎。治痈疮。

外敷蒜头

配　料 独头蒜3～4颗。

制用法 捣烂入麻油和研，厚贴肿处，干再移之。

功效主治 抗菌消炎。治痈疮及一切肿毒。

葱白醋

配　料 葱白、米粉、米醋各适量。

制用法 前2味炒黑，研为细末，以米醋调如糊状，敷于患处，盖以纱布、胶布固定，每日换药4次。

功效主治 解毒。治外痈肿硬无头，不变色者。

远志酒

配　料 远志100克，米酒1000毫升。

制用法 远志用米泔水浸洗，捶去心，为末，每取100克，入米酒1000毫升浸1～2日，取上清液，每温饮1盏。急用可每取药末10克，温酒1盏调，澄少顷，饮其清液，以渣敷患处。

功效主治 托散诸毒。治一切痈疽发背疮毒。

红藤地丁酒

配　料 红藤、紫花地丁各30克，酒适量。

制用法 午前将红藤以酒2碗煎至1碗服，卧之，午后用地丁如前法服，以服后痈渐止为效。

功效主治 清热解毒，活血消肿。治痈疮。

大黄鸡蛋方

配　料 大黄15克，鸡蛋1只。

▶▶制用法 先将大黄磨成细粉，再加入鸡蛋清调成糊状，涂敷患处，外盖纱布，每日1换，7日为1个疗程。

▶▶功效主治 清热解毒。适用于酿脓期痈疽。

天葵蜜

▶▶配　料 天葵子、蜂蜜各适量。

▶▶制用法 前一味洗净捣碎，加适量蜜调成糊（现配现用）。先用温盐水冲洗患处，拭干后再敷药膏，敷贴的药膏范围应较炎症范围稍大，厚1~2厘米，每日贴药2~3次，严重者夜间亦须覆贴。

▶▶功效主治 解毒，消肿，散结。治痈肿。

酸浆草

▶▶配　料 酸浆草15克。

▶▶制用法 捣烂包患处，每日换贴1次。

▶▶功效主治 清热解毒。主治痈、疖肿痛。

葱归消肿方

▶▶配　料 羌活、白芷、当归各15克，葱头7个。

▶▶制用法 上药加清水500毫升，煎数沸，去渣取汁，外洗患处。日洗2~3次，每日1剂，洗后按外科常规换药。

▶▶功效主治 祛风，活血，消肿。主治痈疽疮疡，初肿将溃之时。

集剪散

▶▶配　料 白芷、川芎、藿香、防风、木香、甘草各15克，葱1大把。

▶▶制用法 上药加清水500毫升，煎数沸，去渣取汁，待温，外洗患处。每日1剂，日洗2~3次，洗后按常规换药。

▶▶功效主治 祛风活血，消肿止痛。主治一切溃烂痈疽。

茯苓白芷粥

▶▶配　料 金银花50克，茯苓20克，白芷10克，粳米100克。

▶▶制用法 将上药加水煎汁，去渣后与淘洗干净的粳米一同煮粥，早晚服用。

▶▶功效主治 清热利湿托毒。主治痈肿溃脓期，脓腐未尽，伴高热口渴者。

健康小贴示

❶饮食宜清淡，不宜食鱼腥、辛辣、热性食物。

❷忌挤压，防止碰伤。

❸注意卫生，保持皮肤清洁，尤其是疮口皮肤，可用淡盐水清洗。

疥疮

疥疮是一种由疮毒细菌传染而引起的疾病。此症初起，形如芥子之粒，故名疥疮。大多是因个人卫生不良，或接触疥疮之人而被传染，也有的是因风、湿、热、虫郁于肌肤而引起。一般是在皮肤柔嫩处发生，渐渐蔓延到全身，只有头面不易波及，其搔痒过度，会使皮肤破裂，流出血水，结成干痂，其中有虫，日久化脓，又痛又痒，难过至极。可内服清热、凉血、散风、解毒的食物，外治也应同时实行。

实用·偏方·秘方

花椒雄黄外敷方

配料 花椒15克，雄黄30克，胡萝卜1个。

制用法 前2味研末与胡萝卜共捣烂，敷于患处。

功效主治 杀虫解毒。治疗疥疮。

韭菜大蒜方

配料 韭菜100克，大蒜3瓣。

制用法 将韭菜和大蒜捣烂，敷于患处。

功效主治 解毒杀虫。治疗疥疮。

黑狗脊雄黄

配　料 黑狗脊、寒水石、蛇床子（炒）、雄黄、硫黄（研）各15克，斑蝥3个（去翅足）。

制用法 研末，油调搽患处。

功效主治 解毒杀虫。治疥疮。

大腹子硫黄油

配　料 大腹子15克，硫黄120克。

制用法 研末，油调搽患处。

功效主治 杀虫。治疥疮。

苦参散

配　料 苦参、槟榔各等份，油适量。

制用法 研末，用油调，搽患处。

功效主治 解毒杀虫。治脓疥湿热疮疡。

二白吴茱萸

配　料 白矾、白芷、吴茱萸、硫黄、川椒各等份。

制用法 研末涂之。

功效主治 解毒。治疥癣。

杏仁大枫膏

配　料 杏仁、大枫子各49个，枯矾、樟脑、轻粉、蛇床子各9克，柏油烛90克。

制用法 研末涂之。

功效主治 解毒。治疥疮。

荆芥地黄膏

配　料 荆芥末、地黄各适量。

制用法 研末调为丸，茶酒送下。

功效主治 消肿解毒。治疥疮。

硫黄末油

配　料 硫黄末、油核桃、生猪脂油各30克，水银3克。

制用法 捣药成膏擦患处。

功效主治 解毒。治脓湿疥。

苦参荆芥丸

配　料 苦参120克，荆芥穗30克，蜂蜜适量。

制用法 研末，炼蜜为丸，清茶送服。

功效主治 解毒。治疥癞。

二黄丹

配　料 雄黄、硫黄、三仙丹各25克。

制用法 研成粉末，用布包起来，沾樟脑油擦在患处，3天后，即可全好，有脓的疥疮，擦过5天，也可消除。

功效主治 解毒。治疥疮。

健康小贴示

❶勿暴饮暴食，不要过食油腻及生冷食物。

❷预防感染，驱除肠道寄生虫，清除机体感染病灶。

丹毒

丹毒是皮肤突然发红或黏膜内网状淋巴管的急性传染性、细菌性感染疾病。多由溶血性链球菌自不易察觉的皮肤破损处侵入引起，好发于面颊及四肢。因其所发部位不同，又有抱头火丹、内发丹毒、赤游丹、流火丹等病名。本病炎症不侵及皮下组织，极少化脓，病程进展快，可引起全身中毒症状。临床表现为突然起病，发冷发热，头痛，局部皮肤变赤，色如丹涂脂染，灼热肿胀，迅速扩大，边缘稍高起，与周围正常皮肤之间界限清楚，发无定处等。重者可出现炎性水疱，病变呈跳跃式发展，局部有灼热感和疼痛。病程约3周。中医认为该症多因火热毒邪侵犯，郁于肌肤，不得宣泄而发。

实用·偏方·秘方

绿豆大黄蜜

配　料 绿豆25克，大黄10克，生薄荷汁、蜂蜜各少许。

制用法 将绿豆与大黄研成末，用生薄荷汁加蜂蜜调匀。涂于患处，每日更换2~3次。

功效主治 解毒，泻热。主治小儿丹毒。

鲜芦根汁

配料 鲜芦根2000克。

制用法 鲜芦根洗净，榨取汁，当茶饮。每次100毫升，每日3~5次。

功效主治 清热解毒，利湿。主治丹毒初起，色鲜红、畏寒、发热头痛、口干、舌红者。

茯苓红花粥

配料 茯苓、薏苡仁各10克，红花5克，粳米适量。

制用法 茯苓、红花熬汁去渣，加入薏苡仁、粳米若干，用文火煮成粥，每日早、晚服用。

功效主治 健脾利尿，活血化瘀。主治慢性丹毒，皮疹色暗红，舌紫、苔薄。

绿豆生姜泥

配料 绿豆15克，生姜30克。

制用法 将绿豆洗净，用清水浸软，生姜洗净切碎，共捣烂如泥，调匀后涂敷患处。每日1次。

功效主治 清热解毒，祛湿消肿。主治丹毒。

板蓝根外敷

配料 鲜板蓝根适量。

制用法 将板蓝根洗净，捣如泥，外敷患部，每日数次。

功效主治 清热解毒。主治丹毒。

二石膏

配料 石膏50~150克，寒水石30克，桐油适量。

制用法 上药共研细末，入桐油适量调和成软膏状贮存备用。每取此膏适量，涂擦患部，每日涂2~3次。

功效主治 清热消肿。主治丹毒。

金银花丹皮煎

配料 金银花30克，丹皮15克，生山栀12克。

制用法 水煎，分2次服。

功效主治 清热解毒，消炎。主治丹毒。

鹿角霜熟地汤

配料 鹿角霜、熟地各30克，川椒、麻黄、肉桂各5克，白芥子3克，炮姜1.5克。

制用法 每日1剂，水煎2次，温服；煎第3次熏洗患部。

功效主治 清热解毒。主治丹毒。

加　减 局部皮色紫暗者，加丹参20克，红花6克，鸡血藤30克；疼痛者，加乳香、没药各6克。

验　证 用此方治疗丹毒患者15例，服药6～30剂，均获痊愈。

菊花茯苓饮

配　料 野菊花、土茯苓各30克。

制用法 每日1剂，加冷水浸泡片刻，水煎2次，取药汁分2次服。

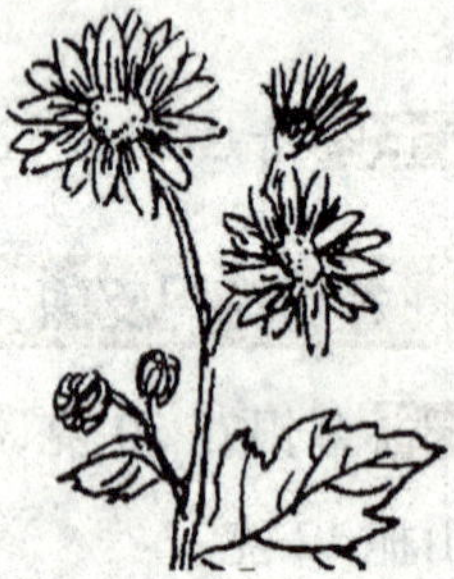

功效主治 解毒。主治丹毒。

验　证 用此方治疗丹毒患者15例，均获治愈。其中服药3剂治愈者4例，5剂治愈者8例，6剂治愈者3例。

银花地丁煎剂

配　料 金银花、紫花地丁各30克，野菊花15克，黄柏、丹皮、赤芍、泽兰、牛膝、泽泻各10克，萆薢、碧玉散（包）各12克。

制用法 每日1剂，水煎服。药渣外敷于患处，保持湿润，每日用药1次。

功效主治 解毒。主治丹毒。

加　减 高热者，加紫雪丹；肿胀甚，有水疱者，加车前子、防己；苔腻纳呆者，加苍术、生薏苡仁；反复发作、肿硬难消者，加桃仁、鸡血藤。

验　证 应用清利通络法治疗下肢丹毒120例，用药4～16日后，其中治愈112例，占93.33%；好转8例，占6.67%，总有效率为100%。

二黄膏

配　料 生大黄、生南星、生半夏、生白附子、生草乌、生川乌、川黄连各100克，黄柏、黄芩、红花、生甘草各50克，凡士林适量。

制用法 将上药共研为极细末，过筛，用凡士林适量加热后，调入已和匀的药水成膏，装瓶备用。用时，根据丹毒大小范围，将膏药涂于患部，外盖敷料，用胶布固定，每日换药1次，直至痊愈止。

功效主治 解毒。主治小儿丹毒。

验　证 用本方治疗小儿丹毒患者31例，经换药4～8次，均获治愈。

健康小贴示

❶在发病期间要戒烟、戒酒。要保持良好的卫生习惯，为防止接触性传染，不与家人共用洁具，每天要用温水洗脚，切忌用太热的水烫脚。

❷平素应养成勤洗脚的良好习惯，保持下肢清洁卫生，应勤晒袜，有条件者可以经常更换鞋袜。

❸在全身和局部症状消失后，尚需继续用药数日，不宜过早停药，以防复发。

烧烫伤

烧烫伤亦称灼伤，是指高温（包括火焰、蒸汽、热水或热固体）、强酸、强碱、电流、化学物质、射线等作用于人体导致的皮肤损伤。轻者以红、肿、热、痛或皮肤起水泡为主要临床表现；重者可深在肌肉、骨骼，严重的合并休克、感染等全身变化。按损伤深浅分为三度。Ⅰ度烧伤主要表现为皮肤红肿、疼痛。Ⅱ、Ⅲ度烧伤主要表现为皮肤焦黑、干痂似皮革，无疼痛感和水泡；Ⅱ、Ⅲ度烧伤常常产生感染、脱水、休克、血压下降的表现。本病属中医学“火烧伤”“汤火伤”“火疮”等范畴。

苍术贴

配料 苍术、白芝麻油各适量。

制用法 将苍术研成细末，加白芝麻油调成稀糊状。用经酒精消毒的鸡翅毛将药糊薄薄地涂抹于烧伤、烫伤部位。每天1~2次，直至伤口愈合。第2次涂药时，对脱痂或干燥处稍多涂一些。

功效主治 修复受损皮肤。主治烧烫伤。

验证 采用此方治疗烧伤、烫伤50例，效果良好。轻者3~4天可结痂，7~10天脱痂愈合，重症者疗程稍长。

虎杖黄柏喷雾

配料 虎杖、黄柏各15克，地榆、榆树皮内层各20克，95%酒精适量。

制用法 粉碎混匀，按每克药粉加入酒精2毫升的比例浸泡1周，加压过滤后再加入等量酒精，1周后同样过滤，混匀后装入灭菌瓶中备用。清创后以医用喷雾器将药液喷洒于创面，每日喷3~9次。

功效主治 凉血止血，解毒敛疮。主治烧烫伤。

验证 用此方治疗烧烫伤患者240例，其中有效230例，无效10例，总有效率为95.8%。

小米冰片贴

配料 小米500克，冰片6克，香油适量。

制用法 取小米置于铁锅内，炒成炭状，加冰片，研为极细末，以香油调成糊状。按一般方法清理创面后，涂敷小米散厚约2毫米左右，盖上油光纸，然后用5~6层纱布覆盖，绷带包扎固定（亦可采用暴露疗法）。开始每日或隔日换药1次，以后2~3日换药1次。

功效主治 清热止痛。主治烧烫伤。

验证 用此方治疗30例，均收到满意效果。治疗后，局部症状得以迅速改善。对Ⅰ度伤皮肤发红或有极少小水泡者，能促进及早痊愈；Ⅱ度烧烫伤者一般换药5~7次痊愈。

乌梅黄芩液

配料 乌梅、儿茶、黄芩各

250克，五味子、五倍子各125克，冰片25克，尼泊金适量。

制用法 将上药装入纱布袋内（除冰片、尼泊金外），置锅内煮煎。每次加水25000毫升，煎2小时得液10000毫升；第2次加水10000毫升，煎2小时得液5000毫升；第3次加水5000毫升，煎2小时得液2500毫升。3次共得液17500毫升，浓缩成12500毫升。过滤后加入冰片，再加入尼泊金适量装瓶备用。用时，涂擦烧伤部位。

功效主治 修复受损肌肤。主治烧烫伤。

验　证 用上药观察治疗烧伤患者40例，经涂药后，渗出液很快减少，一般在24小时左右干燥结痂。Ⅱ度创面1周左右痊愈；深Ⅱ度创面两周左右愈合，最长者3周治愈。无一例出现并发感染。

大黄米醋方

配　料 大黄50克，燕子窝泥20克，冰片4.5克，米醋适量。

制用法 将前3味研为细末，用米醋调匀，涂敷患处，1日2次。

功效主治 清热解毒，散瘀止痛。用于Ⅰ度烫伤、烧伤。

验　证 用此方治疗Ⅰ度烧烫伤50例，其中痊愈46例，一般用药5～7天，有效率为92%。

香蜜膏

配　料 鸡蛋、香油、熟蜂蜜各适量。

制用法 将鸡蛋轻轻磕开，小心倒出蛋清，然后倒入熟蜂蜜，均匀调和在一起，再加入香油调和，混合均匀后涂在受伤处即可。

功效主治 消炎止痛。用治烧烫伤。

四黄地榆膏

配　料 黄蜡500克，生黄柏、生大黄各600克，姜黄、生地榆各250克，麻油1000克。

制用法 上药按常规熬制成膏备用。使用时常规清创处理后以烫伤膏均匀外涂患处，创面以暴露为好。每日换药1次，后期隔日1次。

功效主治 活血生新。主治小面积深Ⅱ度以下烧伤、烫伤，铁水、火急、电弧灼伤以及化学烧伤。

黄瓜汁方

配　料 生黄瓜适量。

制用法 用冷开水反复洗净，捣烂取汁放在事先消毒好的容器中，用消毒棉签蘸黄瓜汁涂于伤面，轻者每天涂3次，重者每天涂6~9次。

功效主治 解毒消肿。治疗烧伤，复原快，愈后无瘢痕。

紫草麻油

配　料 紫草30克，生地榆20克，虎杖、当归各15克，黄柏12克，麻油500克。

制用法 上药研磨，加麻油调匀，外涂患处。

功效主治 凉血解毒，生肌。主治烧伤。

鲜牛奶外敷方

配　料 鲜牛奶适量。

制用法 将消毒过的纱布浸于牛奶中。将纱布敷于伤口。

功效主治 生津润燥。用治火灼致伤。

马铃薯外敷方

配　料 马铃薯适量。

制用法 将马铃薯去皮，洗净，切碎，捣烂如泥，用纱布挤汁。以汁涂于患处。

功效主治 清热，防腐。用治轻度烧伤及皮肤破损。

健康小贴示

❶加强劳动保护，注意安全操作。

❷开展防火、灭火宣传教育，学会灭火器的使用。

❸教育儿童不要玩火，热油、热粥、热水尽量放置在远离儿童的地方。

❹发生烧伤后，不要急于脱去被烫的衣物，而应用凉水将衣物浸湿，再轻轻脱下，以免表皮随衣物剥脱。

阑尾炎

阑尾炎是阑尾腔阻塞和细菌侵入阑尾壁所致的急性炎症，居各种急腹症的首位。多见于青壮年，约半数见于20岁。急性阑尾炎症状常易与内科、妇科、儿科及外科一些疾病发生混淆，必须详细辨别。慢性阑尾炎可因急性阑尾病变未治愈，经反复发作而成；或因阑尾多种不同性质的慢性病理变化引起的一些症状和体征。发作时表现为阑尾炎症的临床特点，不发作时，可无任何症状和体征出现。

实用·偏方·秘方

阑尾清解汤

配　料 金银花60克，大黄25克，蒲公英、冬瓜仁各30克，牡丹皮15克，川楝子、生甘草各10克，木香6克。

制用法 水煎服，每日1剂，日服2次。

功效主治 清热解毒，攻下散结，行气活血。主治急性阑尾炎（热毒期）。

验　证 临床屡用，效果甚佳。

张氏肠痈汤

配　料 金银花、冬瓜籽、蒲公英各30克，桃仁、薏苡仁各12克，牡丹皮、木香各9克。

制用法 水煎服，每日1剂，10日1个疗程，2个疗程后判定疗效。

功效主治 清热解毒，凉血散瘀。主治慢性阑尾炎。

验　证 临床治疗患者110例，治愈80例，好转25例，无效5例。

桂芍汤

配　料 桂枝、大黄各6克，赤芍、茯苓、玄胡各10克，丹皮12克，桃仁、厚朴、枳实各9克。

制用法 水煎，每日1剂，早、晚分2次服。7日为1个疗程，间隔2日，进行下1个疗程。

功效主治 活血化瘀，通腑理气。主治慢性阑尾炎、慢性阑尾炎急性发作。

验　证 临床屡用屡效。

苦菜汤

配　料 苦菜（败酱草）100克。

制用法 水煎，日分2次服。

功效主治 消炎解毒。适用于化脓性阑尾炎、妇女乳痈、无名肿毒。

麻仁汤

配　料 紫花地丁、火麻仁各30克，黑芝麻15克，松子仁10克。

制用法 将前2味加水煎汤，去渣，加入黑芝麻、松子仁煮熟服食。服后若见通便放屁，则有效。每日1剂。

功效主治 清热解毒，润肠通便。适用于急性阑尾炎初期。

马齿苋汁

配　料 鲜马齿苋60～120克，蜂蜜适量。

制用法 将马齿苋洗净，捣烂取汁调蜂蜜饮服。每日2剂。

功效主治 清热解毒，散瘀杀虫。适用于急、慢性阑尾炎。

红藤三颗针汤

配　料 红藤60克，三颗针30克，大黄（后下）20克，牡丹皮、川楝子各15克，芒硝（冲服）6克。

制用法 水煎服，每日1剂。

功效主治 润肠，散瘀。主治急性阑尾炎。

重楼草果汤

配　料 重楼、草果各30克。

制用法 加水500毫升，煎至250毫升，分2次服，每日1剂。

功效主治 润肠，散瘀。主治急性阑尾炎。

鬼针草牛奶汤

配　料 鬼针草30克，牛奶250毫升，白糖适量。

制用法 水煎鬼针草2次，混合后与牛奶同煮，加入白糖，早晚分服。每日1剂。

功效主治 鬼针草清热解毒、散

瘀消肿、缓急止痛。可治疗急性阑尾炎。

大田螺外敷方

配　料 大田螺、荞麦面各适量。

制用法 大田螺捣碎，去壳，将其肉捣成烂泥，用荞麦面为糊，再捣和。摊于布上敷在阑尾部。每日换药2次。

功效主治 清热解毒。适用于阑尾炎。

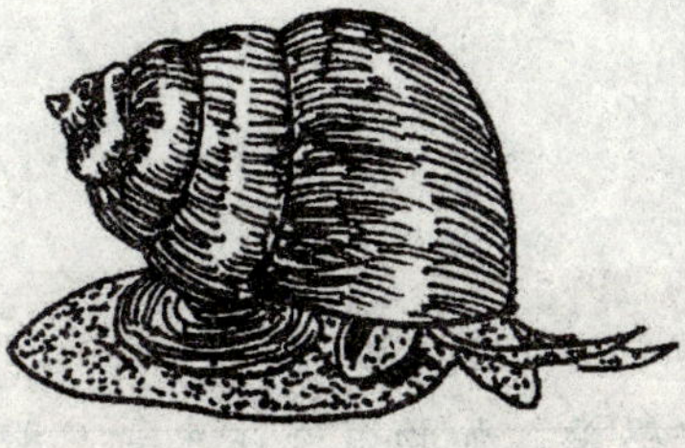

芥菜野菊花汤

配　料 芥菜、野菊花各30克，藕节20克。

制用法 水煎。每日分2次服。

功效主治 清热解毒。适用于急性阑尾炎。

红花蛇汤

配　料 白花蛇舌草、红藤各31克，酒适量。

制用法 煎水，对酒少量服，每天2次。每日1剂。

功效主治 清热解毒。主治急、慢性阑尾炎。

白红草汤

配　料 白毛夏枯草、红藤各30克，枳壳、木香各15克。

制用法 水煎服。每日1剂。

功效主治 散瘀止痛。适用于慢性阑尾炎。孕妇慎用。

凤仙花汤

配　料 凤仙花全草1000克。

制用法 加水煎。分数次服。每日1剂。

功效主治 散瘀止痛。用于治疗慢性阑尾炎。

千里光饮

配　料 千里光、白花蛇舌草、鬼针草、败酱草各15克，鲜黄蜀葵根适量。

制用法 每日1剂，水煎2次服，连服数剂。另可取鲜黄蜀葵根适量捣烂敷患处。

功效主治 解毒。主治化脓性阑尾炎。

芍药汤

配料 赤芍药50克，泽泻25克，白术、茯苓各12克，当归、川芎各10克，败酱草30克。

制用法 水煎服。每日1剂。

功效主治 消肿。用于治疗慢性阑尾炎。

虎仗石膏

配料 虎杖40克，石膏50克，冰片2.5克，醋适量。

制用法 共研为细末，用醋调成糊状，敷于右下腹部，外加油纸覆盖。每日换药3次。

功效主治 解毒。本方适用于急性阑尾炎。

桃仁红花敷贴

配料 桃仁、红花、紫荆皮、当归、赤芍药、乳香、没药、白芷、石菖蒲各10克，醋适量。

制用法 共研为末，以醋调敷。

功效主治 用于治疗慢性阑尾炎、毒热型、高热不退、腹胀痛拒按、右下腹剧痛，乃至全身疼痛。

健康小贴示

❶阑尾炎患者在日常生活中应预防感染，如肠道寄生虫等。避免饮食不节和进食后剧烈运动。养成规律的排便习惯。

❷阑尾炎患者术后2~3天，如肛门排气，则提示肠道功能开始恢复，才可少量进食流质饮食。5~6天后，可进食少量半流质饮食，期间要求清淡富有营养。术后10天，才能适当食入肉类，但一定要煮烂并避免油腻。

第三章 妇 科

——让女人更有魅力

月经不调

月经不调是妇科常见的一种疾病，表现为月经周期紊乱，出血期延长或缩短，出血量增多或减少，甚至月经闭止。卵巢功能失调、全身性疾病或其他内分泌腺体疾病影响卵巢功能者，都可能诱发此病。此外，生殖器官的局部病变如子宫肌瘤、子宫颈癌、子宫内膜结核等也可表现为不规则阴道流血，应注意二者的区分。

实用·偏方·秘方

牡丹甜糕

配　料 牡丹花2朵，鸡蛋5个，牛奶250克，白面200克，白糖150克，小苏打少许。

制用法 牡丹花洗净，将花瓣摘下切成丝。鸡蛋去壳打花，同牛奶、白面、白糖、小苏打混拌在一起，搅匀。倒一半在开了锅的湿布上，摊平，上面撒匀牡丹花丝，然后再倒入余下的一半混合料，摊平，盖好盖蒸20分钟，取出，扣在案板上，上面再撒牡丹花丝即成。

功效主治 益气养血，清三焦虚火，调经，活血止痛。用治各种虚弱、月经不调、经行腹痛。

枸杞茱萸粥

配　料 枸杞子150克，山茱萸肉20克，糯米60克，冰糖适量。

制用法 山茱萸肉与枸杞子洗净，和糯米一起大火煮粥，大火开锅后，转小火煮半小时，调适量冰糖即可。早、晚配餐服用。

功效主治 培补肾气。用治由肾虚所引起的月经不调。

茜草丹参方

配 料 赤芍、茜草、丹参各12克，土鳖虫、川军各6克，桃仁、当归、红花、干姜各3克。

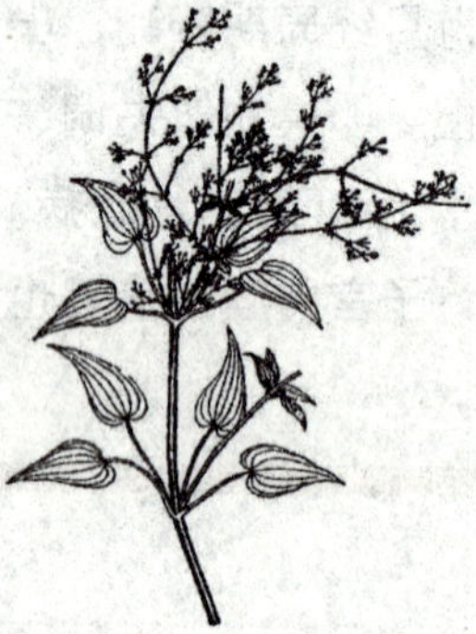

制用法 上药共研为细末，每晚临睡前服4.5克。

功效主治 消瘀止痛，生新排浊。主治月经不调。

验 证 用此方治疗患者650例，不少久病患者，服药后病获痊愈。

猪肉益母汤

配 料 瘦猪肉50克，益母草10克。

制用法 水煎煲汤。日饮2次。

功效主治 活血调经，利尿消肿。用治月经不调如经血过多、经期不准。

人参红枣汤

配 料 人参6克，大枣15枚。

制用法 水煎服，每日1剂，连用数日。

功效主治 补益气血。适用于伴有月经量多、色淡质稀、神疲乏力等气血型导致的血经不调。

艾叶炖母鸡

配 料 艾叶25克，老母鸡1只，白酒125毫升。

制用法 先将鸡开膛去肠及杂物，切块，锅内加水1大碗，下鸡、艾叶和酒共炖，烧开后改用文火煨熟。食肉饮汤，日用2次。

功效主治 补中益气，温经散寒，止痛止血。用治月经来时点滴不断，日久身体虚弱。

补骨菟丝贴

配 料 补骨脂、菟丝子、蛇床子、吴茱萸、肉桂、香附、乌药、仙灵脾、巴戟天各等量。

制用法 共研粉。取少量拌以麻油敷于肚脐，外盖薄塑膜片和胶布固定，每日调换。

功效主治 活血，调经。治月经不调。

雄鸡冠蘸盐

配　料 雄鸡（未经阉割）冠2个，盐少许。

制用法 将鸡冠煮熟（不宜过烂），蘸盐吃。每月吃3～5次。

功效主治 养血调经。用治月经不调。

西瓜秧煎

配　料 西瓜秧、红糖各30克。

制用法 水煎服，每日2次。

功效主治 活血。治月经不调。

菱角赤小豆

配　料 菱角100克，荷叶10克，赤小豆30克。

制用法 水煎服，每日2次。

功效主治 活血调经。治月经不调。

棉花子末

配　料 棉花子适量。

制用法 炒香研成细末。饭前用酒送服，每次服10克。

功效主治 活血调理。治月经不调。

干芹金针汤

配　料 干芹菜50克，金针菜（黄花菜）25克。

制用法 用水1碗，煮成半碗服。

功效主治 活血。治月经不调。

玫瑰花蕊

配　料 初开玫瑰花蕊300朵，红糖500克。

制用法 玫瑰花去心、蒂，在锅内煎成浓汁，去渣后加入红糖，熬成膏服用。

功效主治 活血。治月经不调。

山楂红糖水

配　料 生山楂肉50克，红糖40克。

制用法 山楂水煎去渣，冲入红糖，热饮。非妊娠者多服几次，经血亦可自下。

功效主治 活血调经。用治月经错后。

健康小贴示

❶生活规律，劳逸有度，顺应日出而动，日落而眠的自然节律，当人体生物钟调整好，月经可逐渐恢复正常。

❷勿冒雨涉水，以免小腹受寒邪侵犯。

❸克制性生活，以蓄养肾中精气。

❹必要时在医生指导下应用雌、孕激素，人工调节月经周期。

痛经

痛经有两种情况，一种是指生殖器官无明显器质性病变月经痛，称功能性痛经。这种病常发于月经初潮或初潮后一、二周，多见于未婚或未孕妇女，一般在生育后可有不同程度的缓解或消失。另一种是指生殖器官有器质性病变，由子宫内膜异位、子宫黏膜下肌瘤和盆腔炎等病症引起的月经疼痛，称继发性痛经。应针对发病原因进行治疗。

实用·偏方·秘方

酒渍核桃干

配　料 红糖400克，黄酒400毫升，核桃仁200克。

制用法 共加热使糖溶化，取出用碗装好，将核桃仁200克放入，浸渍1～2日，晒干。每日服3次，每次15～20克。

功效主治 适用于经后腰酸、腹痛的虚寒型痛经。

艾叶红花饮

配　料 生艾叶10克，红花5克。

制用法 上药放入杯内，冲入开

水300毫升，盖上杯盖，20～30分钟后服下。一般在经来前1天或经值时服2剂。

功效主治 活血，理气。治痛经。

山楂当归汤

配　料 山楂30克，当归片15克，红糖适量。

制用法 水煎2次，每次用水300毫升，煎半小时，2次混合，去渣，下红糖，继续煎至糖溶。分2次服，连服7天。

功效主治 活血行气。适用于气滞血瘀，寒湿凝滞型痛经，月经量少，暗紫，或有瘀块。

炒醋盐

配　料 粗盐（或粗砂）250克，陈醋50毫升。

制用法 将粗盐（或粗砂）爆炒，再将陈醋慢慢地洒入，边洒边炒，洒完后再炒片刻，装入布袋，热熨腰和腰骶部。

功效主治 温经，理气止痛。适用于经期小腹痛和腰痛者。

哈那鲨胎散

配　料 哈那鲨胎适量。

制用法 将哈那鲨胎焙黄，研细末。每次3克，每日3次，黄酒冲服。

功效主治 养血调经。治疗血虚痛型经。

灰星鲨胎散

配　料 灰星鲨胎、九香虫各适量。

制用法 将灰星鲨胎焙干，与九香虫一并研末。每次3克，每日3次，黄酒冲服。3～5日为1个疗程。

功效主治 行气止痛，养血调经。治疗血虚气滞型痛经。

海马肉桂粉

配　料 海马、肉桂各3克，红糖适量。

制用法 将海马、肉桂共研细末，红糖用开水溶化。每次取药粉3克，每日2次，用红糖水冲服。3～5日为1个疗程。

功效主治 温经补阳，散寒止痛。治疗虚寒型痛经。

母鸡炖当归

配　料 母鸡1只，当归30克，醪糟汁60克，葱、姜、盐、胡椒粉各适量。

▶▶制用法 将鸡去毛并洗净内脏，当归洗去浮灰；把鸡放入砂锅内，同时加水、醪糟汁、当归、姜、葱、盐，盖严锅口，先在旺火上烧开，再用小火炖3小时，出锅时撒胡椒粉，佐餐食。

▶▶功效主治 补血，活血。适用于气血不足所致之痛经。

荔枝核香附方

▶▶配　料 荔枝核、香附各等份，黄酒适量。

▶▶制用法 荔枝核、香附共研末，每服6克，黄酒调服，日2次。

▶▶功效主治 补益气血。适用于阳虚内寒之痛经。

鸡蛋元胡汤

▶▶配　料 鸡蛋2个，元胡20克，益母草50克。

▶▶制用法 3物加水同煮，蛋熟后去壳，再煮片刻。食蛋饮汤，于经前开始，日服1次，连服5~7天。

▶▶功效主治 本方适用于阳虚内寒之痛经。

健康小贴示

❶痛经患者在月经来潮前3~5天内饮食宜以清淡易消化为主。应进食易于消化吸收的食物，不宜吃得过饱，尤其应避免进食生冷食品，以免诱发或加重痛感。

❷月经已来潮，则更应避免一切生冷及不易消化和刺激性食物，如辣椒、生葱、生蒜、胡椒、烈性酒等。痛经患者可适当吃些有酸味的食品，如酸菜、食醋等，酸味食品有缓解疼痛的作用。

❸痛经患者可适量饮酒以通经活络，扩张血管。如经血量不多可适量地饮些葡萄酒，能缓解症状，在一定程度上还能起到治疗作用。少食含咖啡因的食物，咖啡、茶、巧克力中所含的咖啡因会使人神经紧张，可能促成月经期间的不适，咖啡也会刺激人的小肠。

闭经

闭经是指超过青春期年满18岁以上者，月经仍未来潮或月经周期建立之后因怀孕、哺乳，又未到绝经期，月经突然停止而超过3个月以上仍未来潮的症状。前者称为原发性闭经，后者称为继发性闭经。本病在中医学中分为虚实两类。虚为阴亏血虚，无经可下。或肝肾亏损，精血不足。多因先天不足，后天缺乏补养，大量失血，房劳过度等造成。实者皆为气滞血瘀，经脉不畅。

实用·偏方·秘方

通经汤

配　料　当归15克，益母草25克，黄芪12克，香附9克。

制用法　水煎服，每日1剂。

功效主治　活血调理。用治继发性闭经。

验　证　治疗继发性闭经52例，临床治愈（月经来潮，行经正常）41例，显效8例，无效3例，总有效率为94.1%。

红糖月季花汤

配　料　月季花15克，红糖适量。

制用法　将月季花加水适量，用武火煎沸10分钟，去渣取汁。随量饮用。

功效主治　疏肝理气，活血通经。适用于闭经。

大枣木耳鸡汤

配　料　老母鸡1只，木耳50克，大枣10枚。

制用法　鸡去毛、内脏，与木耳、大枣，加水煮烂吃。

功效主治　补充营养，调理经血。治体虚闭经。

红花桑葚汤

配　料　红花5克，桑葚25克，鸡血藤20克，黄酒适量。

制用法　上药加黄酒水煎。每日2次温服。

功效主治　补血行血，通滞化瘀。用治闭经。

桃仁墨斗鱼汤

配　料　桃仁10克，墨斗鱼200克，油、盐各适量。

制用法　墨斗鱼洗净切片，加水与桃仁共煮，以油、盐调味。食鱼饮汤。

功效主治　滋阴养血，活血祛瘀。用治血滞经闭。

中华绒螯蟹

配　料　中华绒螯蟹适量，黄酒1盅。

制用法　每次取蟹15克，用黄酒蒸熟。日服1次，经行停药。

功效主治　活血调经。治疗血瘀闭经。

木耳苏木酒

配　料　木耳、苏木各50克，酒200毫升。

制用法　用水、酒各200毫升，煮成200毫升服。

功效主治　治妇女月经忽然停止，过1～2个月有腰胀、腹胀现象者。

人乳韭菜汁

配　料　人乳、韭菜汁各1杯。

制用法　蒸热，早晨空腹1次服。

功效主治　活血调理。治闭经。

猪肝大枣汤

配　料　猪肝200克，大枣20枚，番木瓜1个。

制用法　将大枣去核、番木瓜去皮后，一同加水煮熟吃。

功效主治　活血。治闭经。

乌鸡丝瓜汤

配　料　乌鸡肉150克，丝瓜100克，鸡内金15克。

制用法　共煮至烂，服时加盐少许。

功效主治　健脾消食，养阴补血。用治因体弱血虚引起的经闭、月经量少。

健康小贴示

❶应进行妇科检查，找出闭经原因。
❷保持心情舒畅，避免情绪紧张。
❸饮食以清淡为主，不食生冷、寒凉食品。
❹经期注意腹部保暖，避风寒，不宜游泳。

阴道炎

阴道炎是较常见的一种妇科疾病。由阴道环境酸碱度改变或局部黏膜变薄、破损、抗病力减低，被滴虫、霉菌或细菌入侵引起。临床主要表现为外阴瘙痒、性交痛、白带增多呈白色乳酪状，如合并有尿道口感染时，可有尿频尿痛。分以下三种：①滴虫性阴道炎。②霉菌性阴道炎。③老年性阴道炎。滴虫性阴道炎白带多为黄色稀薄的泡沫状，有臭味。霉菌性阴道炎的白带典型为灰白色稠厚的豆渣样。严重性老年性阴道炎的白带呈脓血性，有臭味。

实用·偏方·秘方

萝卜汁醋

配　料 白萝卜汁、醋各适量。

制用法 用醋冲洗阴部，再用白萝卜汁擦洗阴部。一般10次为1个疗程。

功效主治 清热解毒，杀虫。主治滴虫性阴道炎。

桃仁膏

配　料 桃仁适量。

制用法 将桃仁捣碎为膏状，灌装胶囊，塞入阴道。每日1换，连续数次。

功效主治 润燥行瘀。主治滴虫性阴道炎。

柳树根皮煎剂

配　料 柳树根皮200克。

制用法 上药洗净，切碎。水煎服，每日1剂，早、晚各服1次。连用3~5天。

功效主治 清热解毒，杀虫止痒。主治带下病。

二白汤

配　料 白扁豆、白术（袋装）、冰糖各30克。

制用法 上药加水500毫升，煎至300毫升，去药袋，入冰糖。每日1剂，喝汤吃豆。

功效主治 健脾祛湿。主治慢性真菌性阴道炎。

桃仁豆腐汤

配　料 桃仁（去皮、尖）10克，豆腐200克，调料适量。

制用法 按常法煮汤服食。每日1剂。

功效主治 清热解毒，润燥行瘀。主治滴虫性阴道炎。

洋葱汁

配　料 新鲜洋葱适量。

制用法 将洋葱洗净，捣烂取汁，外洗患处，每日1~2次。

功效主治 化湿下气，解毒杀虫。主治滴虫性阴道炎。症见带下量多、色白质稀有泡沫、腥臭、外阴瘙痒、口中黏腻等。

蜂蜜硼砂方

配　料 蜂蜜10克，硼砂1克。

制用法 先将硼砂以水溶化，加入蜂蜜调匀。灌装胶囊塞入阴道，每日更换1次。

功效主治 消炎，杀菌。适用于滴虫性阴道炎。

野菊花洗剂

配　料 生百部、野菊花各15克，川柏、土槿皮各12克，韭菜20根。

制用法 水煎滤汤，熏洗坐浴，每日1次。

功效主治 清热解毒，杀虫。主治滴虫性阴道炎。

马鞭草洗剂

配　料 马鞭草30克。

制用法 水煎去渣，坐浴清洗，每天1次，每次10分钟，5次1个疗程。

功效主治 清热解毒。主治霉菌性阴道炎。

青萝卜泥

配　料 青萝卜1个。

制用法 将青萝卜洗净，捣烂成泥糊，用消过毒的纱布包青萝卜泥两汤匙，做成纱布卷，卷的一端留长线。然后用手将卷送入阴道内，线留在阴道口外，以便拉线取出。在放入前须用高锰酸钾液将阴道内外的分泌物洗净，防止感染。秋天放1小时取出，冬天放4~10天取出，每日1次。

功效主治 解毒，杀虫。主治滴虫性阴道炎。

芦荟汁

配　料 芦荟6克，蛇床子、黄柏各15克。

制用法 以上3味煎水。用时先用棉花洗净阴部，后用线扎棉球蘸药水塞入阴道内，病人仰卧，连用3晚，每晚1次。

功效主治 消炎、杀菌、杀虫。治疗滴虫性阴道炎。

鲜桃叶洗剂

配　料 鲜桃叶120克。

制用法 将鲜桃叶洗净，煎汤，冲洗阴道。

功效主治 消灭，杀虫。治疗滴虫性阴道炎。

鸦胆子液

配　料 鸦胆子20个（去皮）。

制用法 将鸦胆子用水1杯半，煎至半茶杯，将药汁倒入消毒碗内。用消过毒的大注射器将药注入阴道，每次注20~40毫升。轻者1次，重者2~3次。

功效主治 杀虫祛湿。治疗滴虫性阴道炎。

百部乌梅汤

配　料 百部15克，乌梅30克，白糖适量。

制用法 将百部和乌梅加适量清水煎煮，煎好后去渣取汁，加入适量白糖煮沸。趁热服，分2~3次服完。每日1剂，连用3~5日。

▶功效主治 乌梅可清热利湿、杀虫。适用于湿热型滴虫性阴道炎，症见带下黄稠、有异味，阴痒明显。

矾蛇汤

▶配　料 白矾、鹤虱、黄柏各9克，蛇床子30克。

▶制用法 煎汤熏洗，早、晚各1次。

▶功效主治 消炎。治阴道炎。

蛇床黄柏散

▶配　料 蛇床子、黄柏、苦参各等份。

▶制用法 共研为细粉，过100目筛，灌装胶囊每粒0.5克。早、晚各1粒，塞入阴道。

▶功效主治 灭菌杀虫。治阴道炎、滴虫病及附件炎、子宫内膜炎。

白芷止痒液

▶配　料 白芷、川萆薢各30克，生甘草9克。

▶制用法 水煎取汁，倒入盆内，趁热坐于盆内，令水浸至小腹部，用手揉按小腹至外阴部，以有湿热舒适感为度，水凉可加温再用。每次30分钟，每日2次。

▶功效主治 清热燥湿，止痒杀虫。用治外阴瘙痒。

狼毒汤

▶配　料 狼毒、苦参各30克。

▶制用法 煎汤冲洗阴道。

▶功效主治 消炎，杀虫。治阴道滴虫。

健康小贴示

❶患病期间严禁性生活。经常保持外阴部清洁，注意月经期卫生。内裤每日1换，并用开水烫洗，或用84消毒液稀释后洗涤，于阳光下曝晒。

❷应勤洗澡，但避免去公共场所洗澡、游泳。

❸饮食宜清淡，富有营养，易于消化，多食新鲜蔬菜及水果，平时多吃莲子、山药、大枣、薏苡仁、白果等，忌食辛辣、油腻食品。

宫颈炎

宫颈炎是指妇女宫颈发生的炎症性病变，可分为急性、慢性两种。急性宫颈炎较为少见，但不及时治疗，就可能转变成慢性宫颈炎。主要症状是患者子宫颈部红肿、疼痛、宫颈糜烂、宫颈肥大、子宫颈息肉、宫颈腺体囊肿、子宫颈管炎等。

实用·偏方·秘方

土茯苓煎

配　料 土茯苓30克，鸡血藤、忍冬藤、薏苡仁各20克，丹参15克，车前草、益母草各10克，甘草6克。

制用法 每日1剂，水煎服。

功效主治 清热利湿，解毒化瘀。主治宫颈炎。

白扁豆米汤

配　料 白扁豆250克。

制用法 炒后研末，每日2次，每次16克，米汤送服。

功效主治 清热化湿。主治宫颈炎。

鸡蛋艾叶汤

配　料 鸡蛋2个，艾叶15克。

制用法 艾叶煎汤，去渣，放鸡蛋同煮。

功效主治 清热解毒。适用于宫颈炎。

苦荬汤

配　料 细叶苦荬菜、广西黄柏树皮、阔叶十大功劳茎、灵香草各适量。

制用法 水煎，趁热熏患处，待温坐盆，每日1剂。

功效主治 清热解毒。主治宫颈炎。

冬瓜子煎

配　料 冬瓜子 90 克，冰糖适量。

制用法 捣烂加冰糖和水煎，早、晚各服 1 次。

功效主治 清热利湿。主治宫颈炎。

猪胆汁白矾末

配　料 鲜猪胆汁 1 个，白矾 9 克。

制用法 将白矾放入猪胆汁内，阴干或烘干，研末，过罗筛细，备用。一般轻者上药 5 次即愈，重者上药 10 次。

功效主治 清热，解毒，防腐。主治慢性宫颈炎。

无花果叶洗剂

配　料 无花果叶 1 握（鲜品加倍）。

制用法 以 1 盆水煎叶至半盆。趁热坐浴，每日 1 次。

功效主治 清热，解毒。主治慢性宫颈炎。

野牡丹药液

配　料 多花野牡丹干叶 2000 克。

制用法 加水过叶，煮沸 30 分钟，二煎仍加水过叶煮沸 1 小时，两煎混合浓缩成 1000 毫升，即成 200% 煎剂，分装备用。先用窥器扩张阴道，用消毒干棉球拭净宫颈黏液，再将浸透药液的棉球贴于宫颈糜烂面，每日 1 次。

功效主治 清热解毒。主治慢性宫颈炎（宫颈糜烂）。

蛇床子洗液

配　料 蛇床子、黄柏、苦参、贯众各 15 克。

制用法 煎水每天冲洗阴道，7 天为 1 疗程。

功效主治 清热，解毒。治宫颈炎。

冬瓜散

配　料 冬瓜 120 克。

制用法 将冬瓜焙黄研面。每次取 15 克，用冬瓜汤送服。

功效主治 清热解毒。治宫颈炎。

金银花汤

配　料 金银花、蒲公英各 15 克。

制用法 水煎服。每日 1 剂，2 次分服。

功效主治 清热解毒，消肿散

结。适用于慢性宫颈炎。

天花粉栀子芦根汤

配 料 天花粉、栀子各15克，芦根、绿豆各30克。

制用法 所有药材水煎内服。每日2次，每天1剂。

功效主治 天花粉可清热解毒，利湿。适用于宫颈炎湿热症，症见小便短赤、涩痛等。

鸡蛋清液

配 料 鸡蛋清适量。

制用法 宫颈部位用生理盐水揩拭干净，用鸡蛋清涂抹患处，然后再用蘸满蛋清的棉球塞子宫颈处。次日取出，连用5天为1个疗程。

功效主治 此法适用于宫颈糜烂有出血者。

水煎生黄芪

配 料 生黄芪、煅龙骨、煅牡蛎、凤尾草、红藤各30克，制黄精、金樱子、乌贼骨各15克，炮姜炭3克。

制用法 每天1剂，水煎。分早、晚服，7剂为1个疗程。在冷冻术后第1天开始服药。

功效主治 消炎，解毒。治慢性宫颈炎。

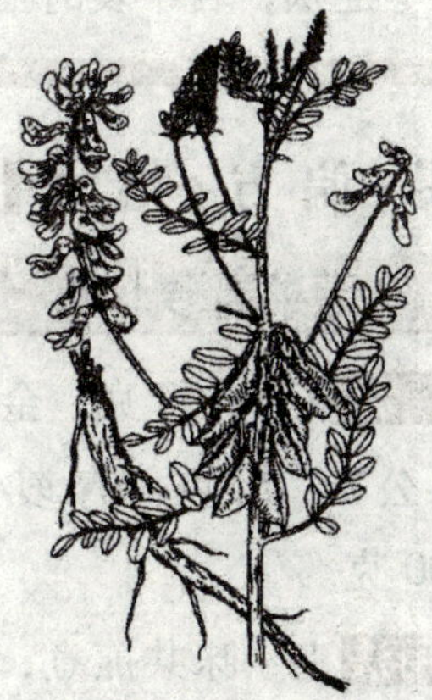

健康小贴示

❶宜穿全棉的内裤，并要勤换洗，保持会阴部清洁。

❷避免不洁性生活，治疗期间禁止房事。

❸饮食宜清淡，忌辛辣、油腻之品。

❹定期做妇科检查，一般1年或半年1次，发现问题应及时治疗。

盆腔炎

盆腔炎是指女性盆腔器官组织发生的炎症性病变，一般以子宫内膜炎和输卵管炎为多见，又分为急性和慢性两种。临床研究表明，以下腹部持续性疼痛和白带增多为其主要症状。在盆腔炎急性发作期常伴有发热、头痛、怕冷等症状，而慢性在发病期间常伴有腰酸、经期腹痛、经量过多等症状，若不及时治疗，可因输卵管闭锁而造成继发性不孕。

实用·偏方·秘方

苦菜青萝卜汤

配　料 苦菜100克，金银花20克，蒲公英25克，青萝卜（切片）200克。

制用法 上4味共煎煮，去药渣后吃青萝卜喝汤。每日1剂。

功效主治 清热解毒。主治湿热瘀毒型盆腔炎。

血竭藕节末

配　料 血竭末2克，制大黄9克，大蓟、小蓟、木花、藕节各15克，血余炭、丹皮、玄胡各10克。

制用法 将上药除血竭外用水浸泡30分钟，再煎30分钟，每剂煎2次。将血竭研极细末分2次吞服，2次煎出的药液分上、下午2次服。

功效主治 清热解毒。用治盆腔炎、子宫内膜炎，症见经前、经时下腹胀痛，阴道下血时多时少，色紫夹块，块下腹痛缓解，舌边紫，脉弦或弦数。

蛇牛汤

配　料 白花蛇舌草50克，入地金牛10克，穿破石15克。

制用法 水煎服，每日1剂，服药至盆腔炎症消失即可停。

功效主治 活血，解毒。治疗盆腔炎。

大黄散

配料 大黄100～200克。

制用法 上药共研细末，视病变范围而定量加入米醋调成糊状，直接敷于下腹部，保持湿润，随时可以加醋，为防止脱落，可用塑料布敷好，加绷带或橡皮膏固定。

功效主治 活血化瘀，消肿散结。主治急、慢性盆腔炎。

地黄粥

配料 熟地黄30克，粳米50克，陈皮少许。

制用法 将地黄切片，加水煎取浓汁，兑入煮熟的粳米粥内，加入陈皮末，再煮二三沸即成。每日1剂，连服10日为1个疗程。

功效主治 滋肾养肝，补血益精。适用于肾阴虚型盆腔炎。

皂角刺汤

配料 皂角刺、生黄芪各20克，生蒲黄包12克，制大黄（后下）6克。

制用法 水煎服，每日1剂。

功效主治 托毒排脓，益气生肌，活血化瘀。用治盆腔炎及盆腔炎性肿块。

瓜汁饮

配料 西瓜（连皮）、冬瓜（连皮）各500克。

制用法 将上2味洗净，捣烂取汁，混匀后饮服，每日1剂。

功效主治 清热解毒，利尿消肿。主治湿热下注型及湿热郁毒型盆腔炎。

毛茛鲜草外敷方

配料 毛茛鲜草适量。

制用法 捣烂外敷，每日1次。局部起泡即取去，外涂龙胆紫，勿用针刺破。

功效主治 清热消肿。主治盆腔炎。

杏仁半夏汤

配料 杏仁、生薏仁、淡竹叶、川朴、半夏、陈皮、茯苓、泽泻、车前子各10克，蔻仁6克。

制用法 水煎服，每日1剂。

功效主治 化湿，清热，宣畅三焦。主治湿热所致的妇人急慢性盆腔炎。症见头痛身重，口淡乏味，胸闷不舒，小腹隐痛，带下量多，色黄，舌淡红，苔黄厚腻，脉滑。

大青盐外敷方

配　料 炒大青盐500克。

制用法 布包敷于下腹部。

功效主治 清热解毒。主治盆腔炎。

地杷汤

配　料 米口袋20克，地龙10克，土枇杷25克。

制用法 用鲜品或干品，水煎服，每天煎1剂，服3次。

功效主治 消热，解毒。主治盆腔炎或尿道炎等症。

地蚤汤

配　料 蚤休、地丁草各15克，川芎5克，当归、金铃子、延胡索各10克。

制用法 水煎服，每日1剂，分2次服。

功效主治 疏肝理气，活血化瘀，清利湿热。主治盆腔炎，中医辨证属肝失疏泄，湿热下注，气血瘀滞。

败酱连翘汤

配　料 败酱草50克，连翘、公英各25克，地丁、赤芍各15克，鸡血藤35克。

制用法 水煎服，每日1剂，分2次服。

功效主治 清热解毒，活血化瘀。主治盆腔炎。

皂刺红枣膏

配　料 皂刺30克，红枣10枚。

制用法 皂刺、红枣同煎半小时以上，弃渣取汤300～400毫升，再加粳米煮成粥状。每日1剂，分2次服。

功效主治 清热，化瘀。主治亚急性盆腔炎。

黄芩虎杖煎

配　料 黄芩、黄连、黄柏各15克，虎杖30克。

制用法 每日1剂，水煎浓缩至100毫升。行保留灌肠，10次为1个疗程，经期停用。

功效主治 清热燥湿，泻火解毒。主治盆腔炎。

健康小贴示

❶需食清淡易消化食物，如赤小豆、绿豆、冬瓜、白扁豆、马齿苋等。

❷应食具有活血理气散结功效的食物，如山楂、桃仁、果丹皮、橘核、橘皮、玫瑰花、金橘等。

❸适当补充蛋白质，如瘦猪肉、鸭肉、鹅肉和鹌鹑等。

❹禁食生冷之物，如冷饮、瓜果等；忌食辛辣温热、刺激性食物，如辣椒、羊肉、狗肉、公鸡等；不宜食肥腻、寒凉黏滞食品，如肥肉、蟹、田螺、腌腊制品等；禁烟酒。

子宫脱垂

子宫脱垂是指子宫偏离正常位置沿着阴道下降，低于子宫颈外阴道口到坐骨棘水平以下甚至完全脱出阴道口外的症状。中医称“阴挺”“阴颓”“阴疝”等。多发于产后体质虚弱，气血受损，分娩时用力太大，或产后过早参加重体力劳动，致使气弱下陷，脉络胎宫松弛，不能稳固胞体，因而形成下坠。由于胞宫经络与肾相连，所以肾气衰虚，或产育多，内耗肾气，也可使胞宫脉络松弛导致子宫脱垂。妇女在过劳、排便时用力太过、剧咳等情况下，都可能反复发作。

荔枝酒

配　料 去壳鲜荔枝1000克，陈米酒1000毫升。

制用法 将荔枝洗净，晒干，浸入米酒内，密封贮存，7日后即成。每次服15～20毫升，每日早、晚各1次。

功效主治 益气壮阳，活血补血。主治子宫脱垂。

山药汤

配　料 山药120克。

制用法 每晨煮服。

功效主治 收涩升提。主治子宫脱垂。

升草汤

配　料 升麻15克，甘草6克，缩葫芦1个。

制用法 水煎，连服数剂。

功效主治 收敛破瘕。用治子宫脱垂。

老丝瓜壳

配　料 老丝瓜壳1个。

制用法 将丝瓜壳烧灰存性，以50度以上白酒送服，每次服10克，每日服2次。

功效主治 升阳调经。适用于子宫脱垂。

韭菜炒猪腰

配　料 鲜韭菜100克，猪腰1个，盐少许。

制用法 将韭菜洗净切段；猪腰剖开切成片。将锅烧热，放入素油，先放猪腰，待将熟时加入韭菜，起锅时临时加盐少许即成。每日1剂，以供佐餐。

功效主治 补肾益髓，升提固脱。主治肾虚型子宫脱垂。

月季花红酒

配　料 月季花30克，红酒500毫升。

制用法 将月季花放入红酒中，隔水炖沸，候温，贮瓶备用。每次服30～50毫升，每日服2次，空腹服用。

功效主治 活血调经，消肿解毒。主治产后子宫脱垂。

糯米猪大肠

配　料 猪大肠250克，绿豆、

糯米各 50 克，盐适量。

制用法 猪大肠用盐擦洗黏液污物，再用清水洗净，再将浸过水的绿豆、糯米装入猪大肠内，并放入少许（有利于绿豆、糯米涨发），用细绳将猪大肠两端扎紧，入砂锅加水煮至猪大肠烂熟，取出即可食用。

功效主治 清热化湿，干阳。适用于湿热型子宫脱垂。

八月札酒

配　料 八月札 50 克，白酒 500 毫升。

制用法 将上药洗净，切碎，稍浸，闷润至透，装入布袋，置于容器中，加入白酒，密封，浸泡 20 日后，即可。每次服 10 毫升，每日服 2 次。

功效主治 疏肝理气，健脾和胃，活血止痛，除烦利尿。适用于妇女子宫下坠、脱垂、痛经、肝胃气痛、腰痛、胁痛等症。

外用茄根粉

配　料 茄根适量。

制用法 茄根火烧存性为末。油调茄根末在纸上，卷筒安入内，每日 1 次。

功效主治 益气，提升。主治子宫脱垂（阴挺）。

黄鳝汤

配　料 黄鳝 1 条，酱油、盐、味精各少许。

制用法 将黄鳝去内脏，切段，水沸后同调料共煮，待鱼熟后放入味精调味。每日服 1 次。

功效主治 补气湿阳，升提固托。主治气虚所致的子宫脱垂、脱肛。

升麻黄芪汤

配　料 升麻 12 克，黄芪 15 克。

制用法 水煎服。

功效主治 补中益气。治子宫脱垂。

核桃皮末

配　料 生核桃皮 50 克。

制用法 上药加水煎成 2000 毫升，早晚用药液温洗患部 1 次，每次 20 分钟，7 天为 1 疗程。若Ⅲ度子宫脱垂者，可配服补中益气汤水煎内服，并加土炒生核桃皮 6 克研细冲服，每天 2 次。

▶▶功效主治 升提固托。治子宫脱垂。

苦参洗剂

▶▶配　料 苦参30克。

▶▶制用法 1~2天用药1剂。水煎去渣，熏洗患部，每天3~6次。

▶▶功效主治 补气温阳。治子宫脱垂。

椿根皮汤

▶▶配　料 荆芥穗、藿香叶各15克，椿根皮60克。

▶▶制用法 上药加水煎汤。每日数次外洗患处。

▶▶功效主治 升提固托。治疗子宫脱垂。

乌梅汤

▶▶配　料 乌梅60克。

▶▶制用法 加水煎煮，去渣取汁。趁热熏洗局部，每日2~3次。

▶▶功效主治 散寒止痛。治疗子宫脱垂。

银花蒲公英

▶▶配　料 银花、紫花地丁、蒲公英各30克，苦参、蛇床子各15克，黄连、黄柏、枯矾各10克。

▶▶制用法 上药加水煎煮，去渣。先熏后洗，并可坐浴。

▶▶功效主治 消炎止痛。适用于子宫脱垂并发感染者。

红糖艾叶汁

▶▶配　料 陈艾叶15克，鸡蛋2个，红糖适量。

▶▶制用法 先用净水煮艾叶出味后，滤渣取汁，煮蛋，略加红糖。每隔3天空腹时服1次。

▶▶功效主治 温经止痛，散寒除湿。适用于子宫脱垂，愈后复发者。

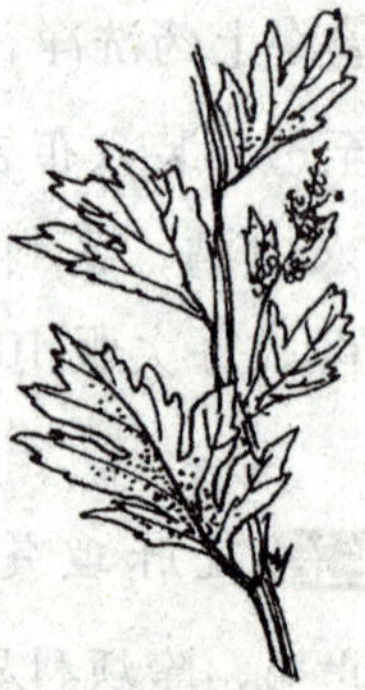

黄芪当归炖猪脬

▶▶配　料 嫩黄芪60克，当归30克，升麻15克，糯米90克，猪脬1具。

▶▶制用法 前4味共研末，同猪脬炖服。

功效主治 益气，升提。治疗子宫脱垂。

马齿苋公英汤

配　料 马齿苋30克，蒲公英15克，黄柏10克。

制用法 煮水外洗。

功效主治 清利湿热，解毒。治疗合并感染的子宫脱垂。

茶子醋熏

配　料 茶子（又名茶蔌）150克，醋250毫升。

制用法 将醋煮沸后加茶子末，待出味时，盛盆中熏阴部，每日3次。

功效主治 清热解毒。治疗子宫脱垂。

醋熏法

配　料 醋250毫升。

制用法 痰盂内加醋250毫升，将小铁块或小铁器烧红放入盂内，醋即沸腾，患者坐痰盂上熏15分钟。每日1次。治疗期间注意营养、休息，忌房事。

功效主治 收敛破瘕。治疗子宫脱垂。

蓖麻子贴

配　料 蓖麻子100克，米饭20克。

制用法 将蓖麻种仁同米饭捣烂敷脐部，子宫收缩后去药。

功效主治 益气，升提。用治子宫脱垂、脱肛。

团鱼头酒

配　料 团鱼头5~10个。

制用法 洗净切碎，置锅内炒黄，研末，每晚临睡前服3克，用米酒或黄酒送服。

功效主治 补中益气。治子宫脱垂。

健康小贴示

❶避免负重和剧烈活动，忌食生冷、辛辣刺激之品。

❷保持大便通畅，避免增加腹压。

❸注意个人卫生，保持外阴清洁，避免感染。

乳腺炎

乳腺炎是乳房的急性化脓性感染。临床以乳房结块，局部红、肿、热、痛，并有发热为特征。多见于初产后哺乳妇女，如产妇哺乳时未将乳汁排尽，导致乳汁瘀积，即易引起乳腺炎。本病起病急，发展迅速，极易酿脓，故需及早、有效地处理。本病属于中医学乳痈范畴。

实用·偏方·秘方

麻黄蒲公英汤

配　料 麻黄、川芎、赤芍、白芍、青皮、陈皮、桃仁、白芷、甘草各10克，海金沙15克，蒲公英30克。

制用法 水煎服，每日1剂。

功效主治 理气化瘀，通乳，佐以清热解毒。主治急性乳腺炎。

马兰汁

配　料 鲜马兰120克（干品60克），白糖适量。

制用法 将鲜马兰捣烂取汁，加白糖适量，日分3次口服。药渣局部外敷。冬季可取马兰干品60克，加水500毫升煎至300毫升，日分3次口服，药渣捣烂外敷。

功效主治 清热凉血，利湿解毒。主治急性乳腺炎。

羊屎大黄膏

配　料 羊屎120克（新鲜干净），大黄30克（研极细末），米酒20毫升。

制用法 将羊屎、大黄末、米酒放砂锅内微火加热搅拌成膏状，置纱布上（温度适中，以防灼伤皮肤；若羊屎较干，可适当增加米酒量），外敷患侧乳房。每日1剂，连用3日。如药物凉后则换下加热再敷，用乳罩固定。若双侧乳房肿痛，则把剂量加倍。

功效主治 透达经络，泻热消炎，退肿止痛。主治急性乳腺炎。

验　证 临床验证，效果很好，一般用药1周内即可痊愈。

蜂房皂角刺

配　料 露蜂房（研冲）、皂角刺（烧灰存性、研冲）各3～6克，川楝子15克，浙贝母、泽兰各9～15克，山慈姑9克，制香附15克，蒲公英15～30克，柴胡6克。

制用法 水煎服，每日1剂（病重2剂）。

功效主治 清热解毒，化痰祛瘀，通络散结。主治急性乳腺炎。

验　证 治疗150例，其中已化脓者30例，均消散获愈。治愈率达100%。

三豆粥

配　料 赤小豆、绿豆各50克，黑豆20克。

制用法 早、晚各煎1次（不用铁锅），至豆子煮烂为止，以粥为早餐和晚餐食。

功效主治 清热解毒排脓。主治急性乳腺炎。

验　证 任福婵曾用此方治疗乳腺炎。

青皮橘叶饮

配　料 青皮、橘叶、浙贝母、炙僵蚕各12克，蒲公英30克，生甘草、白蒺藜、当归各9克，赤芍6克，白芷3克，全栝楼15克。

制用法 水煎服，每日1剂，日服2次。

功效主治 理气解郁，清热通乳。主治急性乳腺炎。

验　证 多年临床使用，治愈甚多，疗效颇佳。

橘叶汤

配　料 细苏梗、焦山栀各9克，淡黄芩5克，金银花、橘叶、生石膏各12克，蒲公英30克，青皮6克，代代花7朵。

制用法 水煎服，每日1剂，日服2次。

功效主治 清热理气。主治孕期乳腺炎（内吹）。

验　证 屡试屡验，疗效颇著。

葡萄叶

配　料 新鲜葡萄叶适量。

制用法 将葡萄叶洗净，捣烂为泥。敷于乳房周围，用纱布包好。每4小时换药1次，数次可愈。

功效主治 通络，散瘀，消肿。适用于初起之乳腺炎。

榆树蜜

配　料 榆树叶适量。

制用法 捣烂调蜜涂患处，1日数次。

功效主治 治疗乳腺炎。适用于急性乳腺炎早期。

茄子膏

配　料 茄子、凡士林各适量。

制用法 将茄子晒干，研成细末。在纱布上抹上凡士林，再撒上茄子细末。敷于患处。

功效主治 散血瘀，消肿痛。适用于乳腺炎、疔疮痈疽。

橘核酒

配　料 橘核（略炒）15克，黄酒适量。

制用法 黄酒煎，去渣服。不能饮酒者以水煎，好可少加黄酒温服。

功效主治 理气散结止痛。适用于乳腺炎、乳痈初起、红肿未破。

健康小贴示

❶应多吃清淡、容易消化的饮食，不要吃刺激性食品。

❷要保持乳房卫生，经常用温开水擦洗。

❸临产前1~2个月，经常用酒精棉球擦洗乳头，乳头凹陷者，应在产前设法拉出。经常用温水、肥皂擦洗。产后乳房较大，可用布带托起，但不要束得太紧。

❹在炎症期间应将患侧乳房的乳汁用吸奶器吸出，以利炎症消退。

❺患侧乳房的乳汁不应喂婴儿，以免影响婴儿健康。

更年期综合征

更年期综合征是指妇女在绝经前后（45～55岁）由于卵巢功能衰退所致的内分泌失调和自主神经功能紊乱为主的一组综合征。中医有“经继前后证候”、“经断前后诸证”等称。临床表现有潮热、出汗、眩晕、心悸、高血压、关节痛、失眠、健忘、耳鸣、乏力及情绪不稳定、精神焦虑、易激动、紧张、恐惧、悲观抑郁、猜忌怀疑、食欲不振、便秘、腹泻、尿痛、尿频等症状。多有性欲减退，月经周期紊乱或绝经，第二性征不同程度退化等。

实用·偏方·秘方

藕汁饮

配　料 柿子2个，生藕汁30毫升。

制用法 将柿子剥皮，与藕汁搅匀喝汁，每日2次。

功效主治 生津止渴，理气通络。主治更年期综合征。

百合枣仁煎

配　料 鲜百合50克，生、熟枣仁各15克。

制用法 百合用清水浸泡一夜，取生、熟枣仁水煎去渣用其汁将百合煮熟。连汁吃饮。

功效主治 宁心，安神。主治妇女更年期综合征。

小米百合粥

配　料 小米、百合各50克。

制用法 小米淘净，注入清水800毫升，烧开后，再将百合洗净放入，慢熬成粥，分1～2次空腹调蜂蜜服。

功效主治 健脾和中，清心安神。主治妇女更年期综合征情绪急躁、夜卧不宁。

海带山药煎

配 料 海带30克，山药、山楂各20克。

制用法 水煎服，每日1剂，水煎2次，早、晚各服1次。

功效主治 益气养阴，消食化积。主治更年期综合征。

金橘茶

配 料 金橘茶、枸杞各30克，菊花15克。

制用法 分别洗净沥干水煎，每次用水300毫升，煎20分钟，2次混合，去渣，当茶饮。

功效主治 清热润燥，养心安神。适用于妇女更年期烦躁易怒、情绪不宁、坐卧不安、头晕。

山楂荷叶茶

配 料 山楂20克，荷叶15克。

制用法 将上2味水煎取汁，代茶饮用。每日2剂。

功效主治 活血散瘀，清热安神。主治更年期综合征之头涨、心悸、失眠等。

小麦山药粥

配 料 干山药片30克，小麦、糯米各50克。

制用法 山药、小麦、糯米加适量砂糖同煮为稀粥。早、晚餐食用，温热服。

功效主治 补脾胃，安心神，补肾固精。主治更年期综合征。症见脾肾不足，精神不振，失眠多梦，食少便溏，腰酸痛等。

甘麦大枣汤

配 料 炙甘草9克，浮小麦、大枣各30克。

制用法 上药加水300毫升，煎取汁200毫升，分3次饭后温服，每日1剂。

功效主治 养心安神，和中缓急。主治更年期综合征。

定经汤

配 料 菟丝子、白芍、当归各30克，熟地、山药各15克，茯苓、柴胡各10克，荆芥穗6克。

制用法 每日1剂，水煎，分2次服。

功效主治 宁心安神。主治更年期综合征。

女贞子首乌足浴方

配 料 女贞子、制首乌各50

克，苦丁茶15克。

▶制用法 洗净，一同放入锅中，加清水2000毫升，煎至水剩1500毫升时，滤出药液，倒入脚盆中，先熏蒸，待温度适宜时泡洗双脚，每晚临睡前泡洗1次，每次40分钟，15天为1疗程。

▶功效主治 清心安神。适用于更年期综合征。

黄连麦冬煎

▶配　料 黄连3克，枣仁、麦冬、白芍、白薇、丹参各9克，龙骨15克。

▶制用法 每日1剂，水煎2次，早、晚温服。连续服药1个月为1个疗程。

▶功效主治 清心，平肝。主治妇女更年期综合征。症见烘热汗出、心烦易怒、口干、失眠、心悸心慌等。

黄芪胡桃肉

▶配　料 黄芪、夜交藤各30克，当归、桑叶各12克，三七6克，胡桃肉10克。

▶制用法 每日1剂，水煎2次，分2次服。

▶功效主治 益气，活血，化瘀。主治更年期综合征。

首乌山药方

▶配　料 何首乌15克，怀山药、山萸肉、仙茅、益母草、生地黄、熟地各12克，茯苓、丹皮、炒当归、炙甘草各10克。

▶制用法 将上药水煎3次后合并药液，分3次日服，每日1剂。1周为1个疗程。

▶功效主治 益气养阴。治更年期综合征。

黄连龙骨汤

▶配　料 黄连3克，枣仁、麦冬、白芍、白薇、丹参各9克，龙骨15克。

▶制用法 每日1剂，水煎2次，早、晚温服。连续服药1个月为1疗程。

▶功效主治 清心，平肝。主治妇女更年期综合征。

白萝卜合欢水

▶配　料 白萝卜250克，合欢皮、夜交藤各50克。

▶制用法 将白萝卜切片，与另2

味同入药锅，加清水适量，煎煮30分钟，去渣取汁，与2000毫升沸水一起倒入盆中，待水温适宜时泡洗双脚。每天2次，每次40分钟，15天为1疗程。

功效主治 养心开郁，安神定志。缓解更年期综合征。

白芍紫草煎

配　料 白芍20克，仙灵脾、菟丝子、覆盆子、女贞子、生地、紫草、桑寄生、钩藤、制香附、生麦芽各15克，全当归、甘草各10克。

制用法 将上药水煎，每日1剂，服2~3个疗程，以巩固疗效。

功效主治 补阳安神。主治更年期综合征。

验　证 用本方治疗女性更年期综合征患者125例，其中，治愈者122例，有效者3例。

龙眼核桃汤

配　料 龙眼干50克，核桃仁30克，白糖适量。

制用法 按常法煮汤服食。每日1剂，连服7~10日。

功效主治 补心益肾，养血安神。适用于更年期综合征所导致的头晕、失眠健忘等。

验　证 临床屡用，每收显著疗效。临床应用，可随症加减。

生地龙齿汤

配　料 生地、白芍、女贞子各12克，杭菊、黄芩、炒刺仁各9克，生龙齿30克。

制用法 水煎服，每日1剂，日服2次。

功效主治 养阴平肝，安神镇惊。主治更年期综合征之肝肾阴虚型者。

验　证 治疗330例，痊愈112例（占33.9%），显效144例（占43.6%），好转64例（占19.4%），无效10例，总有效率为97%。

右归丸

配　料 熟地黄、山药、枸杞子、菟丝子、淫羊藿各15克，山茱萸、鹿角胶（烊化）、杜仲、仙茅、覆盆子各10克，肉桂6克。

制用法 水煎，去渣取汁，分2次温服，每日1剂。

功效主治 温肾扶阳。主治更年期综合征肾阳虚证。

二仙汤

配　料 仙灵脾、仙茅各12克，巴戟天、当归各9克，黄柏、知母各6克。

制用法 水煎服，每日1剂，日服2次。

功效主治 温肾阳，补肾精，泻肾火。主治更年期综合征。

健康小贴示

❶保持心情舒畅，适当加强体育锻炼，注意自我调节。

❷不吃或少吃辛辣或生冷食物，不喝浓茶、浓咖啡，禁烟、酒等。

❸适当补充钙及维生素D，以防因激素减少而引起的骨质疏松及骨折。

❹可长期服用六味地黄丸，以起补肾阴、调节阴阳的作用。

不孕症

育龄期妇女，夫妇同居2年以上，男方生殖功能正常，未避孕，而不受孕者，称原发性不孕；如曾经生育或流产后，无避孕而又2年以上不再受孕者，称继发性不孕；夫妇一方有生理方面的缺陷，无法纠正而不能妊娠者，称绝对性不孕；夫妇一方因某种因素阻碍受孕，导致暂时不孕，一旦得到纠正仍然受孕者称为相对性不孕。女性不孕的因素，有卵巢发育异常、排卵功能障碍、黄体功能不全、内分泌功能失调、子宫内膜异位、输卵管阻塞、生殖器官炎症以及免疫因素等。本病中医称为“不孕症”“绝产”“绝嗣”，原发性不孕症称为“无子”“全不产”，继发性不孕症称为“断绪”，绝对性不孕症称为“五不女”，肾主生殖，不孕与肾的关系密切，并与天癸、冲任、子宫功能失调，或脏腑气血不和，影响胞脉胞络功能有关。

实用·偏方·秘方

水煎大熟地

配　料 大熟地、全当归、仙灵脾、阳起石各10克，白芍、桑葚子、桑寄生、女贞子各15克，蛇床子3克。

制用法 水煎分2次服，隔天1剂。月经期间，或遇感冒、腹泻等症时，暂停服。

功效主治 滋补肝肾，温补冲任。用治女子不孕症。

鹿鞭鸡肉

配　料 鹿鞭（雄鹿的外生殖器）100克，当归、阿胶各25克，枸杞、北芪各15克，生姜3片，嫩母鸡1只（不超过800克重）。

制用法 将嫩母鸡开膛，去肠及内脏，洗净，连同鹿鞭、当归、枸杞、北芪、生姜放在砂锅中，加水适量煮沸后，改用小火炖至鸡烂，再将阿胶下入，待阿胶溶化后调味。食用，连续多次，效显。

功效主治 补血，壮阳，益气，暖宫。用治妇女血虚体弱、子宫寒冷、久不受孕。

当归白芍散

配　料 当归、通草、栝楼、枳壳、川楝子各15克，白芍25克，怀牛膝、王不留行各20克，青皮10克，皂角刺、甘草各5克。

制用法 隔日服1剂，以经期药为主，每日1剂，早、晚各服1次，黄酒送服。

功效主治 疏肝理气，通络调经。用治女性不孕。

当归制香附汤

配　料 当归、制香附、菟丝子各15克，益母草、丹参、葛根各30克，丹皮12克，红花、川牛膝、沉香（分吞）各10克，炒杜仲、川断各24克。

制用法 水煎服，每日1剂。

功效主治 疏肝解郁，通经活血，调理冲任。用治不孕症。

桃仁汤

配　料 桃仁、当归、赤芍各10克，三棱、莪术、昆布各12克，路路通、地龙各18克，川芎6克。

制用法 水煎服，每日1剂。

功效主治 活血化瘀，通经活络。用治输卵管不通所致不孕。

乌梅汤

配　料 乌梅、党参各30克，远志、五味子各9克。

制用法 每天1剂，水煎服。

功效主治 疏肝解郁，通经活血。治女子不孕。

鹿衔草煎

配　料 鹿衔草60克，菟丝子、白蒺藜、槟榔各15克，辛荑、高良姜、香附、当归各10克，细辛6克。

制用法 每天1剂，水煎服。

功效主治 活血化瘀。治女子不孕。

当归千年健

配　料 当归、千年健各17.5克，牛膝20克、正虎骨、广木香各10克，天麻、追地风、防风各15克，川芎5克，好高粱酒1500毫升。

制用法 以酒浸药10日，即可服用，每次1盅。

功效主治 调理冲任。治不孕，数个月即能受孕。

玉兰花

配　料 玉兰花（将开未放者）10朵。

制用法 用水煎服。

功效主治 调经止痛。治痛经不孕。

凉拌猪胰子

配　料 新鲜猪胰子1条，调料适量。

制用法 将猪胰子洗净，入开水锅中烫至半熟，捞出切碎，加调料拌匀食用。每日1剂。

功效主治 调经益气。主治不孕。

当归地黄汤

配　料 当归、熟地黄各15克，酒白芍、巴戟天、艾叶各10克，香附9克，川芎、吴茱萸、肉桂各6克，甘草3克。

制用法 加水煎沸15分钟，过滤取液，渣再加水煎20分钟，滤过去渣，2次滤液兑匀，分早、晚2次服。于每月经前服5剂，每日1剂，连服2个月。

功效主治 调理经血。治女子不孕。

南瓜散

配　料 南瓜柄50克。

制用法 将上药研成细末。每日2次，每次6克。

功效主治 补肾益精。主治妇女久不受孕。

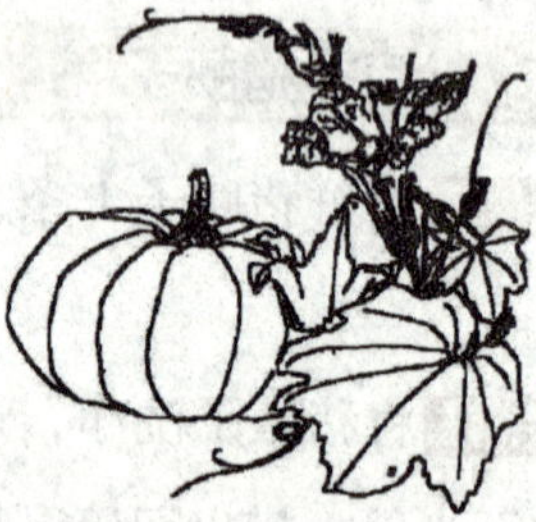

当归阿胶汤

配　料 当归、阿胶各15克，棉花根30克，大枣10枚。

制用法 水煎服，每日2次。

功效主治 补肾填精，调补冲任。主治不孕症。

当归知母煎

配　料 当归7.5克，知母15克，川芎10克，甘草5克。

制用法 以1碗半的水煎之，分服，每月来经前后各服1剂。

功效主治 补血调经，行气。主治女子不孕，不出数月便能受孕。

五花酒

配　料 韭菜花、桃花、梅花、玫瑰花、蔷薇花、沉香各15克，核桃肉120克，米酒、白酒各1250毫升。

制用法 将上述药用纱布包好，浸入酒内，密封贮存，30日后即可。每次取30～50毫升饮服，每日服2～3次，勿令大醉。

功效主治 补任固冲，调经益气。主治气血不足所致的身体虚弱、小便淋漓、女子阴虚不孕等。久服可见效。

种玉酒

配　料 当归150克，远志12克，糯米酒1500毫升。

制用法 将当归切碎，与远志和匀，用干净纱布包好，放入盛有糯米酒的容器中，加盖密封浸泡 1 个月，过滤，去渣，取酒饮用。每晚睡前温服，饮量随个人酒量而定。

功效主治 活血通经，调和气血。主治月经不调、气血衰弱、女子不孕等。

狗头散

配　料 全狗头骨 1 个。

制用法 将狗头骨砸成碎块，焙干或用砂炒干焦，研成细末。服药前测基础体温，有排卵的体温曲线呈双相型，即月经后 3～7 天开始服药。每晚临睡时服狗头散 10 克，黄酒红糖为引，连服 4 天为 1 疗程。未成孕者，下次月经过后再服。连用 3 个疗程而无效者，改用其他方法治疗。

功效主治 补肾益气。主治不孕症。

健康小贴示

❶注意婚龄、月经及生活情况，用过哪些避孕措施、时间长短、有无并发症或副反应，有无人工流产及宫内操作史，既往有无盆腔感染或盆腔手术史，有无结核病及性病史。盆腔炎如能及早治疗，注意休息，有利于受孕。

❷从事接触放射性、某些有毒物质的工作，从事高温工作，应认真采取措施，自我保护。

产后缺乳

产后缺乳是指产妇于分娩 3 天后，乳汁甚少或全无的一种症状，又称乳汁不足、乳汁不行。引起缺乳的原因很多。母亲体质不佳，乳腺发育不良，或产妇厌食、挑食，使营养物质吸收不足或不平衡，或产后大出血、急性乳腺炎，产妇过于紧张、恐惧、忧虑等，均可引起乳汁分泌减少。

实用·偏方·秘方

黄酒炖虾米

配　料 干虾米（大海米）150克，黄酒、猪蹄汤各适量。

制用法 用黄酒将虾米炖烂，然后对入自己熬好的猪蹄汤服食。

功效主治 益气增乳。用治产妇乳少。

豌豆红糖饮

配　料 干豌豆50克，红糖适量。

制用法 将豌豆加水400毫升，大火烧开，小火炖至酥烂。下红糖，至糖溶。分1～2次食豆喝汤。

功效主治 活血，通乳。适用于产妇缺乳。

姜醋猪蹄汤

配　料 猪前蹄2只（洗净砍块），生姜50克（拍裂），醋800毫升，盐适量。

制用法 煎3味同放于砂锅中，大火烧开后，去浮沫，小火炖至酥烂，下盐，调匀。分1～2次乘热食肉喝汤。

功效主治 适用于产妇失血过多，气血两虚，产后缺乳。

黑芝麻猪蹄汤

配　料 黑芝麻250克，猪蹄汤适量。

制用法 将黑芝麻炒后研成细末，每次取15～20克用自家熬好的猪蹄汤冲服。

功效主治 补血生乳。治疗产后缺乳。

红糖豆腐汤

配　料 红糖、鲜豆腐各120克。

制用法 将红糖与豆腐加水共煮，煮沸点水再煮数次即成。趁热吃豆腐饮汤，1次服完。

功效主治 补血通乳。适用于产后乳水不通。

咸黑芝麻

配　料 黑芝麻50克，盐末少许。

▶制用法 锅热以文火将黑芝麻、盐共炒，至芝麻呈溢香味即成。日分 2 次食用，连食数日。

▶功效主治 养血通乳。用治妇女产后缺乳。

猪蹄花生米

▶配　料 猪蹄 1 只，花生米 50 克，香菇 15 克，调料少许。

▶制用法 煮熟后食用。每日 1 剂。

▶功效主治 补血通乳。治疗产后缺乳。

荞麦花汤

▶配　料 荞麦花 50 克，鸡蛋 1 个。

▶制用法 将荞麦花煎煮成浓汁，打入鸡蛋再煮。吃蛋饮汤，每日 1 次。

▶功效主治 养血通乳。用治妇女产后乳水不足。

钟乳粉

▶配　料 钟乳粉 100 克。

▶制用法 上细箩，每服 6 克，浓煎漏芦汤调下。

▶功效主治 活血通乳。治产后缺乳。

漏芦贝母白芷

▶配　料 漏芦、通草、白芷各 3 克，贝母 6 克，猪蹄 1 个，酒适量。

▶制用法 前 4 味共为末。用猪蹄、酒水各半，煎汤服下。

▶功效主治 通乳。治产后乳汁不通。

胡桃仁

▶配　料 胡桃仁 10 个。

▶制用法 胡桃仁去皮捣烂。入穿山甲，黄酒调服。

▶功效主治 通乳。治妇人少乳、乳汁不行。

豆腐红糖黄酒汤

▶配　料 豆腐 120 克，红糖 30 克，黄酒 30 毫升。

▶制用法 共煮熟后加黄酒，食之，1 日 3 次。

▶功效主治 活血通乳。主治缺乳。

奶浆参酒

▶配　料 奶浆参 100 克，白酒 1000 毫升。

▶制用法 将上述药洗净，切片，置于容器中，加入白酒，密封，每时摇晃3次，浸泡15日后，过滤去渣，即可。每次服10～15毫升，每日服2次。

功效主治 益脾增乳，补肝益肾。主治产后缺乳及跌打损伤等。

催乳酒

配　料 猪蹄（熟炙切细）2个，通草30克，米酒500毫升。

制用法 将上药用米酒浸渍即可。每日1剂，慢慢饮服。不愈再饮。

功效主治 补血，催乳。主治乳汁全无。

蒲银饮

配　料 金银花、蒲公英、王不留行各15克，黄酒适量。

制用法 水煎服，每日1剂，日服3次，以黄酒少量为引。

功效主治 清热解毒，通经下乳。主治产后缺乳。

淘米水洗剂

配　料 淘米水1000毫升。

制用法 煮沸，待温，将乳头放入温热的淘米水内浸泡片刻，立刻以手慢慢擦洗。如发现乳头中有白丝，可将其扯出，并挤出淡黄色液体少许，即效。

功效主治 温通乳络。治产后乳汁排出不畅或乳汁全无。

花生黄豆猪蹄汤

配　料 花生米、黄豆各60克，猪蹄2只，盐少许。

制用法 先炖猪蹄半小时，捞出污沫再下花生米和黄豆，煮至蹄烂加盐。可食可饮，日用2次。

功效主治 补脾养血，通脉增乳。主治产后奶水不足。

黑芝麻粳米粥

配　料 黑芝麻25克，粳米适量。

制用法 将黑芝麻捣碎，与粳米共煮成粥，每日3次服食。

功效主治 补血通乳。主治产后缺乳，乳少清稀，体虚。

葱白当归煎

配　料 连须葱白10根，黄芪30克，当归6克。

制用法 水煎服，每日1剂。

功效主治 补气养血，催乳。适用于产后缺乳。

莴苣甜汤

配　料 莴苣子、白糖各25克。

制用法 将莴苣子、白糖共煎汤半碗服用。

功效主治 催乳通乳。适用于产后缺乳。

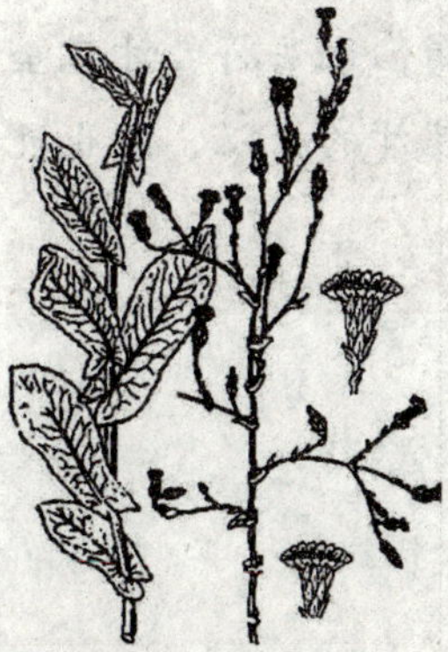

南瓜仁散

配　料 生南瓜子50克。

制用法 将南瓜子去壳捣烂，以温开水冲服，每日早、晚饭前各服1次，连服5天。

功效主治 温经催乳。主治产后缺乳。

赤小豆汤

配　料 赤小豆500克。

制用法 每天早、晚各服煎赤小豆汤液250克（去豆、饮浓汤）。连服3~5天。

功效主治 补血通乳。用治缺乳。

通乳汤

配　料 黄芪30克，人参、当归、麦冬、木通、桔梗各10克，猪蹄120克，甘草6克。

制用法 水煎服，每日1剂。

功效主治 补气养血，增液通络。主治产后缺乳气血虚弱证。

丝瓜桃仁汤

配　料 丝瓜250克，桃仁10克，红糖适量。

制用法 将丝瓜洗净切片，与桃仁共置锅内，加水煎沸15~20分钟，调入红糖即成。每日1剂，3次分服，连服3日。

功效主治 清热通络，活血通乳。主治肝郁气滞血瘀型产后缺乳。

健康小贴示

❶应使产妇情绪保持乐观，注意充分休息，并为其创造舒服轻松的哺乳环境，若产妇乳汁分泌不足，也不应埋怨焦急，可试用食疗或服中药催乳。

❷授乳方法不正确有时也可能导致缺乳，例如哺乳次数过少，乳汁排空不够时，乳汁的进一步分泌就会受到影响，有可能产生继发性的缺乳。因此，如果婴儿体质比较瘦弱，无法将乳汁完全吸出时，应该用人工的方法吸出乳汁，以保持乳汁的分泌，防止乳汁瘀滞引起的乳管阻塞，乳量减少。

第四章 男 科

——让男人更有自信

阳痿

阳痿是指阴茎不能勃起进行性交，或是能勃起但是勃起不坚硬，或是能勃起但是不能维持性交完成，是男性性功能障碍的一种常见病。中医认为，本病主要是体质虚弱、性功能低下引起的。

实用·偏方·秘方

鲜淫羊藿煎

配　料 鲜淫羊藿200克。

制用法 将药物剪碎烧干，水煎服，开水泡亦可。每日3次。

功效主治 壮阳。用治阳痿。

鹿鞭酒

配　料 鹿鞭1条，鹿茸30克，蛤蚧1对，酒1000毫升。

制用法 将前3味药泡酒7日后。早、晚各饮30毫升。

功效主治 壮阳。用治阳痿。

牛尾当归汤

配　料 牛尾巴1条，当归50克。

制用法 水煎分服。连服2剂。

功效主治 壮阳。用治阳痿。

阳起石酒

配　料 阳起石15克，白酒1500毫升。

制用法 将阳起石研末，浸酒1

日。每日3次，每次50毫升或2酒杯，饮服。

功效主治 壮阳。用治阳痿。

海马酒

配　料 海马适量，黄酒1盅。

制用法 将海马炮炙研末。每次1~3克，每日3次，黄酒冲服。

功效主治 补肾壮阳，舒筋活络。治疗肾虚阳痿、腰腿痛。

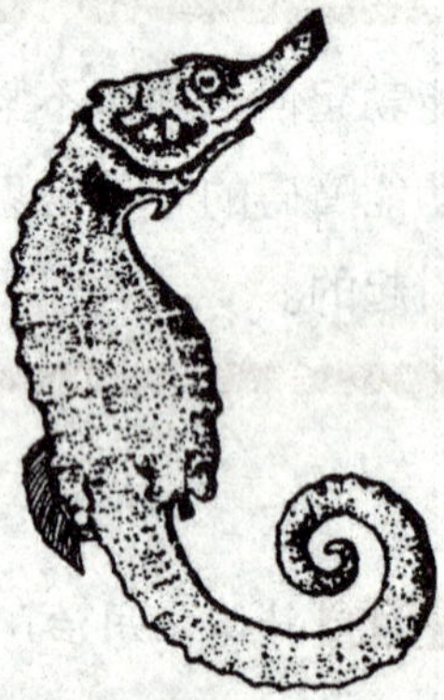

海狗肾酒

配　料 海狗肾3具，肉苁蓉、山萸肉各50克，巴戟肉40克，白酒适量。

制用法 将上述前4味药切细，置白酒中浸泡2~3日，以全部成分浸出为度，再加酒至1000毫升。每次服5~10毫升，每日3次。

功效主治 补肾壮阳。治疗肾阳不足、性欲减退、阳事不举。

肝胆丸

配　料 雄鸡肝、鲤鱼胆各4个，菟丝子粉（中药）30克，麻雀蛋1枚。

制用法 将鸡肝、鲤鱼胆风干，百日后研细，加菟丝子粉、麻雀蛋清（蛋黄不用）拌匀，做成黄豆大药丸烘干或晒干。每日3次，每次1粒，温开水送服。

功效主治 补肾助阳。主治阳痿。

炖虫草鸡

配　料 冬虫夏草5枚，母鸡1只，盐、味精各适量。

制用法 将鸡开膛取出杂物，洗净，冬虫夏草放入锅内加水炖1个半小时，待鸡肉熟烂时下盐和味精少许。吃肉饮汤，日服2次，可连续服食3~5天。

功效主治 补肺，益肾。用治肾虚之阳痿、遗精及腰痛、腿软等。

羊肉羹

配　料 羊肉250克，葱、姜、虾米各适量。

制用法 将羊肉切片，同葱、

姜、虾米焖至烂熟。食之，每日1次。

功效主治 益肾壮阳。用治阳痿、遗精。

蜈蚣疏郁汤

配　料 大蜈蚣2条（研末分吞）、地龙、海参（研末分吞）、柴胡、香附、王不留行各10克，当归、蚕蛹各15克，白芍20克。

制用法 水煎服，每日1剂，日服2次。

功效主治 疏达肝脉，畅行宗筋，展势起痿。主治阳痿。此由心情不畅，抑郁不舒，肝失疏泄所致。

验　证 屡用屡验，疗效满意。

海螵蛸生龙牡

配　料 海螵蛸、生龙骨、生牡蛎各30克，公丁香5克，鹿角霜、阳起石各15克，蛇床子、怀牛膝、韭子各10克，硫黄（研吞）1克。

制用法 每天1剂，7天为1个疗程。连服2个疗程无效者，改用他法。

功效主治 疏肝解郁，补肾壮阳。主治阳痿。并伴有早泄、遗精、腰酸腰困者。

验　证 尤某，男，28岁。患阳痿半年，用此方加杜仲18克，连服15剂而愈。后其爱人已怀孕。

柴胡枳壳汤

配　料 柴胡、枳壳、炒白芍、桑螵蛸各9克，制香附6克，制首乌、阳起石、淫羊藿各15克，菟丝子、怀牛膝各12克。

制用法 水煎服，每日1剂，14剂为1个疗程，连续治疗1～4个疗程（2～8周）。

功效主治 疏肝理气，益肾壮阳。主治阳痿。

验　证 本方治疗49例，近期治愈15例，显效16例，有效11例，无效7例。总有效率85.7%。

雪莲虫草酒

配　料 雪莲花10克，冬虫夏草5克，白酒500毫升。

制用法 浸白酒内，密封15天。每日服10～15毫升。

功效主治 补肾益精，壮阳。适用于肾虚阳痿、腰膝酸软。

大蒜羊肉汤

配　料 羊肉250克，大蒜50克，调料适量。

制用法 常法煮汤服食。每日1剂。

功效主治 壮阳。适用于温肾壮阳。

灵芝草药汁

配　料 灵芝草适量。

制用法 每日6克切片，文火久煎成浓汁，每次饮服100～150毫升。晨起空腹服或午饭前1小时饮服尤佳；可加少许冰糖或1枚鸡蛋同服。15天为1个疗程，可连服1～2个疗程。用此方期间忌用其他中西药。

功效主治 益气补虚，养心安神。主治阳痿。

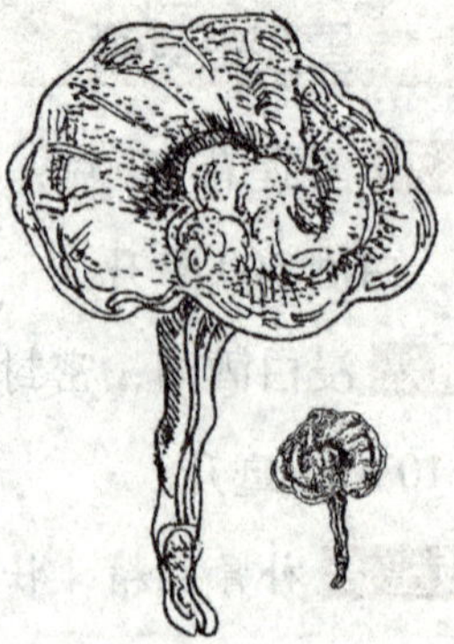

麻雀蛋

配　料 麻雀蛋6个，盐末适量。

制用法 将雀蛋蒸熟剥皮蘸盐末吃。每次吃3个，日用2次，可连吃3～5天。

功效主治 补肾，壮阳，强身。适用于肾虚阳痿不举、举而不坚及早泄。

羊肉海参汤

配　料 羊肉、海参、盐、姜各适量。

制用法 海参浸发洗净，共切片，加调料，同羊肉煮汤。可连续食用。

功效主治 补虚损，壮肾阳。适用于阳痿、遗精、腰酸腿软。

附子菟丝丸

配　料 附子（天雄）、菟丝子各等量，雀蛋清、黄酒各适量。

制用法 前2味共为细末，用雀蛋清为丸，如梧桐子大，晒干。每服10丸，空腹黄酒送下，至愈为度。

功效主治 壮阳。主治阳虚阳痿。

健康小贴示

❶在预防方面，因起病与恣情纵欲有关，故应清心寡欲，戒除手淫。如与全身衰弱、营养不良或身心过劳有关，应适当增加营养或注意劳逸结合，节制性欲。

❷在治疗方面应适当进行体育锻炼等，这些都有辅助治疗的作用。

❸在饮食方面以软食为主，适当地进食滋养性食物，如蛋类、骨汤、莲子、核桃等。宜进食壮阳食物，如麻雀、鸡肉、海马、羊肾、乌龟、泥鳅、河虾、鹌鹑蛋、海参、金樱子、韭菜、蛇床子等。

早泄

早泄是指男子在性交时阴茎尚未接触阴道就自行射精或一经接触就立即射精的现象（一般青壮年男性在性交 2～6 分钟后射精），多由精神过度紧张或严重神经衰弱所引起，手淫也是其诱因之一。除适当服用镇静药外，需解除顾虑，正确对待性生活，戒除手淫，增强锻炼。中医学认为，兼见面色苍白，精神萎靡，腰酸腿软，舌淡，脉沉弱者，多由命门火衰，肾气不固所致，治宜温肾、益精、固涩等法。兼见面红升火，咽干口燥，腰脊酸楚，舌红少津，脉弦细而数者，多由肾虚火旺所致，治宜滋肾、降火、固精等法。

莲子山药粥

配 料 莲子（去心）20 克，山药 100 克，糯米 60 克。

制用法 按常法煮粥食用。每日 1 剂。

功效主治 健脾益气，固肾止泻。主治肾气不固型早泄。

芡实莲子饮

配 料 粳米 500 克，莲子、芡实各 50 克。

制用法 将粳米淘洗净。莲子温水泡发，去心去皮。芡实也用温水泡发。粳米、莲子、芡实同入铝锅内、搅匀，加适量水，如焖米饭样焖熟。食时将饭搅开，常食有益。

功效主治 健脾固肾，涩精止遗。主治阳痿不举、遗精、早泄和脾虚所致的泄泻等。

薏仁绿豆汤

配 料 薏苡仁、赤豆、绿豆各 30 克。

制用法 薏苡仁、赤豆、绿豆分别洗净，置锅中，加清水 500 毫升，急火煮开 5 分钟，改文火煮 30 分钟，分次食用。

功效主治 清利湿热。主治早泄。属肝经湿热型，伴口苦胁痛、烦闷不舒、饮食纳呆、小便黄赤、阴囊湿痒者。

杞枣煮鸡蛋

配 料 枸杞子 20 克，南枣 8 枚，鸡蛋 2 只。

制用法 将上 3 味洗净，共置锅内，加水同煮，鸡蛋熟后去壳再入锅煮 15 ~20 分钟即成，每日 1 剂。

功效主治 滋阴补肾，益气养心。主治阴虚火旺型早泄。症见遗精、腰膝酸软、头晕耳鸣、五心燥热或潮热盗汗、虚烦不寐、小便色黄等。

五白膏

配 料 五倍子 15 克，白芷 10 克，醋适量。

制用法 上药共研细末，用醋及水各等份，调成面团状，备用。每取本膏 10 克，做成药饼，于临睡前贴敷于肚脐上（神阙穴），外用纱布盖上，胶布固定。每日换药 1 次，连敷 3 ~5 天。

功效主治 益肾固涩。主治早泄。

苦瓜散

配　料 苦瓜12个，灯心草适量。

制用法 将苦瓜洗净，剖开去瓤，晒干，焙干研末，每次服5克，每日2～3次，用灯心草15克煎汤送下。

功效主治 清热利湿。主治湿热下注型早泄。

益智韭子酒

配　料 韭菜子60克，益智仁15克，白酒500毫升。

制用法 将以上2味药捣碎，置于容器中，加入白酒，密封，每日摇动数次，浸泡7日，过滤去渣，即可。每次10～15毫升，每日服2次。

功效主治 补肾助阳，收敛固涩。主治阳痿、早泄、腰膝冷痛等症。

五倍子汤

配　料 五倍子20～30克。

制用法 将上药用文火水煎30分钟，再加入适量温开水，趁热熏蒸龟头，待水温降至40℃左右，可将龟头浸入其中5～10分钟，每晚1次，半个月为1个疗程。

功效主治 固涩益肾。主治早泄。

二子内金酒

配　料 菟丝子、韭菜子各100克，鸡内金、益智仁各50克，白酒750毫升。

制用法 将以上4味药捣碎，置于容器中，加入白酒，密封，浸泡7日后，过滤去渣，即可。每次15～30毫升，每日服3次。

功效主治 补肾壮阳，固精。主治早泄不育症。

四子补肾茶

配　料 菟丝子250克，覆盆子125克，车前子60克，五味子30克。

制用法 将上药共研细末，贮瓶备用。每服12克，每日2次。开水冲服。

功效主治 补肾益精，扶阳固涩。主治早泄。

芡实茯苓粥

配　料 芡实30克，茯苓10克，粳米60克。

▶制用法 将芡实、茯苓洗净捣碎，与粳米一同煮粥食用。每日1剂，连服1个月。

▶功效主治 固肾涩精，补脾止泄。主治早泄。

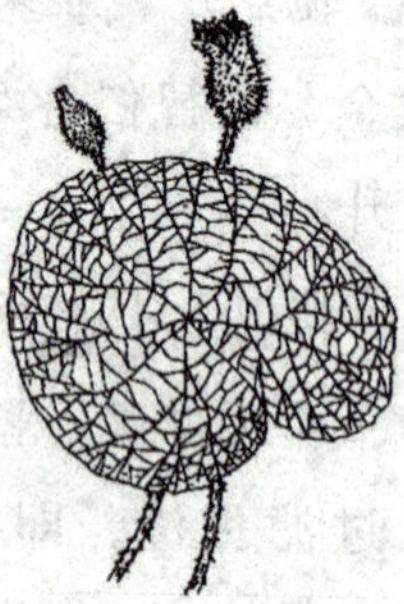

早泄熏洗汤

▶配　料 蛇床子、细辛、菊花、石榴皮各10克。

▶制用法 上药加清水500毫升，煎沸5～10分钟，取药液倒入一大玻璃杯内，让其冷却后，于性交前泡洗阴茎10～30分钟。最好每晚1次，连用数次。

▶功效主治 清热利湿，涩精止遗。主治早泄。

猪脊髓五味子

▶配　料 猪脊髓、五味子各15克。

▶制用法 水煎服，每日2次。

▶功效主治 固精。治早泄。

熟地肉桂汤

▶配　料 熟地25克，肉桂、芡实、丹参、泽泻各15克，淫羊藿、山茱萸、韭菜子、锁阳、莲子、当归、枸杞各10克，五味子12克，芒硝2克。

▶制用法 每日1剂，水煎，分3次温服，15日为1个疗程。

▶功效主治 涩精止遗。治早泄。

黄芪炖乳鸽

▶配　料 黄芪、枸杞子各30克，乳鸽1只，去毛和内脏。

▶制用法 入葱、姜、盐等调料炖熟。饮汤食肉，每3日炖1次，3～5次为1个疗程。

▶功效主治 大补元气，固精。治临房心悸不宁，性交即泄，伴气短乏力，自汗，纳呆便溏，面色萎黄，舌质淡，脉虚弱。

细辛丁香酒

▶配　料 细辛30克，丁香20克，75%酒精适量。

▶制用法 用酒精浸泡1周，房事前涂于阴茎。

▶功效主治 固肾涩精。治早泄。

石莲子生地汤

配料 石莲子、远志、知母、黄柏、桑螵蛸、丹皮、川楝子、五味子各12克，生地20克，泽泻、茯苓各15克，山萸肉、山药各10克。

制用法 上述诸味药水煎服。每日1剂，30天为1疗程。

加减 心火旺者，加龙胆草12克；肾阳虚甚者，加菟丝子、补骨脂、韭菜子各12克；伴阳痿者，加锁阳15克，阳起石20克，淫羊藿10克。

功效主治 益肾固精。治早泄。

茯苓煎剂

配料 茯苓、泽泻各15克，猪苓12克，桂枝、细辛各6克。

制用法 水煎服，每日1剂。

功效主治 固精。治早泄。

知母煎剂

配料 知母、黄柏、芡实、莲须、酸枣仁、柴胡各10克，龙骨、牡蛎各30克，珍珠母50克。

制用法 水煎服。

功效主治 治早泄，症见舌尖边红，苔薄黄，脉弦或细数，或伴有头晕、耳鸣、心烦者。

蜂白散

配料 露蜂房、白芷各10克，醋适量。

制用法 将2味药烘干发脆，共研细末，用醋调成面团状，临睡前敷肚脐（神阙穴）上，外用纱布盖上，橡皮膏固定，每天敷1次，或间天1次，连续3～5次。

功效主治 补肾固精。治早泄。

生地黄煎剂

配料 生地黄、沙苑蒺藜各10克，山萸肉、山药、知母、黄柏、泽泻、丹皮、金樱子各9克，龙骨、牡蛎各30克。

制用法 水煎服，日1剂，分2次服。

功效主治 滋阴潜阳，适用于阴虚阳亢所致的早泄。

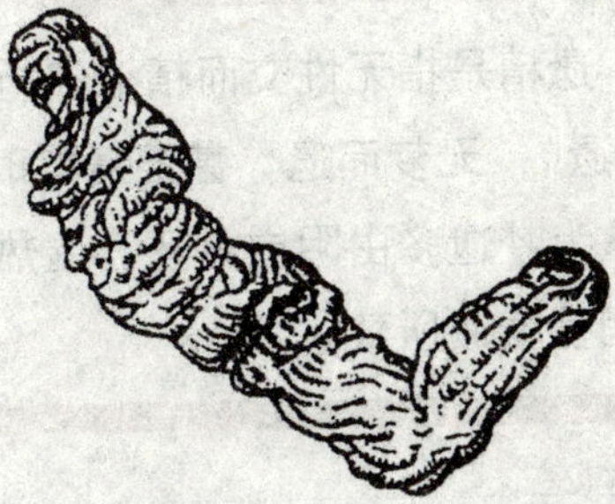

附子煎剂

配　料 附子、肉桂各6克，熟地、山萸肉各9克，泽泻、山药各12克，茯苓、丹皮各10克。

制用法 水煎服，日1剂，分2次服。

功效主治 益肾固精，适用于肾气不固所致的早泄。

健康小贴示

❶建立美满、健康、和谐的家庭环境。注意夫妻之间的相互体贴、配合，一旦出现不射精，不可相互责备、埋怨，而应找出原因，共同配合治疗。

❷注意婚前性教育和性指导。掌握一些性生活知识，了解和掌握正常的性交方法和性反应过程，不宜过度节制性生活。因性生活次数太少，不利于雄性激素的释放。

❸注意生活要有规律，加强体育锻炼，如打太极拳、散步、气功等均有益于自我心身健康和精神调节。

遗精

遗精是指无性交而精液自行泄出的病证。临床对有梦而遗者，称为“梦遗”；无梦而遗，甚至清醒时精液自行滑出者，称为“滑精”。中医学认为梦遗多由阴虚火旺、湿热下注，扰动精室所致，滑精多由肾虚不能固摄精液所致。

实用·偏方·秘方

石菖蒲白果酒

配　料 石菖蒲30克，白果14个，酒15毫升。

制用法 前2味水煎汤，加酒服，每日1次。

功效主治 固精。治夜梦遗精。

白果鸡蛋羹

配　料 白果仁2枚，鸡蛋1个，盐少许。

制用法 将白果仁研为细末，放入碗内，打入鸡蛋，加盐及清水少许，调匀后上笼蒸熟食用。每日早、晚各1剂。

功效主治 滋阴补肾，涩精。适用于阴虚火旺型遗精。

金锁固精丸

配　料 莲须、芡实、沙苑蒺藜各12克，牡蛎、龙骨各10克。

制用法 水煎服，每日1剂，分2次服。

功效主治 固肾涩精。主治肾虚不固之遗精。症见遗精滑泄、神疲乏力、四肢酸软、腰痛耳鸣，舌淡苔白，脉细弱。

韭子补骨散

配　料 韭菜子、补骨脂各30克。

制用法 韭菜子、补骨脂捣碎共研为末。白水送服，每服9克，日服3次。

功效主治 温肾壮阳，固精止遗。适用于命门火衰、精关不固引起的遗精滑泄，神衰无力。

生龙牡汤

配　料 生龙骨、生牡蛎各50克，生芡实、生莲子各30克，知母15克，白芍18克，五味子6克。

制用法 水煎，每日1剂，分早、晚2次温服，6剂为1个疗程。

功效主治 滋阴清热，固涩精关。主治遗精。

九味固精汤

配　料 五倍子15克，芡实、韭菜子、石莲须、金樱子各9克，白茯苓、熟地各15克，煅龙骨（先煎30分钟）、山萸肉各9克。

制用法 水煎服，每日1剂，病重者2剂，日服2～4次。

功效主治 滋肾填精，固涩秘

精。主治遗精（包括梦遗、滑精、自淫）。症见有梦或无梦而遗精，或梦与人交而遗精，或见强中，或头晕目胀、心烦口渴，或五心烦热、健忘，或腰膝酸软、四肢欠温，或耳鸣。舌红苔黄，或舌淡、苔白或少苔，脉弦数或虚细而数。

六子汤

▶▶配　料 金樱子、女贞子、枸杞子各15克，莲子心、韭菜子、菟丝子、沙苑子、芡实各12克，黄芪20克。

▶▶制用法 水煎，每日1剂，分3次服。

▶▶功效主治 益肾固精。主治遗精。

人参山药粉

▶▶配　料 人参、山药各30克，龙骨100克，茯苓50克，朱砂5克。

▶▶制用法 上药共研成末。每服5克，日服2次。

▶▶功效主治 固精。用治少食畏寒而梦遗者。

五倍子茯苓丸

▶▶配　料 五倍子120克，茯苓30克，龙骨15克。

▶▶制用法 将以上药物共研成末，面糊为丸，丸大小如绿豆。开水送服，每次服40粒，日服3次。

▶▶功效主治 益肾。用治肾虚性遗精。

蛤蜊散

▶▶配　料 蛤蜊300克，五味子100克，山萸肉50克。

▶▶制用法 先煅蛤蜊，然后将其他药共研细末。每次服10克，每日2次，空腹温酒送服。

▶▶功效主治 清热利湿，滋阴止遗。治疗遗精。

韭菜子方

▶▶配　料 韭菜子10克，黄酒适量。

▶▶制用法 水煎。黄酒送服，日服2次。

▶▶功效主治 固精。用治无梦遗精。

栀子仁粥

▶▶配　料 栀子仁3～5克，莲子心10克，粳米50～10克。

▶▶制用法 将栀子仁碾成细末，先

煮粳米、莲子心，待粥将成时，调入栀子末稍煮即可，或加白糖适量服。

功效主治 清热利湿止遗。适用于湿热内蕴所致遗精。

荔枝树根炖猪肚

配　料 荔枝树根 60 克，猪小肚 1 个。

制用法 将根切成段，洗净，以水两碗同炖至剩一碗，去渣。食小肚并饮汤。

功效主治 补益精血。用治遗精日久，神衰乏力。

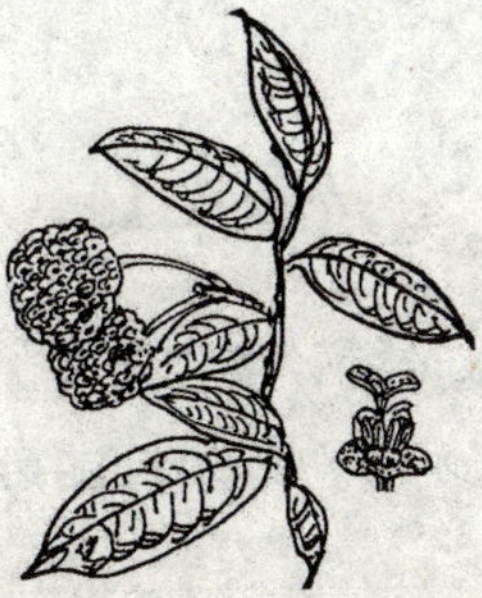

荷叶汤

配　料 荷叶 50 克（鲜品加倍）。

制用法 研末。每服 5 克，每日早晚各 1 次，热米汤送服。轻者 1 ~2剂，重者 3 剂可愈。

功效主治 清热止血，升发清阳。用治梦遗滑精。

核桃炒猪肾

配　料 核桃仁 30 克，猪肾（腰子）2 个，葱、姜各 5 片，食油、盐、酱油、味精各适量。

制用法 将猪肾剖开，去膜，洗净，切成薄片。锅内放油烧热，将猪肾片煸炒，取出沥尽污水。再将锅烧热加食油，用葱、姜炝锅，放入猪肾片、核桃仁、盐、酱油等调料翻炒片刻，起锅前下味精即成。连服 1 周有效。

功效主治 滋阴补肾。用治腰酸腿痛、梦遗滑精等。

柿蒂枣仁汤

配　料 柿蒂 12 克，枣仁 24 克，百合 20 克。

制用法 水煎服，每日 2 次。

功效主治 益肾。治遗精。

鸡蛋壳柏叶煎

配　料 鸡蛋壳 30 克，柏叶 20 克，甘草 6 克。

制用法 水煎服，每日 2 次。

功效主治 固精。治遗精。

黄柏樗白丸

配　料 樗白皮30克，牡蛎150克，知母、黄柏各90克，青黛9克，蛤粉、神曲各15克。

制用法 共研细末，神曲糊为丸。每服9克，早晚各1次。

功效主治 治遗精，伴有头晕耳鸣，腰困腿软，五心烦热，舌红，脉细数。

海螵蛸五倍子

配　料 密陀僧、五倍子各3克，海螵蛸4克。

制用法 上药共研极细末，筛去粗末备用。每晚临睡前，用少许撒龟头上，如果包茎，即用凡士林少许擦龟头上，微润后，再撒药末，其夜精可不遗。

功效主治 固精。治遗精。

金樱子煎

配　料 金樱子、莲子肉、芡实、茯苓、山药各20克，白术、山萸肉、肉桂各10克，熟地、生黄芪各15克。

制用法 水煎服。

功效主治 补肾壮阳，涩精止泻，治肾虚不固型遗精。

健康小贴示

❶治疗前应明确遗精的原因，然后对症治疗，多可治愈。

❷不能认为只要是肾虚，就采用温补方法。如果因湿热引起，而采用温补，只会加重病情。

❸患者应学习必要的性知识，不要观看淫秽书籍和黄色影视节目。

❹保持健康的心理状态，积极参加文体活动，提高自信心，消除紧张状态。

❺晚餐不宜吃得过饱，禁饮浓茶、烈酒，入睡前不宜看情节紧张，内容刺激的电视或书。

不射精症

男子有正常的性欲，但在性交过程中没有精液排出，称为不射精症。常表现为久交不泄，阴茎勃起时间较长，但当达到一定时间或移出体外后，阴茎即软缩。有些人手淫时可以射精，但性交时不能射精。有些人原来性交时可以射精，以后性交时则不能射精，这些均属病态。泌尿生殖系统先天异常，脊髓损伤以及精神因素均可导致不射精。

中医理论认为，房事不节，淫欲过度所致之肾阴亏损、七情失调、肾阳不足、化源不足、精少不泄等均可导致不能射精。

实用·偏方·秘方

怀牛膝饮

配　料 怀牛膝30克。

制用法 每日1剂，水煎服。

功效主治 补肝益肾，活血通经。主治不射精症。

枸杞莲子汤

配　料 莲子肉100克，枸杞子30克，白糖适量。

制用法 水煎服，每日1剂。

功效主治 补益脾肾。主治脾虚精亏型不射精症。

四味酒

配　料 桃仁、红花、牛膝、肉苁蓉各30克，白酒500毫升。

制用法 将前4味洗净，用干净纱布包好，浸入酒中，密封7天后即成。每服25～50毫升，每日1～2次。

功效主治 补肾益精，活血化瘀。主治不射精症。

酒制蜈蚣汤

配　料 酒制蜈蚣3条，路路通、石菖蒲各10克，香油炸急性子0.5克，穿破石30克，羊油炙淫羊藿40克，蛇床子15克。

制用法 水煎，内服。

功效主治 活血通窍，兴阳助欲。主治不射精症。

酸枣仁细茶末

配　料 酸枣仁30克，细茶末60克。

制用法 上药研细，每天服2次，每次6克，以人参须6克煎汤送服。

功效主治 疏肝益肾，活瘀通路。主治不射精症。

验　证 王某某，男，31岁。结婚5年，性交勃起正常，但从未射精，平日神疲嗜睡，阴囊湿痒，有梦遗，舌淡红、苔根微黄，脉寸弱尺滑。用上法治疗，14天射精成功，妻怀孕。

阳起石首乌饮

配　料 王不留行、阳起石各30克，淫羊藿、首乌各15克，鹿角胶、巴戟天、菟丝子各12克，韭菜子、柴胡各9克，海狗肾6克，蜈蚣3条。

制用法 每日1剂，水煎服。10天为1个疗程。

功效主治 温补肾阳，疏调肝气。主治不射精症。

验　证 宋某某，男，29岁。结婚3年，性交时不射精，用此方加牛膝15克，桃仁9克。连用2个疗程，性交开始射精（病已痊愈）。

枸杞茱萸饮

配　料 枸杞子、菟丝子、山茱萸各25克，紫河车2克（冲服），鹿茸1克（冲服），锁阳、龟版、何首乌、全当归各10克，川续断、桑寄生、补骨脂各15克。

制用法 将上药共水煎，每日1剂，分2～3次口服。20天为1个疗程。

功效主治 疏肝补肾。主治不射精症。

验　证 李某某，35岁，患不射精症1年余，后经人介绍服用本方1个疗程后好转，再服1个疗程后痊愈。

二子怀牛膝

配　料 淫羊藿、车前子、蛇床子各10克，肉苁蓉15克，鹿角胶6克，怀牛膝30克。

▶ **制用法** 水煎服，每日1剂，日服2次。

▶ **功效主治** 温肾生精，通利精道。主治不射精症。

▶ **加减** 阴虚火旺，加玄参15克，知母10克；下焦湿热，加黄柏10克，泽泻15克；肝郁气滞，加青皮、枳壳各10克。

▶ **验证** 治疗36例，痊愈34例，其中女方怀孕29例，未孕5例，无效2例，总治愈率为94%。疗程最长3个月，最短10天，平均50天。

枸杞桃仁汤

▶ **配料** 枸杞子、菟丝子、桃仁、牛膝、山萸肉、白芍、车前子各15克，肉苁蓉、当归、沉香、柴胡各12克，菖蒲10克，干蜈蚣2条（研末，分吞）。

▶ **制用法** 每日1剂，水煎服；15日为1个疗程。

▶ **功效主治** 补肾通窍。主治不射精症。

▶ **加减** 心肾不交者，加知母、黄柏各10克，龟板15克；肾阳亏虚者，加制附子8克，淫羊藿12克；肝气郁结者，加郁金、香附各12克；瘀血内阻者，加穿山甲、路路通各15克；湿热下注者，加龙胆草、栀子各10克。

▶ **验证** 临床屡显奇效。

健康小贴示

❶调节情志，避免不良精神刺激，保持心情舒畅。

❷加强身体锻炼，增强体质。

❸饮食有节，不宜过食肥甘厚味及辛辣之品；避免使用有损性机能和易致不射精的药物。

❹性生活方面双方要互相理解，关心体贴。房事时，双方密切配合。不能互相责怪，防止性交中的精神过度紧张，避免过频的性生活和手淫习惯。

男性不育症

不育分为原发性和继发性不育。原发性不育是指正常育龄夫妇同居1年以上，有正常规律的性生活，未采用避孕措施而未孕育者，且夫妇双方既往无生育史；继发性不育是指夫妇双方曾孕育过，但经过1年以上，有规律的性生活，未采用避孕措施而未再孕育者。

男子不育的发病原因很多，如性功能障碍、先天发育不良、精子异常等，中医认为不育的病因病机有肾虚、血瘀、温热、肝郁、血虚等。

实用·偏方·秘方

牛奶鸡蛋蜜

配　料 鲜牛奶500毫升，鸡蛋2个，蜂蜜适量。

制用法 鲜牛奶煮沸后，打入鸡蛋，烧至蛋熟调入蜂蜜适量。每日食用，连续1个月。

功效主治 益肾添精。主治男子精少液亏之不育症。

山药粳米粥

配　料 山药、粳米各50克。

制用法 山药洗净，切成小块，置锅中，加清水500毫升，加粳米，急火煮开3分钟。改文火煮30分钟，成粥，趁热食用。

功效主治 补气益血。主治男性不育症，属气血亏虚型，症见精子稀少、少眠多梦、胃纳差、周身乏力者。

仙茅酒

配　料 仙茅250克，白酒1000毫升。

制用法 将仙茅入白酒中浸泡7天后即可饮用。每次服15～30毫升，日服2次。

功效主治 益肾壮阳，温肾散寒。主治因肾阳虚衰所致的男子不育，症见精液清冷、少精子、死精子过多、畸形精子过多、精子运力异常、精液不液化。

鹿茸膏

配　料 鹿茸156克，清酒1500毫升。

制用法 将鹿茸去毛、炙黄、捣为细末，以清酒调和，放入银器中用慢火熬成膏，盛入瓷器中。每次服半匙5~6克，日服3次，空腹饭前服，温水送下。

功效主治 补肾益精。主治因骨髓空虚所致的男子不育，症见精液少而清冷。

精化汤

配　料 知母、麦冬、浙贝母、玄参各10克。

制用法 水煎服，每日1剂，分2次服。

功效主治 滋阴清热，软坚化痰。主治男子不育，症见精子不液化，伴头晕耳鸣，舌红少苔。

活化汤

配　料 补骨脂、小茴香、川断、党参各10克。

制用法 水煎服，每日1剂，分2次服。

功效主治 温补脾肾，通阳化气。主治男子不育，症见精子不液化，伴腰酸乏力，纳差。

杜仲山药煎剂

配　料 附子6克，山茱萸、枸杞子各15克，杜仲10克，肉桂4克，山药、熟地各20克，甘草1克。

制用法 每日1剂，水煎服。30日为1个疗程。

功效主治 益肾壮阳，生精。主治男性不育症。

黑豆芝麻散

配　料 黑豆500克，黑芝麻300克。

制用法 分别炒熟，共研粉。早、晚各服1次，每次50克，用红糖水送服。

功效主治 益肾生精。主治男子精少，活动力弱，不育。

柴胡饮

配　料 柴胡、丹皮、栀子、当归、茯苓、白芍、陈皮各10克，大黄（后片）6克。

制用法 水煎服，日1剂。

功效主治 补肾壮阳。主治男子不育（肝郁化热，耗伤阴液）。

验 证 临床验证，效果很好。

九子合剂

配 料 枸杞子、菟丝子、覆盆子、五味子、车前子、韭菜子、女贞子、桑葚子、苣胜子各等份。

制用法 上药共研极细末，炼蜜为丸，每丸重9克。每次服1克，每日夜半，下午2次服药，淡盐汤送下。3个月为1个疗程。

功效主治 阴阳并补，生化肾精。主治男性不育症。

乌梅汤

配 料 乌梅、干姜、附片、桂枝各9克，党参、当归各15克，细辛3克，黄柏10克，黄连6克。

制用法 水煎，内服。

功效主治 温补肾阳，清热通络。主治男性不育症。

验 证 李某某，男，29岁。结婚5年未育，伴头昏耳鸣，腰膝酸软，心烦易怒，身困乏力，口苦咽干，手足不温，小腹冷痛。舌胖嫩红苔薄黄，脉沉细尺弱。精液化验：精子活动率45%。症属寒热错杂。用此方加减，7剂后诸症减退。40余剂后精液正常，其妻同年受孕。

柴胡白芍饮

配 料 柴胡、白芍、郁金、枳壳、益母草各10克，香附20克，牛膝、姜黄、王不留行各8克。

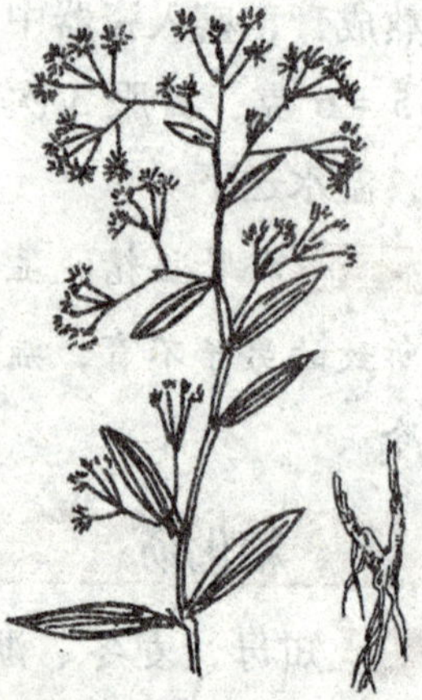

制用法 每日1剂，水煎，分2次服，每连续服用7日后停药3日，30日为1个疗程。

功效主治 疏肝解郁，活血化瘀。主治男性免疫性不育。

加 减 偏肾阳虚者加淫羊藿、巴戟天；偏肾阴虚者加熟地、黄精；偏脾肺气虚者加党参、黄芪；有湿热下注征象者加萆薢、车前子、泽泻。

验证 张洲等曾用此方治疗男性免疫性不育症甚佳。

人参四味丸

配料 人参、鹿茸、五味子、仙灵脾各30克。

制用法 上药研细末，炼蜜为丸，每粒2克，每服1粒，日2～3次。或用白酒500毫升泡2周后，每服5～10毫升，日2～3次。

功效主治 益气生精，补肾壮阳。主治男性不育症。

验证 张某某，男，35岁。素有早泄，性欲减退，精子计数每毫升不到2千万，结婚10年不育。女方月经正常，无生殖系统疾病。予本方泡酒治疗，连用1个月后性欲好转，服2个月后女方怀孕。

龙胆草当归饮

配料 龙胆草、柴胡各10克，栀子、黄芩、车前子、泽泻各12克，生地15克，木通、甘草各6克，当归8克。

制用法 每日1剂，水煎，分2次温服。

功效主治 清泻肝经湿热实火。主治湿热型不育。

加减 伴腰膝酸软者加桑寄生、怀牛膝；瘀滞较重者加丹参；湿热征象不显者减黄芩、栀子，加天冬、麦冬、肉苁蓉；精液有白细胞者加败酱草、金银花；畸形精子者加土茯苓；精液不液化或液化不良者加麦芽、生石膏。

验证 卢艳曾用此方治疗湿热型不育。

健康小贴示

❶适量食用有助于增加精子数量并提高精子活性的食物。如适量食用肝、肾、肠、肚、心等动物内脏，有利于提高体内雄激素的分泌，增加精子数量并促进生殖功能。

❷精氨酸是精子组成的必要成分，有益食物有鳝鱼、鲇鱼、泥鳅、海参、墨鱼、章鱼、蚕蛹、鸡肉、冻豆腐、紫菜、豌豆等，它们有助于精子的形成和质量的改善。

❸宜食用含锌食品。富含锌的食物有牡蛎、牛肉、鸡肉、肝、蛋黄、花生米、猪肉等。多食含钙食品。

❹钙离子能刺激精子成熟，改善男子生殖能力。虾皮、咸蛋、乳类、蛋黄、大豆、海带、芝麻酱等含钙较多。

前列腺炎

前列腺炎是男性生殖系统较常见的一种炎症，致病菌多为葡萄球菌、大肠杆菌，常由尿道感染直接蔓延引起，亦可经血液、淋巴侵入前列腺，可分急性与慢性。前者并发于急性尿道炎，病程较短，易被忽视，因此临床表现多为慢性，尿道口时有乳白色黏液分泌，可伴有会阴部不适及排尿刺痛等症状。急性前列腺炎表现为发热、全身不适、尿频、尿急、尿痛，有时排尿困难，终末血尿。慢性前列腺炎表现为部分病人无症状，部分病人尿道有白色黏液，轻度尿频，会阴坠感，腰背酸痛并向腹股沟、睾丸及大腿部放射，伴有性欲下降，遗精。

实用·偏方·秘方

牛奶蜜枣粥

配　料 牛奶500克，大枣15克，蜂蜜30克，淀粉20克。

制用法 将枣洗净，煮熟捞出，备用。将淀粉用清水调成糊状，把牛奶放入砂锅煮沸，放入枣及淀粉糊，稍煮拌成粥，离火放入蜂蜜拌匀即成。

功效主治 补脾胃，益虚损，生津润肠，止痛解毒。主治前列腺炎、前列腺肥大。

通淋坐浴方

配　料 萆薢、白芷各30克，黄柏20克，生甘草5克。

制用法 上药加清水2500毫升，煮沸15分钟，取药液倒入盆内，并加温水2500毫升，待温后令患者入盆内坐浴，以药水浸至小腹，用手按小腹至外阴部，以有温热感为度，每次坐浴30分钟。每日1次，每剂可用2日，15～30日为1个疗程。

功效主治 清热利湿，涌淋止痛，消肿散结。主治前列腺炎。症见小腹、睾丸或精索胀痛，尿频急痛，排尿不适，舌苔黄腻，脉弦滑等。

滑石甘草粉

配　料 滑石粉3克，甘草粉0.5克，豆浆200毫升。

制用法 将滑石粉和甘草粉放碗中，豆浆煮沸冲入中药碗内拌匀即成，温服。

功效主治 清火通淋。主治前列腺炎。

丹参泽兰汤

配　料 丹参、泽兰、乳香、赤芍、王不留行、川楝子各9克，桃仁6克，败酱草15克，蒲公英30克。

制用法 每日1剂，水煎，内服。30天为1个疗程。

功效主治 活血化瘀，清热解毒，化湿利浊。主治慢性前列腺炎。

黄柏知母汤

配　料 黄柏、知母、大黄各15克，牛膝20克，丹参30克，益母草50克。

制用法 每日1剂，水煎服。

功效主治 清热解毒，活血化瘀，祛湿泻热。主治湿热蕴滞型慢性前列腺炎。

绿豆葵瓤汤

配　料 绿豆30克，向日葵瓤（茎髓）10克，盐少许。

制用法 锅内加水500毫升，武火烧沸，先下绿豆煮沸约20分钟，淋入少许凉水，再沸，即下向日葵瓤，加盖用文火煮沸至绿豆开花，再加少许盐调味，酌量分次饮用，连用3～4周。

功效主治 清热利湿，除浊利

尿。主治慢性前列腺炎。

二珍饮

配　料　牵牛子、小茴香各12克，金铃子、山甲珠各6克。

制用法　水煎服，每日1剂，分2次服。

功效主治　泻湿热，利二便。主治前列腺炎。中医辨证为湿热积滞气分，舌苔厚积者。

蜂王浆

配　料　蜂王浆适量。

制用法　用开水将蜂王浆配制成1:100的溶液。每日口服2次，每次20~30毫升，长期服用。

功效主治　滋补强壮，益肝健脾。主治慢性前列腺炎以及病后体虚、营养不良。

葡萄汁

配　料　鲜葡萄250克。

制用法　去皮、核，捣烂后加适量温开水饮用，每日1~2次。

功效主治　补气强骨，利尿。适用于慢性前列腺炎。

山地汤

配　料　山药、生地黄各20克，肉苁蓉15克。

制用法　水煎服，每日1剂，日服2次，或共为粗末，置入保温杯中，冲入沸水，加盖闷30分钟即可。代茶饮用。

功效主治　补肾益精，滋阴养血。主治慢性前列腺炎（阴虚型）。

二花散

配　料　山慈菇花30克，凌霄花20克。

制用法　上药共研细末，贮瓶备用。每次服6克，日服3次，白开水送服。

功效主治　解毒通淋，消肿止痛。主治前列腺炎。

桃仁赤芍饮

配　料　桃仁、赤芍、牛膝各20克，土茯苓、车前子（布包）、黄柏、白芍各15克，橘核、生甘草各10克，桂枝、制大黄各5克。

制用法　上药水煎取汁200毫升，日服2次，每次100毫升。

功效主治　通瘀散结，清热利湿。主治慢性前列腺炎。

验　证　用此方治疗患者50例，痊愈32例，好转14例，无效4

例，总有效率为92%。

川楝桃仁汤

配 料 川楝子、川牛膝、刘寄奴、桃仁、甘草、黄柏、小茴香各10克，薏苡仁、白芍各20克，败酱草30克，熟附子3克，瞿麦、玄胡索各15克。

制用法 水煎服，每日1剂，日服2次。

功效主治 清热利湿，理气化瘀。主治慢性前列腺炎。

验 证 治疗慢性前列腺炎34例，痊愈14例，好转16例，无效4例。总有效率为88.23%。

柴枳饮

配 料 柴胡、枳壳、陈皮、白芍、川芎、香附各10克，生甘草3克。

制用法 每日1剂，煎2次，共取汁300毫升，分早、晚口服，连服28日为1个疗程。

功效主治 疏肝解郁，活血定痛。主治慢性前列腺炎。

验 证 用本方治疗慢性前列腺炎58例，临床痊愈2例（3.45%），显效49例（84.48%），有效3例（5.17%），无效4例（6.9%）。总有效率93.1%。

淡竹叶木通汤

配 料 淡竹叶、木通、灯心草各10克。

制用法 加水煎沸15分钟，滤出药液，再加水煎20分钟，去渣，两煎药液对匀。分2次服，每日1～2剂。

功效主治 疏肝解郁。主治前列腺炎。

冬瓜海带汤

配 料 冬瓜（连皮）150克，海带100克，薏米50克。

制用法 按常法煮汤服食。每日1剂。

功效主治 清热利湿。适用于湿热型前列腺炎。症见小便不畅、短赤灼热、小腹胀满，苔黄腻、舌质红。

参芪枸杞粥

配 料 党参、黄芪各30克，枸杞子10克，粳米100克。

制用法 将前3味加水煎取浓汁，兑入粳米粥内，再煮一两沸即成。每日1剂，2次分服。

功效主治 健脾补肾。适用于脾肾亏虚前列腺炎。症见小便有余沥、量少而不畅、排尿乏力、神疲、纳呆、腰膝酸凉等。

大黄汤

配　料 大黄10~15克。

制用法 水煎2次分服。早、晚各服1次，用药液冲琥珀粉5~10克。药量可逐渐加大。

功效主治 健脾补肾。适用于慢性前列腺炎。

三白饮

配　料 柴胡10克，白蒺藜、当归各12克，白芍、白术、茯苓各15克，炙甘草6克。

制用法 水煎服，每日1剂，早、晚2次，饭后温服。4周为1个疗程。

功效主治 疏肝解郁。主治慢性前列腺炎。

健康小贴示

❶急性期可配合温水坐浴，对有发热、寒战等全身症状者，可配合抗菌消炎药物治疗。慢性期可定期按摩前列腺，以利于脓细胞的排出。

❷忌食辛燥及油腻食物，忌烟酒。

❸保持心情舒畅，解除思想顾虑。

第五章 儿 科

——让孩子健康成长

小儿支气管炎

小儿支气管炎包括急、慢性支气管炎以及喘息型支气管炎。临床以咳嗽、痰多或干咳，或伴气喘，或见发热等为主要特征。凡能引起上呼吸道感染的病原体皆可引起支气管炎，而细菌与病毒双重感染颇为常见。急性支气管炎多为流感、百日咳、麻疹、伤寒、猩红热等急性传染病的并发症，而慢性支气管炎则多由急性支气管炎治疗不当或未加治疗转变而成。本病属中医“咳嗽”“咳喘”等范畴。临床上常可分为风寒型、风热型、痰热型、痰湿型、阴虚肺燥型和肺虚久咳型等。

实用·偏方·秘方

梨杏汤

配　料 鸭梨（去核）1个，苦杏仁9克，冰糖15克。

制用法 水煎，去渣取汁，分2次温服，每日1剂。

功效主治 止咳润肺。主治急性支气管炎。症见咳声重浊，痰稠色黄，口渴咽痛。

姜蜜汁

配　料 生姜汁25毫升，梨汁、萝卜汁、白茅根汁各50毫升，蜂蜜100克。

制用法 将各汁混匀，与蜂蜜一起装入瓷罐内煮沸备用。每次适量，每日2次。

功效主治 止咳化痰。适用于小儿急性支气管炎，症见发热头痛、咳嗽剧烈、痰黄稠不易咳。

海蜇萝卜汤

配　料 海蜇20克，白萝卜15克，陈皮6克。

制用法 水煎服，每日2次。

功效主治 清热解毒，化痰平喘。适用于小儿支气管炎。

艾叶瓜藤汤

配　料 丝瓜藤15克，艾叶6克，炙甘草3克。

制用法 水煎服，每日服2次，每次20毫升。

功效主治 清热解毒，宣肺平喘。适用于小儿支气管炎。

芪术散

配　料 黄芪、白芥子各30克，白术、僵蚕、防风各10克，冰片、细辛、硼砂各1克。

制用法 将诸药研成细末，加白面粉1把调匀，装入布袋内（布袋长18厘米，宽15厘米）。穿时将布袋缚在背部，上面盖住大椎穴，下面盖至腰椎处，昼夜穿用，直到病愈。凡10岁以内小儿急慢性支气管炎均可穿用。

功效主治 清热降逆。主治小儿急慢性支气管炎。

验　证 张某某，女，7个半月。咳喘并伴腹泻15天余。听诊双肺湿罗音明显，白细胞17.8×10^{9}/升，用青霉素、咳特灵无效。胸X线诊为支气管感染，改用此方作背心穿用。6天后咳喘均减，腹泻止，偶见咳嗽。继穿背心3天告愈，胸透正常。

陈皮汤

配　料 制白附子、制南星、制半夏、地龙、白僵蚕各10克，陈皮12克。

制用法 上药加水煎为200毫升，分4次口服。

功效主治 解表祛风，降逆化痰。主治小儿支气管炎。

验　证 顾某某，男，10个月。症见咳嗽，气喘，动则尤甚，喉中痰鸣，发热，舌淡、苔薄白；两肺闻及哮鸣音。诊断为喘息性支气管炎。以此方服2剂后，咳喘减轻；继服3剂咳止喘平，肺部罗音消失。

射杏茶

配　料 射干、杏仁、茶叶各6克，炙麻黄、白果、甘草各3克，生姜1片，葱白1根。

制用法 每日1剂，水煎服。

功效主治 清热宣肺，平喘。主治小儿支气管炎。

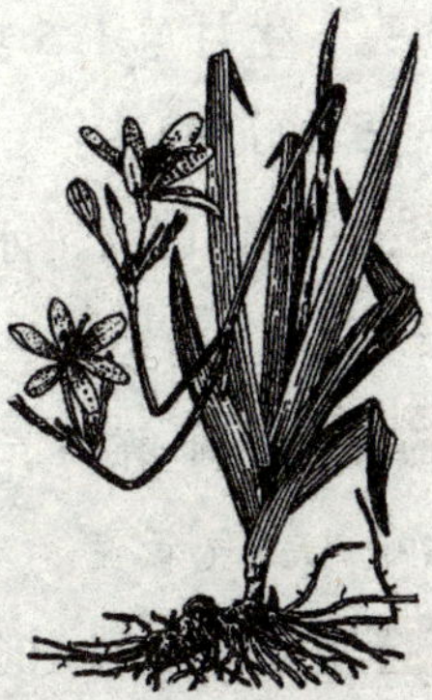

前胡煎剂

配　料 麻黄2～4克，杏仁、前胡各6～8克，桔梗3～6克，苏子、葶苈子各4～6克。

制用法 每日1剂，水煎服。

功效主治 疏散外邪，宣肺降气。主治小儿急性支气管炎。

验　证 于某某，男，11个月。咳嗽频繁发作1天，伴打喷嚏、流清涕，无发热、口渴，咽及双侧扁桃体无异常，舌不红，苔薄白，指纹浮红。服本方加减1剂后咳嗽减轻，连服2剂病痊愈。

麻黄杏仁汤

配　料 麻黄、紫苏子、杏仁、桑白皮、橘红、茯苓各3克，甘草1.5克，生姜1片，大枣1枚。

制用法 将上药水煎，每日1剂，分4～6次服完。2岁以下者麻黄用量减半。一般可连续服用3～4剂。

功效主治 主治小儿急性支气管炎。

加　减 热象明显者，去生姜加黄芩、板蓝根（或大青叶）各3克；呼吸急促，咳嗽不爽者，加桔梗、白前各3克；喉间痰声鸣响者，加竹沥9克。

验　证 用此方治疗小儿急性支气管炎患者15例（均在3岁左右），其中治愈12例，好转2例，无效1例，有效率93.3%。

桔梗半夏液

配　料 桔梗、半夏、五味子、桂枝各9克，生麻黄，细辛各3克，生石膏30克。

制用法 每日1剂，水煎浓缩后，一岁以下分5次服；一岁以上分3～4次服。

功效主治 宣肺散寒，清热化痰。主治小儿喘息性支气管炎。

验　证 用此方治疗小儿喘息型支气管炎86例，服药1～2剂痊愈69例，其余均服3～5剂而愈，总有效率100%。

麻黄石膏汤

配　料 炙麻黄3～6克，川贝母10～15克，大黄6～9克（后下），生石膏15～20克，桔梗、杏仁、炙杷叶各9克，炙甘草6克。

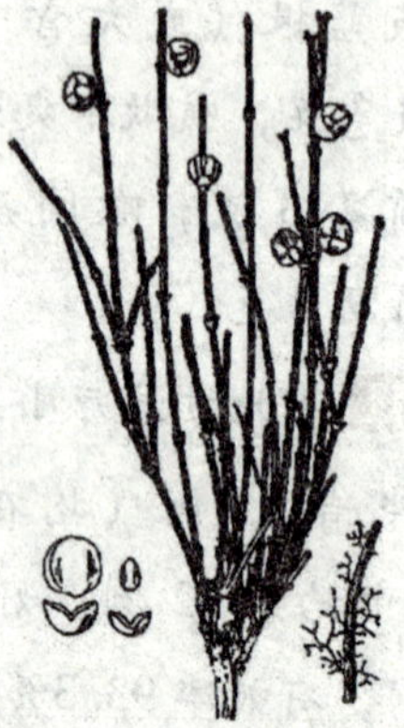

制用法 每日1剂，水煎服。

功效主治 化痰止咳，宣肺平喘。主治小儿支气管炎。

加　减 痰黏者，加海浮石、生蛤壳；咽痒者，加苏叶；咽干者，加麦冬；纳呆者，加焦三仙。

验　证 用此方治疗患儿35例，病程3日～2月。经治5～7日后，痊愈33例，好转2例。

杏仁桑皮汤

配　料 杏仁、桑皮、苏子、葶苈子各6克，地骨皮、茅根、前胡各10克，黄芩、栝楼、知母、莱菔子各3克，生甘草1.5克，人工牛黄0.3克（分冲）。

制用法 每日1剂，水煎，分3～4次服。

功效主治 清肺解毒，降气平喘。主治小儿支气管炎。

验　证 用此方治疗100例小儿支气管炎，服药3～6日内治愈率达95%。

鱼腥草白茅根汤

配　料 鱼腥草、生石膏、白茅根各15克，麻黄、杏仁、川黄连、胆南星各3克，栝楼、法半夏、川贝母、前胡各6克。

制用法 将上药水煎，每日1剂，分3次服。

功效主治 降气平喘。主治小儿急性支气管炎。

加　减 大便秘结者，加生大黄

2克（后下）；高热者，加羚羊角粉1克，分2次冲服。

验 证 用此方治疗小儿急性支气管炎患者181例，经用药2～5剂后，均获治愈。

僵蚕车前草汤

配 料 僵蚕、车前草、鱼腥草各10克，沉香粉2克（冲服）。

制用法 每日1剂，水煎，分4～6次服，重症日2剂。

功效主治 降气平喘。主治小儿毛细支气管炎。

验 证 用此方治疗小儿毛细支气管炎50例，结果：治愈37例，显效12例，无效1例，总有效率为98%。

虎杖桃仁煎

配 料 虎杖、鱼腥草、桃仁、杏仁、葶苈子各10克，苏子、桑白皮各9克，大黄6～9克（后下），甘草3克。

制用法 每日1剂，水煎，分2～3次服。

功效主治 清肝解毒。主治小儿喘息性支气管炎。

验 证 用此方治疗小儿喘息性支气管炎20例，经5～7天治疗，痊愈17例，临床治愈2例，无效1例，总有效率95%。

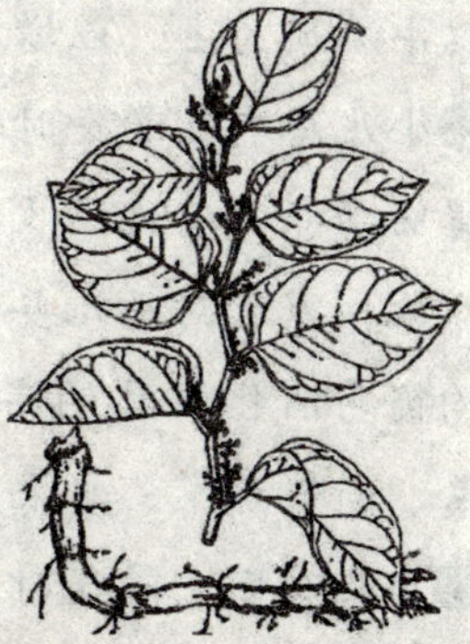

白芥子面粉

配 料 白芥子30克，面粉90克。

制用法 先将白芥子研为极细末，与面粉混合均匀备用。用时，将上药用水调成饼，饼的大小视背部面积大小而定。每晚睡觉前敷背部。晨起去掉。一般连用2～3次即可见效。

功效主治 清肺解毒。主治小儿急性支气管炎。

验 证 用此方治疗小儿急性支气管炎患者125例，用药2～3次痊愈者110例，4～5次治愈者15例，总有效率为100%。

健康小贴示

❶小儿支气管炎时有不同程度的发热，水分蒸发较大，应注意给患儿多喂水。可用糖水或糖盐水补充，也可用米汤、蛋汤补给。饮食以半流质为主，以增加体内水分，满足机体需要。

❷小儿患支气管炎时营养物质消耗较大，加之发热及细菌毒素影响胃肠功能，消化吸收不良，因而患儿体内营养缺乏是不容忽视的。对此，家长对患儿要采取少量多餐的方法，给予清淡、营养充分、均衡易消化吸收的半流质或流质饮食，如稀饭、煮透的面条、鸡蛋羹、新鲜蔬菜、水果汁等。

❸患儿咳嗽、咳痰时，表明支气管内分泌物增多，为促进分泌物顺利排出，可用雾化吸入剂帮助祛痰，每日2~3次，每次5~20分钟。如果是婴幼儿，除拍背外，还应帮助翻身，每1~2小时1次，使患儿保持半卧位，有利痰液排出。

小儿百日咳

小儿百日咳是由百日咳杆菌引起的一种急性呼吸道传染病。多发生于5岁以下儿童。一年四季皆可发生，但以冬春季节最为多见。病程分3期。卡他期主要以流涕、头痛、咽痛、发热、轻度咳嗽等感冒症状为主。约1周进入阵咳期，此期长短不一，数天到2个月不等。主要表现为阵发性、痉挛性咳嗽，阵咳后伴有高调的吼声，似鸡鸣，咳嗽时常面红耳赤、涕泪交流、口唇紫绀、表情痛苦，每日发作数次至数十次不等，多于夜间发作。部分患儿可因气管水肿痉挛及黏痰阻塞而窒息引起死亡。阵咳期过后进入恢复期，大约2个月痊愈。接种百日咳疫苗后可以预防百日咳的发生。

实用·偏方·秘方

大蒜外用方

配 料 大蒜适量。

制用法 将大蒜去皮，捣烂如泥，均匀地摊于纱布上，厚1～2厘米，于睡前敷贴于两足底（足底必须洗净拭干后涂上凡士林或猪油，以防起泡），上面再覆一层塑料膜，穿上袜子，次晨除去。如果足底没有痛楚，可连敷3～5次，或隔日1次。

功效主治 解毒杀虫，破瘀除湿。主治百日咳。

胡萝卜大枣粥

配 料 胡萝卜100克，大枣6枚，粳米60克。

制用法 将胡萝卜洗净，切成小块；粳米淘洗干净，备用。锅内加水适量，放入粳米、大枣煮粥，五成熟时加入胡萝卜块、再煮至粥熟即成。每日1～2次，连服15～20天。

功效主治 胡萝卜有壮阳补肾、健脾和胃、化滞下气等功效。大枣有补中益气、润肺止咳、养血壮神、补五脏、悦颜色等功效。主治百日咳、消化不良等。

白菜根汤

配 料 大白菜根3个，冰糖50克。

制用法 大白菜根洗净加冰糖，水煎后饮服，每日3次，连服4～6日。

功效主治 清热解毒，和中止咳。主治百日咳初咳期。

冰糖罗汉果

配 料 罗汉果半个，柿饼3个，冰糖少许。

制用法 上药加水3碗，煎至1碗半，加冰糖服，日服3次。

功效主治 润肺生津，平喘止咳。主治小儿百日咳。

冰糖核桃

配 料 核桃仁、冰糖各30克，

梨150克。

制用法 梨洗净去核，同核桃、冰糖共捣烂，加水煮成浓汁，每次1匙，每日3次。

功效主治 温肺定喘。适用于百日咳。

百部马兜铃汤

配　料 百部10克，马兜铃3克，炙甘草6克，大枣4枚。

制用法 每日1剂，水煎服。

功效主治 降气止咳，补益脾肺。主治百日咳。

全蝎鸡蛋方

配　料 全蝎1只，鸡蛋1枚。

制用法 全蝎炒焦为末，鸡蛋煮熟，用鸡蛋蘸全蝎末食之，每天服2次，3岁以下酌减，5岁以上酌增。

功效主治 润燥熄风，清热止咳。主治百日咳。

二冬汤

配　料 天冬、麦冬各30克，阿胶15克。

制用法 将上药捣碎放入保温杯中，冲入沸水，加盖闷30分钟，每日1剂，代茶饮用。

功效主治 养阴清热，润肺止咳。主治百日咳。

板蓝根汤

配　料 板蓝根、贯众各12克，金银花9克，甘草3克。

制用法 水煎服，每日1剂，日服2次，连服5天。

功效主治 清热解毒。预防百日咳。

猪胆汁

配　料 猪胆汁（1个胆所含的量）。

制用法 将胆汁放铁锅中用文火炼4小时，取出研末。1岁以下服0.5克，1~2岁服1.5克，均加炒熟的面粉少许，分成14包，早、晚各服1包，7日服完。2岁以上药量酌增。

功效主治 泻热润燥，清心肺火。主治小儿百日咳。

牛胆汁

配　料 新鲜牛胆汁适量。

制用法 取鲜牛胆汁上锅蒸干，

研成粉末，然后将牛胆粉240克，淀粉240克，白糖520克混合成粉剂。2岁以下每日服0.5～1克，2～5岁1～1.5克，5岁以上1.5～2克，分2或3次服，同时配合对症治疗。

功效主治 润燥清火。用治小儿百日咳。

葱肠酒

配　料 洋葱头50克，猪小肠100克，黄酒300毫升，淘米水（米泔）100毫升。

制用法 将猪小肠洗净，切细，与葱头炒香后，加入黄酒300毫升、淘米水，煮熟取汁备用。每日1剂，吃肠喝汤，分数次服完。

功效主治 补虚润燥，化痰祛痰。主治百日咳日久不愈、遗尿气喘。

冰糖鸭蛋羹

配　料 冰糖30克，鸭蛋2枚。

制用法 冰糖加开水溶化，打入鸭蛋调匀，蒸熟食用。

功效主治 清热润肺，止咳。主治百日咳恢复期。

柿饼夹生姜

配　料 柿饼1只，去皮生姜9～15克。

制用法 柿饼横切成半，生姜切碎夹在柿饼内，以文火焙熟。去姜吃柿饼，随意食之。

功效主治 化痰止咳。适用于小儿百日咳。

糖冬瓜茶

配　料 风栗壳20～40克，糖冬瓜30克。

制用法 煎水代茶饮。

功效主治 清热，生津止渴。适用于小儿百日咳的初咳期。糖冬瓜茶水的味道甘甜，小儿喜服。

麻雀肉

配　料 麻雀1只。

制用法 麻雀去毛及内脏，在火上烤焦，洗净炖熟。每日1只，至愈为止。

功效主治 补虚扶阳。适用于小儿百日咳。

验　证 用本法试治74例，痊愈者61例，显著进步者11例，无效者2例。

冰糖橄榄

配　料 生橄榄20枚，冰糖适量。

制用法 加水适量炖服，3次分服。

功效主治 清热解毒，润肺和中。治疗百日咳。

柚子皮蜂蜜汁

配　料 柚子皮50克，蜂蜜15克。

制用法 柚子剥去外层黄皮，切碎，置锅内加清水适量用小火煮烂，去渣取汁，冲入蜂蜜调化。1次喝完。每日1～2次，连服7～10天，1岁以下小儿分量酌减。

功效主治 清热祛痰。适用于小儿百日咳。

板栗冬瓜饮

配　料 板栗、糖冬瓜各30克，玉米须6克，冰糖30克。

制用法 将板栗、玉米须、糖冬瓜同放锅内加水500毫升，煮至250毫升，再加冰糖调匀饮服。每日1次，连服10～15日。

功效主治 清热生津，止渴。适用于小儿百日咳。

桑皮天竹饮

配　料 炙桑皮、南天竹、嫩射干、地骨皮、炙百部、贝母、金沸草、葶苈子各10克，生甘草3克，黛蛤散15克，鱼腥草30克。

制用法 每日1剂，水煎，分2～4次服。

功效主治 清热泻火，涤痰止咳。主治百日咳。

验　证 刘崇玉曾用此方治疗百日咳。

黄连乌梅饮

配　料 川黄连、麻黄、甘草、大黄各2克，吴茱萸0.5克，乌梅、榧子仁各8克，蝉蜕、百部各4克，桃仁、杏仁各6克。

制用法 水煎服，另予琥珀抱龙丸1粒化水冲服。

功效主治 清热化痰，疏肝下气。主治百日咳。

验　证 用此方治疗百日咳患儿30例，痊愈25例，有效5例，总有效率为100%。

丹皮百部饮

配　料 丹皮、黛蛤散、炙桑

皮、地骨皮、葶苈子各10克，炒山栀、百部各6克，生甘草3克。

制用法 每日1剂，水煎服。

功效主治 泻肝清肺，降气化痰。主治小儿百日咳。

验 证 张铭正曾用此方治疗百日咳痉咳期。

归桃桔梗饮

配 料 当归、桃仁、桔梗、儿茶、麻黄、杏仁、法半夏各10克，冬瓜仁12克，枳壳6克，仙鹤草15克，陈皮5克。

制用法 水煎服，每日1剂，日服3次，7天为1个疗程。

功效主治 活血化瘀，宣肺化痰。主治百日咳。

验 证 治疗60例，年龄为2～14岁。结果全部治愈。其中治疗1周内痊愈者35例。2周19例，3周6例。

健康小贴示

❶忌关门闭窗，空气不畅。有的家长见孩子咳嗽，怕孩子着凉，把门窗关得严严的。其实这样并不好。百日咳的孩子由于频繁剧烈的咳嗽，肺部过度换气，易造成氧气不足，一氧化碳潴留，应有较多的氧气补充，让孩子多在户外活动，在室内也尽量保持空气新鲜流通，对孩子有益无害。

❷忌烟尘刺激。家中如有吸烟的人，在孩子病期最好不要吸烟，或到户外去吸烟。此外，生炉子、炒菜等，一定要设法到室外进行。

❸忌卧床不动。有的家长以为活动会加重孩子咳嗽，这是一种误解。百日咳的咳嗽是阵发性的，让孩子在空气新鲜的地方适当做些活动和游戏往往会减轻咳嗽。

小儿肺炎

小儿肺炎是由不同病原体或其他因素引起的肺部炎症。主要表现为发热、咳嗽、气促、呼吸困难以及肺部固定湿罗音，严重时可并发心肌炎、心力衰竭、呼吸衰竭、中毒性脑病、感染性休克、脓胸、脓气胸、肺大疱、肺脓肿等。本病中医诊断为“肺炎咳嗽”，多因外邪客肺，肺气郁闭，痰热内蕴所致，亦可继发于麻疹、顿咳、丹痧等急性热病之后。若正气不支，尚可出现心阳虚衰、内陷厥阴之病症。

实用·偏方·秘方

芥菜子末

配　料 芥菜子末适量。

制用法 将39℃左右热水盛于盆内，纳入芥菜子末1匙。于睡前浸脚3~5分钟。

功效主治 利气，化痰。用治1岁以下乳儿呼吸困难的肺炎。

麻黄汤

配　料 甘草、麻黄各3克，杏仁6克，生石膏9克。

制用法 水煎内服。分多次服，每日1剂，连服2~3日。

功效主治 发汗解表。适用于小儿高热无汗或微汗而喘之肺炎，症见烦渴、发绀、气促、鼻翼翕动、大小便不畅、肺炎症状明显者。

外敷方

配　料 ①栀子30克，雄黄9克，细辛、没药各15克。②大黄、黄柏、泽兰、侧柏叶、薄荷各等份。

制用法 上二方均研为细末，贮瓶备用。随证选用，每取适量，方①用醋调，方②用茶水调，贴敷于胸部罗音密集区，并保持敷药湿润，也可干后再调再敷，每日换药1次。

功效主治 解毒泻火，活络散寒，清热泻火，疏风活血。适用于小儿肺炎。

升麻葛根汤

配　料 升麻、葛根、赤芍、杏仁、前胡、桔梗、桑白皮、紫萝、甘草各适量。

制用法 水煎。分3次服，每天1服。

功效主治 辛凉解表，解肌透疹。适用于小儿病毒性肺炎。

麻黄贝母汤

配　料 麻黄、川贝母、天竺黄各5～10克，牛蒡子、桔梗、知母各5～8克，法半夏6～8克，苦杏仁、柴胡各8～10克，黄芩、茯苓各10克，连翘、板蓝根各10～15克，石膏20～50克。

制用法 诸药水煎取浓汁2次，每次约100毫升，每日服2次，每日1剂。

功效主治 清热泻火。主治小儿支气管肺炎。

验　证 林某，女，2岁1个月。发热、咳嗽气促1天。诊时喉间痰鸣、气促、烦躁不安，尿黄，便结，舌红、苔黄，指纹青紫。予此方2剂，药毕体温降至37.6℃，仍咳嗽气促，喉间痰鸣，此方再进2剂，体温降至正常，不喘仍咳嗽，效不更方，继服3剂后症状体症及肺部阴影消失。

桃仁桔梗汤

配　料 鱼腥草8克，桃仁、杏仁、丹参、桑白皮、浙贝各6克，桔梗、生甘草各3克，黄芩、地龙、车前子各5克。

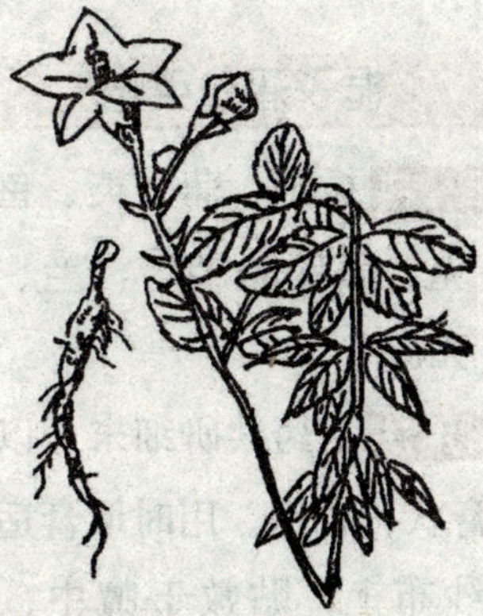

制用法 每日1剂，水煎分3次内服；小于2岁者药量减半。少数患儿酌情使用抗生素。

功效主治 清热解毒。主治小儿肺炎。

验　证 用此方治疗小儿肺炎158例，治愈142例，好转12例，无效4例，总有效率为97.4%。

麦冬红花饮

配　料 人参3克，麦冬、丹参、桃仁、红花各6克，五味子2克。

制用法 每日1剂，水煎浓缩至30毫升，频服。新生儿每2日1剂，连用3天。

功效主治 活血化瘀，强心利尿。主治小儿重症肺炎。

验　证 用此方辅助治疗小儿重症肺炎200例，均收到了较好疗效。

栀子蒲公英贴

配　料 栀子、蒲公英、鱼腥草各50克，薄荷80克，泽兰、大黄各30克。

制用法 上药共研细末，以醋调和成膏状，备用。用时取膏适量平摊于纱布上，贴敷于膻中、肺俞（双）穴上，并经常滴醋，保持药层一定湿度。每日换药1次。

功效主治 清热解毒，疏风活络。主治小儿肺炎。

苏子黄芩饮

配　料 苏子、黄芩、枳壳、葶苈子、栝楼、射干各10克。

制用法 方中剂量适于3岁病儿，1日量，水煎2次，取汁100毫升，分3～4次服。

功效主治 泻肺定喘，解毒化痰。主治小儿肺炎。

银黛饮

配　料 青黛3克，银杏4～6克，木瓜、草豆蔻、百合、乌梅各6～9克。

制用法 每日1剂，水煎服，3～5日为1个疗程，一般1～2个疗程可治愈。

功效主治 宣肺降逆，健脾和胃，清热养阴。主治支气管肺炎。

参术汤

配　料 党参、白术、茯苓、麦冬各9克，黄芪、丹参各15克，甘草、赤芍各6克。

制用法 水煎服，每日1剂，少量频服。

功效主治 益气活血。主治小儿迁延性肺炎（咳喘）、症见面色皖白、出汗、纳呆、咳嗽、舌淡，苔薄白。

加　减 同时配用中药外熨方（白芥子、香附子、莱菔子、葶苈子各30克，盐150克，生姜适量，混合炒热）外熨背部，1日2次，每次熨10～15分钟。

茯苓煎剂

配　料 茯苓12克，黄芪15克，白术、蝉蜕各9克，半夏、陈皮、防风各6克，甘草3克。

制用法 水煎服，每日1剂，日服2次。若肺内罗音较多，加用抗生素短期治疗。

功效主治 健脾益肺固表，化痰止咳。主治间质性肺炎（久咳）。

葱白艾叶外敷方

配　料 葱白、艾叶各6克。

制用法 以上2味共捣烂，敷脐，每日1次。

功效主治 发汗解表，散寒通阳。主治小儿支气管肺炎伴发热。

四子外敷方

配　料 白芥子、香附子、莱菔子、葶苈子各30克，盐90克，姜适量。

制用法 将上药混合炒热后外敷背部10分钟，每日2次。

功效主治 泻肺涤痰。主治小儿支气管肺炎伴咳嗽气促。

僵黄饮

配　料 天竺黄5克，沉香2克（研末冲服），僵蚕、车前草、鱼腥草各10克。

制用法 每日1剂，水煎2次成180毫升，分4～6次服。重者可每天2剂。

功效主治 清热宣肺。主治小儿肺炎。

苏子黄芩汤

配　料 苏子、黄芩、枳壳、葶苈子、栝楼、射干各10克。

制用法 方中剂量适于3岁病儿，1日量，水煎2次，取汁100毫升，分3～4次服。

功效主治 泻肺定喘，解毒化痰。主治小儿肺炎。

淡竹叶粥

配　料 淡竹叶、粳米各25克，茵陈蒿5克。

制用法 先将淡竹叶、茵陈蒿加水煎煮，取汁，再加入粳米煮粥，分次温服。

功效主治 清热除烦。主治小儿肺炎。

健康小贴示

❶保持室内空气新鲜、安静，让孩子休息好。

❷在饮食上要吃易消化、高热量和富有维生素的食物，以软的食物最好，有利于消化道的吸收。咳嗽时要拍拍孩子的背部，有利于痰液的排出，拍背时从下往上拍，房间内不要太干燥，孩子要适当地饮水，以稀释痰液，有利于痰的排出。

❸预防上呼吸道感染，注意加强锻炼，可根据年龄选择适当的锻炼方法。户外活动时，注意适当增加衣服。社会上感冒流行时，不要带孩子到公共场所去。家里有人患感冒时，不要与孩子接触。

小儿消化不良

小儿消化不良主要是指食物进入体内不能完全消化，而无法吸收的一种病症。轻者可没有痛苦，仅仅表现为腹部不适；重者可出现大便次数增多，便下稀水呈蛋花样，食欲减退，腹胀等，并且食物未完全消化、吸收，身体长期得不到充足的营养就会体形消瘦，影响到小儿的生长发育。

实用·偏方·秘方

山楂汤

配　料 山楂 9 克，淮山药 15 克，白糖 25 克。

制用法 水煎服，每日 1 剂，连服 5 ~ 7 日。

功效主治 健脾益气，消积导

滞。主治小儿疳积。

苹果蜂蜜

配　料 苹果、饴糖、蜂蜜各适量。

制用法 将苹果去皮、核，切成小块，放入锅内，加水煮熟，调入饴糖、蜂蜜即可服食。每日1剂。

功效主治 健脾和胃，养心益气。主治小儿疳症。

白糖栗子

配　料 栗子10枚，白糖25克。

制用法 栗子去皮，加水适量煮成糊膏，下白糖调味。每日2次。成人服用量可加倍。

功效主治 养胃健脾。主治小儿消化不良、脾虚腹泻。

蛋黄油

配　料 鸡蛋1个。

制用法 煮熟，去皮去蛋白，取蛋黄放入锅内用文火熬炼取油。1岁以下小儿每天服1个蛋黄油，分2～3次口服。1岁以上的小儿可每日服2个蛋黄油，分2～3次用，连续服用3天。

功效主治 清热润燥，健脾和胃。主治小儿消化不良。

丁香姜汁奶

配　料 丁香2粒，姜汁1茶匙，牛奶250毫升，白糖15克。

制用法 将丁香、姜汁、牛奶同放锅内煮沸，除去丁香。加白糖调饮。

功效主治 理虚，止呕，降逆气。主治小儿疳积瘦弱、食入即吐。

鸭胆粉

配　料 鸭胆汁、怀山药粉各30克，蜂蜜15克。

制用法 鸭胆汁与山药粉和匀，晒干，研末。以蜂蜜加水1匙，与药粉调匀蒸10分钟，空腹服下。1～3岁，每服3克，每日1次；3～6岁，每服3克，每日2次；6～9岁，每服3克，每日3次。如口渴，可另用鸡内金煎水饮。

功效主治 清热润燥，生津止渴，消积化滞。主治小儿疹后发热、消瘦、口渴、面黄之五疳。

山楂谷芽茶

配　料 山楂、炒稻谷芽各10克。

制用法 将上2味共制粗末，放入杯内，用沸水冲泡，代茶饮用。

每日1剂。

功效主治 健胃消食，化滞破积。主治小儿疳积。

川贝粉

配　料 川贝适量。

制用法 取川贝粉碎，过80～100目筛后，分装即可备用，每日按千克体重0.1克分3次服用。

功效主治 消食除胀。治婴幼儿消化不良。

验　证 李某，男，6个月。混合喂养，患消化不良20日，每日大便次数在5次以上，粪便呈黄绿色，并有黏液及未完全消化的食物。患病期间曾用过食母生、乳酸菌素、鞣酸蛋白等药，均未见效。用此方的次日，大便次数由5次以上减至2次，粪便呈黄色，挟少量不消化的食物，第3日无便，第4日大便恢复正常，停药。

白术车前子汤

配　料 白术、车前子、诃子各适量。

制用法 1岁以内白术、车前子各6克，诃子3克；1岁以上白术、车前子各10克，诃子6克。将上药水煎2次，早、晚分服，也可以放在碗里加水，做饭时放在锅里蒸。可加适量的砂糖，少量多次当水喝。

功效主治 消食强胃。主治小儿消化不良。

验　证 用此方治疗小儿消化不良患者20余例，均在服药1～2剂后获得痊愈。

苍术砂仁粉

配　料 焦苍术、砂仁各150克，炒车前子、白术、诃子各100克。

制用法 将上药共研为极细末，装入瓶内备用。用时，6个月以内每次服1.0～1.5克；6个月～1岁每次服1.5～2克；1～3岁每次服2～3克，均日服3次，用淡糖盐水送服。脱水重伴有酸中毒者，则应配合补液。

功效主治 健胃安脾。主治小儿消化不良。

验　证 用此方治疗小儿消化不良患者135例，经用药2～6天，均获治愈。

党参干姜汤

配　料 党参、泽泻各6克，白

术、茯苓、干姜各3克，山药10克，木香、砂仁（后下）各5克，陈皮、乌梅、车前子（另包）、甘草各8克，焦三仙15克，黄连2克。

制用法 上方加水500毫升，煎汁至90毫升。7～12月龄，每次服10～15毫升；1～1.5岁，每次服15～20毫升；1.5～3岁，每次服20～30毫升。每日3次，5天为1个疗程。病情反复发作者，可在上方基础上进行加减，继用2～3个疗程。

功效主治 健胃消食。主治婴幼儿慢性消化不良。

车前子泽泻煎剂

配　料 车前子6克，泽泻、茯苓、淮山药各5克，甘草3克。

制用法 每日1剂，水煎服。

功效主治 健胃消食。主治婴幼儿单纯性消化不良。用治婴幼儿消化不良性腹泻效佳。

健康小贴示

❶改变生活方式，掌握正确教育方法，不溺爱孩子。

❷调整食物种类，饮食结构合理，建立良好的生活习惯。不挑食，饮食要有节制，少吃生冷食品。

❸吃饭时保持患儿心情舒畅，避免心理紧张因素。

❹尽量避免服用对胃有刺激的药，如阿司匹林、布洛芬等。

小儿厌食

小儿厌食一般是指1～6岁的儿童长期见食不思、胃口不开、食欲不振，甚则拒食的一种病症。该病主要是由于饮食喂养不当，损伤肠胃功能而引起的。厌食患儿一般精神状态均较正常，若病程过长，就会出现面黄倦怠、形体消瘦等症状，但与疳症的脾气急躁，精神萎靡等一系列症状有所区别。

实用·偏方·秘方

山楂陈皮方

配 料 山楂6克，陈皮5克，白术4克。

制用法 将上述3味共研细粉，米汤调糊，敷于脐窝，盖上纱布，外用胶布固定。每日换药1~2次，3~5日为1个疗程。

功效主治 消食健胃。治疗小儿厌食。

白术茯苓饮

配 料 白术、茯苓、党参、陈皮各6克。

制用法 水煎服。

功效主治 健脾和胃。治疗脾虚型厌食。症状表现为面色苍黄，形体消瘦，不思饮食，好卧懒动，疲倦少语，大便稀不成形，舌质淡，苔少，脉象细弱无力。

韭菜子饼

配 料 韭菜子9克，面粉适量。

制用法 将韭菜子研末，调入面粉和匀，制成饼，蒸熟，日分3次服用，连服3~5日。

功效主治 健胃。适用于兼见自汗、面白等症的小儿食欲不振症。

番茄汁

配 料 西红柿数个。

制用法 洗净，用开水泡过去皮，去子，用干净纱布挤汁，每次服用50~100毫升，每日2~3次，汁中不要放糖。

功效主治 健脾开胃，治小儿厌食。

木香丸

配 料 木香、砂仁各15克，六曲、炒麦芽、焦山楂各60克，炒槟榔、炒莱菔子各40克，炒青皮30克，胡连20克，黄芪90克。

制用法 共为细面，炼蜜为丸，每丸重4克，每服1丸，每日2

次，奶、水各半送服。如服药面亦可，每次服2克，日2次。

功效主治 健脾和胃。用治小儿厌食，症见见食则烦，体弱发稀。

党参末

配　料 党参、白术、陈皮、苍术、鸡内金、枳壳各3～6克，茯苓、山楂各6～10克，甘草2～3克。

制用法 药物用清水浸泡30分钟，再煎煮15～20分钟，上药可研细末，每次6克空腹服，日服2次。

功效主治 健脾开胃。用治小儿厌食。

山药末

配　料 山药200克，神曲150克，茯苓100克，丁香20克。

制用法 为细末，每次冲服15克，每日3次。

功效主治 补脾养脾。治小儿厌食。

大黄煎剂

配　料 大黄、甘草各3克，槟榔、陈皮各6克，砂仁5克，焦山楂、建曲、炒麦芽各10克。

制用法 每日1剂，水煎服。

功效主治 理气醒脾，消食开胃。用治小儿厌食症。

香薷粉

配　料 香薷、砂仁、草果、陈皮、五味子、甘草各10克。

制用法 共为细末，每次冲服3克，日2～3次。

功效主治 温胃调中。治小儿厌食。

苍术鸡内金

配　料 苍术、炒鸡内金、莪术各6克，山楂、神曲、党参各10克，麦芽15克，茯苓12克，陈皮8克。

制用法 诸药水煎取汁150毫升，分3次服，每日1剂。6天为1个疗程。

功效主治 运脾开胃。主治小儿厌食症。症见长期食欲不振，而无其他疾病；面色少华，形体偏瘦，精神尚好，无腹膨；有喂养不当史。

验　证 吴某，男，4岁。形体瘦弱，面色苍白少华，精神尚好，三餐纳食较少已3年，肝功能、胸片等检查无异常，血色素略低，平素易感冒，多食即易呕吐，大便软不成形。舌质淡红、苔薄白，脉细弱。诊断：厌食症，脾胃气虚型。用本方加黄芪，配合隔日针刺四缝穴，治疗6天，患儿食欲增强，食量增加，精神好，大便成形，无呕吐。随访近1年，纳食佳，极少感冒，儿体壮实，体重增加。

黄芪白术煎剂

配　料 黄芪、白术、茯苓、黄精各3克，陈皮、青黛各2克，炙鸡内金、炙甘草各1克。

制用法 每日1剂，水煎，分2~3次服。

功效主治 健脾益气，和胃消食。主治脾虚厌食。症见病程较长，多伴有面黄，发枯，肌肉不实或消瘦，大便不调，舌偏淡，苔薄白，指纹淡或脉沉弱，身高体重低于正常儿童或伴有多汗，易感冒等。

验　证 用此方治疗小儿厌食101例，痊愈率为82.8%，有效率为96.6%。

党参山药煎剂

配　料 党参、山药各6克，菖蒲、郁金各4克，杏仁、木香、枳壳、槟榔、鸡内金各3克，莪术、牵牛子、大黄炭各2克，花椒、肉桂各1克。

制用法 每日1剂，水煎2次，分3次服。1个月为1个疗程。

功效主治 温中健脾，行气止痛。主治小儿厌食症。

加　减 舌边尖红者，去木香，加炒银花5克；舌苔厚腻者，去木香加藿香3克；尿黄或浑浊者，加滑石（包煎）4克；烦躁多动者，加蝉蜕、白芍各4克；汗多者，加浮小麦10克。

验　证 用此方治疗250例，痊愈198例，好转46例，无效6例，总有效率为97.6%。

萝卜子山楂方

配　料 萝卜子90克，山楂360克，粳米汤适量。

制用法 将山楂炒焦，与萝卜子共研细末，混匀备用。每次服3克，每日3次，粳米汤送服。

功效主治 健脾行气，消食化

积。适用于小儿厌食。

藿香半夏煎剂

配 料 藿香、半夏、厚朴、山楂、神曲、鸡内金、砂仁各6克，茯苓10克，甘草3克。

制用法 每日1剂，水煎2遍，分4~6次服。

功效主治 消食和胃，化浊运脾。主治小儿食滞厌食。症见厌食，腹胀，呃气时作，嗳腐吞酸，手心发热，或夜寐躁扰，大便中夹不消化食物，舌苔白或舌根黄腻，脉滑，指纹紫等。症属食滞胃脘，脾气困阻者。

验 证 用此方治疗24例小儿厌食症，其中23例治愈，1例好转。

山药扁豆煎剂

配 料 淮山药、扁豆、茯苓、炒谷芽、炒麦芽各12克，枳壳、鸡内金、炙甘草各6克。

制用法 将上药水煎，分2~3次口服，每日1剂。5天为1个疗程。

功效主治 温中健脾。主治小儿厌食症。

验 证 用此方治疗小儿厌食症患者95例，治愈90例，好转5例，总有效率为100%。

太子参山药煎剂

配 料 太子参、山药、炒扁豆、鸡内金各5~10克，莱菔子、陈皮各3~6克，生麦芽8~12克。

制用法 2天1剂，水煎服，频服数次（3~4次）。

功效主治 理气健脾，行气燥湿。主治小儿厌食症。

验 证 用此方曾治疗97例，痊愈84例，好转13例，总有效率为100%。

厚朴茯苓煎剂

配 料 厚朴、茯苓、陈皮、木香、槟榔、建曲、谷芽、麦芽、石斛、灯芯各适量。

制用法 每日1剂，水煎服。

功效主治 健脾和胃。主治小儿食欲缺乏症。

验 证 治疗小儿食欲缺乏症1000例，其中治愈914例，好转57例，无效29例，总有效率为97.1%。

健康小贴示

❶在治疗期间要及时改善喂养方法，纠正小儿偏食习惯。

❷食物以清淡、微酸、微咸为宜，可多食蔬菜，常食扁豆、山药、薏苡仁等具有清补作用的食物，少食油炸甘甜厚味之品。

❸适当加强小儿的运动，提高消化能力。

小儿腹泻

小儿腹泻是一种胃肠功能紊乱综合征。根据病因不同可分为感染性和非感染性两大类。2 岁以下婴儿，消化功能尚不成熟，抵抗疾病的能力差，尤其容易发生腹泻。夏秋季节是病菌多发期，多种细菌、病毒、真菌或原虫可随食物或通过污染的手、玩具、用品等进入消化道，很容易引起肠道感染性腹泻。表现为每日排便 5 ~ 10 次不等，大便稀薄，呈黄色或黄绿色稀水样，似蛋花汤，或夹杂未消化食物，或含少量黏液，有酸臭味，偶有呕吐或溢乳、食欲减退。患儿体温正常或偶有低热。重者血压下降，心音低钝，可发生休克或昏迷。

实用·偏方·秘方

止泻粥

配　料 小米 30 克，生姜 3 克。

制用法 加水煮成粥，每日 2 次。

功效主治 健脾，止泻。主治小儿腹泻。

绿豆粉蛋清贴

配　料 绿豆粉 9 克，鸡蛋清 1 个。

制用法 共调和为饼。呕者贴于囟门，腹泻者贴于足心。

功效主治 清热解毒，消暑利水。主治夏天小儿上吐下泻不止。

车前子煎剂

配　料 车前子（布包）5克，绿豆30克。

制用法 水煎服，每日1剂，2次分服。

功效主治 清热解毒，利湿止泻。适用于湿热所致的小儿腹泻。

地榆白及煎剂

配　料 地榆、白及各30克。

制用法 将上药加水500毫升，浓煎至200毫升。每天早、晚各服1次，每次50毫升，服用时可加少许食糖，一般可连服2～4次。

功效主治 收敛止泻。主治腹泻。

胡萝卜汤

配　料 鲜胡萝卜250克。

制用法 洗净，连皮切成块状，放入锅内，加水适量和盐3克，煮烂，去渣取汁，一天分2～3次服完。

功效主治 健脾化滞，止泻。适用于小儿腹泻。

无花果煎剂

配　料 无花果5～7枚。

制用法 水煎服，每日3次。

功效主治 止泻。主治小儿久泻不止。

石榴皮煎

配　料 石榴皮8克。

制用法 水煎频服，代茶饮。

功效主治 固涩，止泻。主治久泻。

二香散

配　料 丁香、木香各5～10克，肉桂4～6克。

制用法 上药共研细末，置纱布袋内，用绷带固定小儿脐上1夜，一般1～3次即可见效。

功效主治 理气散寒，止痛止泻。主治小儿腹泻。

扁豆衣茯苓汤

配　料 扁豆衣、茯苓、钩藤（后下）各9克，扁豆花、炒谷芽、炒麦芽、神曲、炒党参各6克，木香2克，炒白术、陈皮各5克。

制用法 上药加水适量，文火煎汁去渣后备用。每日分2次服下，每次量约60~80毫升。

功效主治 健脾化湿，止泻痢。主治婴儿腹泻迁延日久、泄下水份较多，时有肠鸣不畅，平时有湿疹病史，且胆怯易惊，患儿大多以人乳喂养为主。

验 证 用此方治疗婴儿腹泻患者125例，显效率为98.4%。

莲子山楂汤

配 料 莲子肉15克，山楂肉10克，诃子肉7.5克，乌梅肉3克，大枣肉20克。

制用法 上药为1周岁的小儿量，每日1剂，水煎分3次服。

功效主治 止泻。主治婴幼儿迁延型腹泻。

加 减 根据患儿年龄大小，药量可酌情加减。如服3~5剂之后，腹泻减轻或大便初见成形，可将本方中药按比例研成细末，改作散剂服之。

验 证 用此方曾治疗62例婴幼儿迁延型腹泻（均属单纯消化不良，病程超过1个月），痊愈42例，好转16例，无效4例，有效率为93.5%。其中服药最少者3剂，最多20剂。

鲜石榴贴

配 料 鲜石榴皮30克。

制用法 砸成泥状敷脐，包扎密封固定，24小时换药1次。

功效主治 固涩，止泻。主治婴幼儿腹泻。

验 证 用此方治疗婴幼儿腹泻24例，用药1次治愈12例，2次5例，3次4例，好转3例。

胡椒麝香贴

配 料 胡椒（黑、白胡椒均可）适量。

制用法 研细末，每次1~3克，撒在患儿神阙穴，外用麝香壮骨膏固定，每24小时更换1次。

功效主治 温中，下气，消痰，解毒。主治寒痰食积，脘腹冷痛，反胃，呕吐清水，泄泻，冷痢。适用于腹泻水样便，每日4~20次，以腹胀肠鸣为主要表现，大便化验多为仅见脂肪球和食物残渣者。

验 证 王某，男，6个月。腹泻3天，排水样大便，每日20余次；小便1天未下，精神差，面色苍白，口唇干燥，双眼轻度凹陷。经用上方以胡椒外敷神阙穴，3次即愈。

黄芩甘草煎

配　料 黄芩、白芍、葛根（煨）、防风、焦麦芽各10克，焦白术12克，甘草、乌梅各6克，陈皮1克，生姜3片，大枣5枚。

制用法 水煎服，分数次服，每日1剂。

功效主治 清热散邪，涩肠止泻。主治小儿秋季腹泻。均在秋末冬初流行期发病，有不同程度的发热，体温多在38～39.5℃，伴上呼吸道感染，腹痛，腹泻，黄绿色水样或蛋花样便，每日10余次甚至数10次，伴呕吐，哭闹不安等。

验　证 孙某，男，7个月。因发热，腹泻蛋花汤样便，日达10余次，哭闹不安，查体温39.5℃，烦躁不安，尿少，舌红苔黄，指纹紫滞，粪常规检验：黄绿色稀水样便。西医诊断：秋季腹泻；中医诊断：泄泻。予此方每腹泻1次，喂药1次。进2剂，热退，便次减少。继服2剂，诸症消失，大便成形。

人参茯苓煎剂

配　料 人参、茯苓、茵陈各9克，白术、藿香、甘草各5克，金银花6克，乌梅12克，葛根、马齿苋各20克。

制用法 日1剂，水煎服。

功效主治 止泻。主治小儿重症腹泻。

验　证 用此方治疗小儿重症腹泻80例，平均服药3～8剂，全部获得痊愈。

健康小贴示

❶轻症患儿，宜适当减少乳食，缩短喂奶时间或延长间隔时间。重症患者，初起须禁食8～12小时，以后随病情变化，可逐渐恢复少量乳食或米汤。

❷大便后，宜用温水清洗臀部，并扑上滑石粉，防止发生红臀症。

❸有中毒症状及明显脱水症状者，应当住院治疗。

小儿痢疾

痢疾是一种由痢疾杆菌引起的肠道传染病。痢疾杆菌可随食物通过污染的手、玩具、餐具等进入胃肠道，引起小儿痢疾。多见于2~7岁平素营养好、体格健壮的儿童。好发于夏秋季。表现为突起高热、面色苍白、四肢冰凉、嗜睡、精神萎靡或惊厥等。小儿痢疾的特点是起病急骤，感染中毒症状严重，病情恶化快，病死率高。

实用·偏方·秘方

苍术大黄包

配料 炒苍术90克，制大黄、制草乌、川羌活、炒杏仁各30克。

制用法 以上药共研细末分成1.5克重1包，每日2次，每次1包，儿童酌减。

功效主治 燥湿止泻。主治小儿细菌性痢疾。

验证 用此方治疗患儿96例，痊愈62例，有效28例，无效6例，总有效率为93.7%。

红糖白头翁散

配料 白头翁、败酱草、秦皮、川黄连各6克，赤芍5克，生甘草4克。

制用法 将上药共研为极细末，装瓶密闭备用。用时，每次口服2克，以红糖水送服。

功效主治 清热解毒，凉血止痢。主治小儿细菌性痢疾。

验证 用此方治疗小儿细菌性痢疾患者109例，用药2~5天治愈107例，显效2例，有效率为100%。

金银花生煎剂

配料 金银花20克，生山楂30克，赤、白芍各10克，生甘草6克。

制用法 每日1剂，水煎2次，分3次服，赤多者调适量白砂糖；白多者调适量赤砂糖。6岁以上用上方剂量；3~6岁用上方剂量的1/2~2/3；3岁以下用1/3剂量。

功效主治 清热解毒，消食导滞，调气行血。主治小儿急性细菌性痢疾，证属湿热夹滞型。

苦瓜汁

配　料 鲜小苦瓜5条。

制用法 将瓜洗净榨汁，过滤。每日服1或2次。

功效主治 清热，解毒，祛湿。用治小儿红、白痢疾。

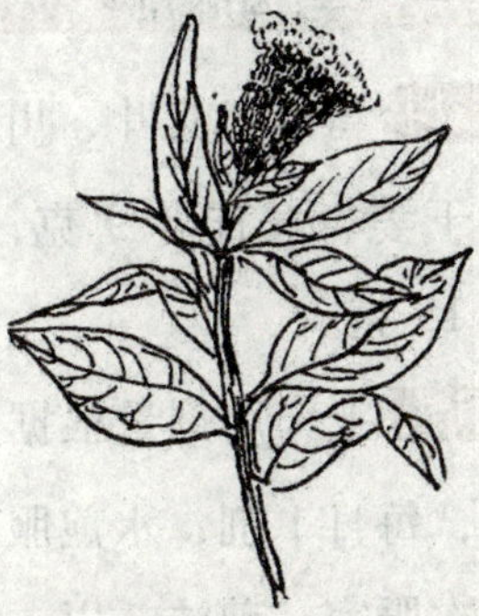

白蔹黄连胶囊

配　料 白蔹、地锦草、黄连、黄芩、广木香、葛根各10克。

制用法 将上药共研为极细末，装入胶囊内，每粒装药末0.3克，每服3~4粒，每日2~3次。

功效主治 杀菌消毒。主治小儿细菌性痢疾。

验　证 用此方治疗小儿细菌性痢疾患儿122例，经用药3~6天后，均获治愈。

冰糖葵子汤

配　料 冰糖20克，葵花子50克。

制用法 将葵花子用开水冲烫后，煮1小时，加冰糖。服汤，每日2或3次，可连续服用。

功效主治 清热利湿。用治小儿血痢之腹痛下坠、恶心。

泻痢通

配　料 木鳖仁30克，穿山甲15克。

制用法 香油熬，黄丹收，贴肚脐上。

功效主治 杀菌止泻。治小儿痢疾。

香油生姜贴

配　料 香油300克，生姜240克，胡椒30克，巴豆肉15克，黄丹24克。

制用法 熬膏摊布上，贴脐上。

功效主治 杀菌消炎。治痢疾。

马齿苋煎剂

配　料 马齿苋300克。

制用法 水煎服，日1剂。可酌加白糖调味。

功效主治 止泻。治小儿痢疾。

高粱根汤

配　料 高粱根1个，红糖120克。

制用法 水煎服。

功效主治 止泻。治小儿痢疾。

花椒汤

配　料 花椒1撮。

制用法 水煎服。

功效主治 止泻。治小儿痢疾。

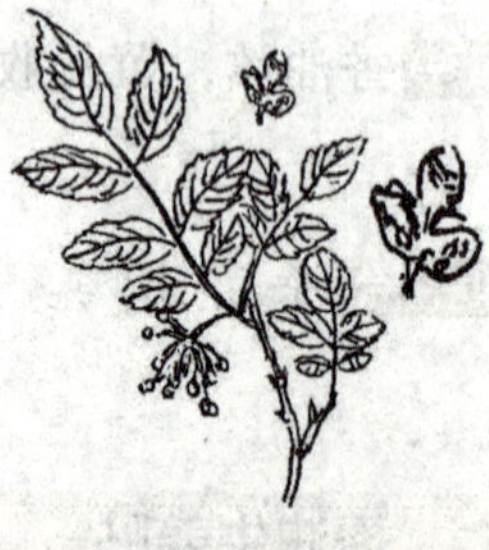

黄连阿胶丸

配　料 黄连（去须）150克，阿胶75克，茯苓（炒去皮）100克。

制用法 上各为末，水熬阿胶膏调和，丸如绿豆大，每服20～30丸，空心温水饮送下。

功效主治 清热燥湿，泻火解毒。治冷热不调，下痢赤白，里急后重，脐腹疼痛，口燥烦渴，小便不利。

满天星末

配　料 满天星适量。

制用法 洗净晒干，为细末。每日3次，每次15克，用糖开水冲服。

功效主治 清热，止泻。适用于小儿细菌性痢疾。

乌梅煎剂

配　料 乌梅、艾叶、川椒、赤石脂、干姜、黄连各9克，槟榔、黄芩各15克。

制用法 上药用剂量根据患儿年龄而定，每日1剂，水煎服。幼儿可分数次服完。煎法：以一定量水浸泡药5分钟。用武火煎开，改文火煮20分钟，煎取药液少量频服。

功效主治 燥湿运脾，导滞清痢之功效。主治小儿急性细菌性痢疾。

生姜绿茶

配　料 生姜、绿茶各10克，白糖适量。

制用法 将生姜洗净切丝，加水煎汤，趁沸冲沏绿茶，调入白糖，代茶饮用。每日1剂。

功效主治 清热解毒，和胃利湿。主治小儿赤白痢疾。

山楂茶

配　料 山楂30克，茶叶6克，白糖、红糖各10克。

制用法 将山楂洗净切片，放入锅内，加水煮沸10分钟，加入茶叶再煮二三沸，调入白糖、红糖即成。每日1剂，2～3次分服，连服5日。

功效主治 清热利湿，抗菌镇痛。主治小儿急性痢疾。症见痢疾初起、发热、便稀黄绿、伴有黏液及脓血、腹痛下坠、恶心呕吐等。

绿豆胡椒贴

配　料 绿豆、胡椒各3粒，大枣2个。

制用法 先将大枣洗净，去核，与绿豆、胡椒共捣烂。敷于肚脐上。

功效主治 清热解毒，祛寒湿。主治小儿红、白痢疾。

南瓜根汤

配　料 南瓜根适量。

制用法 水煎服。

功效主治 温中益气，健脾导滞。主治小儿痢疾。

健康小贴示

❶注意环境卫生、饮食卫生尤为重要。积极灭蝇、灭蚊、灭鼠，消除蚊蝇滋生场所，保持室内外清洁卫生。

❷培养孩子饭前便后洗手、不喝生水、不吃生冷类蔬菜瓜果、不随地吐痰、不随地大小便的卫生习惯，以减少和控制肠道传染病的发生。

小儿遗尿症

遗尿，俗称尿床，是一种夜间无意识的排尿现象。小儿在3岁以内由于脑功能发育未全，对排尿的自控能力较差；学龄儿童也常因紧张疲劳等因素，偶尔遗尿，均不属病态。超过3岁，特别是5岁以上的儿童经常尿床，轻者数夜1次，重者1夜数次，就可能是疾病状态的遗尿，父母应引起注意。本病多见于小儿先天性隐形脊柱裂、先天性脑脊膜膨出、脑发育不全、智力低下、癫痫发作、脊髓炎症和泌尿系统感染及尿道受蛲虫刺激等。生理性遗尿不需药物治疗。如是疾病引起的遗尿应从治疗原发病着手。

实用·偏方·秘方

益智散

配　料 益智仁9克，醋、红酒各适量。

制用法 醋炒研细末。用红酒分3次送服。

功效主治 温脾，暖肾，缩尿。适用于小儿尿床。

核桃蜂蜜方

配　料 核桃肉100克，蜂蜜15克。

制用法 将核桃肉放在锅内干炒发焦，取出晾干。调蜂蜜吃。

功效主治 补肾温肺，定喘润肠。适用于小儿久咳引起的遗尿气喘、面眼微肿。

饴糖中药汤

配　料 饴糖2匙，桂枝15克，白芍药、甘草各10克。

制用法 先将3味中药煎汤，去渣，冲入饴糖。每日分2次服。

功效主治 补脾益气。适用于小儿体虚遗尿。

柿蒂汤

配　料 柿蒂12克。

制用法 水煎内服。

功效主治 适用于小儿习惯性尿床。

丁香肉桂敷贴

配　料 丁香、肉桂各3克，米饭适量。

制用法 将两者研细，与米饭共捣成泥，做成小饼，每晚敷于肚脐上。

功效主治 补火助阳。适用于小儿遗尿。

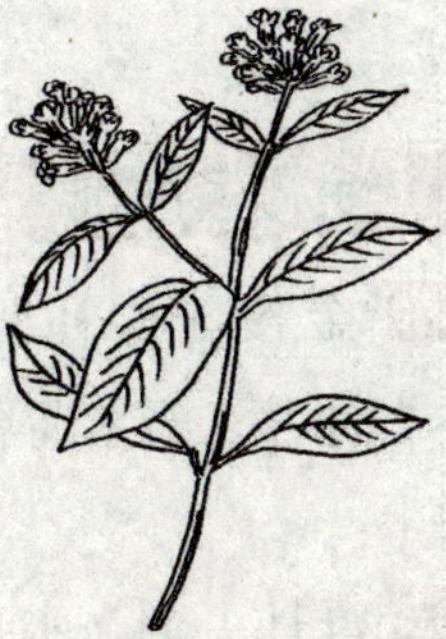

洋参猪腰方

配　料 西洋参15克，龙眼干15克，猪腰1对。

制用法 以上3样蒸熟食用。

功效主治 益气固元。适用于小儿遗尿，一般1次即好。

玉竹汤

配　料 玉竹60克。

制用法 洗净切片，水煎饭前服。

功效主治 固本止遗。适用于小儿遗尿。

金樱子膏

配　料 金樱子（去子）、白糖各适量。

制用法 酌加白糖，熬膏。每服1匙。日服2次。

功效主治 缩尿止泻。适用于小儿习惯性尿床。

葱白硫黄汁

配　料 葱白7～8根，硫黄50克。

制用法 共捣出汁，睡前敷于肚脐上，连续敷3夜。

功效主治 补阳，助火。适用于小儿遗尿。

生枣仁牡蛎汤

配　料 生枣仁、牡蛎各5～30克，甘草6～10克。

制用法 水煎服。每日1剂。

功效主治 补中益气，收敛固涩。适用于小儿遗尿。

乌梅蚕茧煎剂

配　料 乌梅6克，蚕茧20只。

制用法 水煎，去渣取汁，温服。每日下午4时前服完。每日1剂。

功效主治 补虚养身。适用于小儿遗尿。

蒜泥羊肉

配　料 羊肉250克，大蒜15克，热油、酱油、盐等各适量。

制用法 将羊肉洗净，煮熟切片，大蒜捣成泥，同放大盘内，加适量熟油（或熟辣椒油）、酱油、盐等拌匀食。

功效主治 补虚劳，壮阳道。适用于小儿遗尿。

枸杞内金粉

配　料 枸杞子、鸡内金、益智仁、补骨脂、菟丝子各30克，覆盆子20克，车前子、五味子各10克。

制用法 上药共研极细末，备用。3~6岁者每次服3克；7~9岁者4.5克；10岁以上者每次6克。每日服3次，淡盐汤送服。7天为1疗程，一般服1~3个疗程即可获愈。

功效主治 缩尿止泻。主治小儿遗尿症。

验　证 先后治疗单纯性小儿遗尿症67例，痊愈45例，显效16例，无效6例，总有效率为91.1%。

党参菟丝子煎剂

配　料 党参、菟丝子各12克，蚕茧10只，补骨脂、金樱子、覆盆子各9克，桑螵蛸、黄芪各15克，炙甘草4.5克。

制用法 每日1剂，水煎服。

功效主治 补虚养身。主治小儿遗尿症。

验　证 治疗小儿遗尿症44例，治愈24例，显效7例，好转5例，无效8例。

金樱子煎剂

配　料 金樱子、补骨脂、防风、藁本、浮萍、石菖蒲各10克，甘草5克。

制用法 每日1剂，水煎，分2次服。

功效主治 缩尿止泻。主治小儿遗尿。症见3岁以上小儿夜间或白天睡眠时小便自遗，醒后方觉。

验　证 用此方治疗小儿遗尿症21例，治愈16例，好转3例，无效2例，总有效率为90.47%。

甘草小茴香煎剂

配　料 甘草30克，小茴香、益智仁、补骨脂各15克，桑螵蛸20克，山药、肉桂各10克。

制用法 每日1剂，水煎服。

功效主治 缩尿止泻。主治小儿遗尿症。

验　证 用此方治疗小儿遗尿症30例，全部治愈。

益智仁白果散

配　料 益智仁、白果各100克，炒山药、乌药各30克，桑螵蛸40克，补骨脂15克。

制用法 共为细末，每次可服至10克，每日2次，早晚温开水冲服，幼儿剂量酌减。

功效主治 补益肾气，温暖下元。主治小儿遗尿症。

健康小贴示

❶儿童患遗尿常感到羞耻，精神负担重，常少言寡语。怕别人谈及此事，故大人要耐心告知原因，使其解除精神负担，增强战胜疾病的信心；不要采取斥责、体罚方法，应积极给予治疗。

❷患儿宜侧卧位睡眠，垫褥不宜太厚，被子不要裹脚。

❸平时生活要有规律，白天不要玩耍过累。

❹平日饮食不宜太咸，晚饭尽量少食稀汤。睡前不要饮水，排空小便后再睡。

婴儿湿疹

婴儿湿疹是指2个月至2岁的幼童具有遗传倾向的变态反应性皮肤病。其皮疹多见于颜面、前额及下颌，可延及头顶肩臂，甚则可波及全身，呈对称性分布。皮疹形态不一。白红斑、丘疹、疱疹以致渗液、结痂和脱屑，轻重不等的皮损可同时出现。湿疹以瘙痒、反复发作为特征。

实用·偏方·秘方

车前草洗剂

配　料 车前草15克，龙胆草、羊蹄、乌蔹莓、野菊花各9克，黄柏、明矾各6克，地肤子12克。

制用法 碎成粗末，煎水洗患处，1日2次。

功效主治 清热燥湿，杀虫止痒。用治急性肛门湿疹。

蝉衣煎剂

配　料 蝉衣、生甘草各5克，苦参、生薏苡仁、白蒺藜、地肤子、白鲜皮、焦山栀、苍术各10克，土茯苓15克。

制用法 水煎服，每日1剂。

功效主治 清热解毒，祛风化湿。用治小儿急性湿疹。

地榆马赤苋液

配　料 生地榆、马齿苋各10克。

制用法 水煎200毫升，用纱布取液于患部湿敷。干后再行浸药，每天敷3～6次。

功效主治 治疗婴儿湿疹，用于渗出液多的患儿。

生艾叶方

配　料 生艾叶30克，花椒、石菖蒲、蛇床子、地肤子、生百部各15克，苦参、黄柏各12克，白矾5克。

制用法 加水2000毫升，煎煮20分钟，不去渣，用纱布浸药液敷病变处，1日3次，每次20分钟，1剂可用2天，每次用前须煮沸。

功效主治 燥湿，杀虫，止痒。用于湿疹、肢癣等渗出物较多的瘙痒性皮肤病。

白英大枣汤

配　料 半边莲、乌韭、白英各15克，金银花6克，大枣7个。

制用法 上药以净水600毫升煎取200毫升，去渣以汤药代水饮。婴幼儿可用奶瓶吮服，分3～4次服完。

每日服1剂。1疗程为5~10剂。

功效主治 清热解毒，益气养血。主治婴儿湿疹。

加 减 大便溏者，加葛根6克。

验 证 用此方治疗婴儿湿疹80例，治愈60例，显效16例，无效4例，总有效率为95%。

金银花茶

配 料 金银花15克。

制用法 煎水，加糖适量，饮用。

功效主治 治湿疹。

冬瓜粥

配 料 粳米30克，冬瓜适量。

制用法 加水同煮食用。

功效主治 治湿疹。

菊花茶

配 料 菊花5克。

制用法 开水冲泡，饮用。

功效主治 清热解毒。治湿疹。

丹参茵陈洗液

配 料 丹参、茵陈、败酱草各30克，苦参25克，黄柏、通草各15克。

制用法 将上药水煎3次后合并药液（约200毫升），取其中100毫升分3次口服；余液外洗患部，每日2~3次，每日1剂。

功效主治 清热解毒。主治婴儿湿疹。

验 证 用此方治疗小儿湿疹60例，均获治愈。

苍耳子百部汤

配 料 苍耳子、蛇床子、地肤子、苍术、白鲜皮、生大黄、黄柏、知母、蒲公英、苦参、野菊花、百部、生甘草各100克。

制用法 水煎外洗患处，每日3次。

功效主治 清热解毒，止痒。主治婴儿湿疹。

验 证 用此方治疗小儿湿疹123例，痊愈120例，显效3例，有效率为100%。

绿豆粉蜂蜜膏

配 料 绿豆粉30克，蜂蜜9克，冰片3克，醋30克。

制用法 将绿豆粉用锅炒成灰黑色，同蜂蜜、冰片、醋等调和为胶状，摊油纸上，当中留孔，敷于患处。

功效主治 清热，解毒，防腐。适用于湿疹。

白鲜皮苦参煎剂

配　料 白鲜皮、儿茶、乌梅、五倍子、苦楝皮各30克，紫草茸、黄柏、苦参各9克，枯矾6克。

制用法 每日1剂，水煎浓汁，分2~3次洗患处。

功效主治 清热解毒。主治婴儿湿疹。

加　减 重者加服龙胆泻肝汤。

验　证 用此方治疗婴儿湿疹50例，全部治愈，轻者2~3天治愈，重者5~9天治愈。

双花连翘煎剂

配　料 双花、连翘、苍术、大力子各9克，薏苡仁12克，赤芍6克，白芷、荆芥穗各4.5克，蝉衣、生甘草各3克。

制用法 每日1剂，水煎服。

功效主治 清热解毒。主治婴儿湿疹。

验　证 用此方治疗婴儿湿疹60余例，均获良好效果。

健康小贴示

❶饮食宜清淡，忌食辛辣、海腥等发物。

❷皮损处忌过度搔抓、热水烫洗，忌肥皂等碱性物质刺激。

鹅口疮

鹅口疮是指小儿舌上、口腔黏膜上出现状如鹅口的白色点状或片状白屑。因其色白如雪片，故又称雪口。其白屑，状如凝乳，不易拭去，若强揩之，其下面的黏膜则见潮红、粗糙，不久又复生，常伴有哭闹不安，拒乳等症。本病可因先天胎热内蕴，或口腔不洁，感受秽毒之邪而致。

实用·偏方·秘方

黄连银花液

配　料 黄连3克，银花6克。

制用法 水煎3次，取液50毫升，加奶100毫升，每日3次，每次20～30毫升。

功效主治 泻火解毒。治鹅口疮。

黄连薄荷汁

配　料 黄连、薄荷、甘草各1.5克，五倍子4.5克。

制用法 浓煎取汁50毫升，频涂口腔并服之。

功效主治 泻火解毒。治鹅口疮。

威灵仙汤

配　料 威灵仙8克。

制用法 水煎服及含漱，日3～4次。

功效主治 消炎止痛。治鹅口疮。

板蓝根薄荷汁

配　料 板蓝根20克，薄荷5克。

制用法 煎汁，取一半擦洗患处，日5～6次，另一半分2～3次内服。

功效主治 清热解毒。治鹅口疮。

板蓝根液

配　料 板蓝根10克。

制用法 上药水煎成液。反复涂擦患处，1日5～6次，并可内服。1～5天即可愈。

功效主治 清热解毒。治鹅口疮。

生石膏硼砂末

配　料 生石膏、硼砂各25克，人中白、青黛、川连、乳香、没药各10克，冰片3克。

制用法 共研细末，取少许喷撒口腔，每日5～6次。

功效主治 清热泻火。主治小儿鹅口疮。

验　证 用此方治疗小儿鹅口疮360例，治愈率100%。

嫩笋芽汁

配　料 芒茎的鲜嫩笋芽5～6个，第2次淘米水。

制用法 将笋芽打烂，与第2次淘米水适量煎汤取汁而成。用以洗口腔，每日3～4次。

功效主治 清热泻火。主治小儿鹅口疮。

寒水石黄连粉

配料 寒水石9克，黄连、青黛、乳香、生石膏各15克，冰片、硼砂各6克。

制用法 共研细粉，每次取少许喷撒患处。

功效主治 清热泻火。治小儿鹅口疮。

验证 曾治疗小儿鹅口疮50例，均在3天内痊愈。

丝瓜汁

配料 嫩丝瓜、白糖各适量。

制用法 将丝瓜洗净切碎，捣烂取汁，加入白糖调匀，每次服1匙，每日3次。

功效主治 清热凉血，解毒活络。适用于鹅口疮。

滑石黄芩煎剂

配料 滑石10克（包煎），黄芩6克，藿香7克（后下），木通、白豆蔻各5克，射干4克，薄荷（后下）、菖蒲各3克，连翘8克。

制用法 每日1剂，水煎服，病愈为止。

功效主治 利湿化浊，清热解毒。主治小儿鹅口疮。

加减 湿重者，加苍术、佩兰（后下）各6克；热重者，加黄连5克，栀子7克。疗效甚佳。

刀豆壳

配料 老刀豆壳适量。

制用法 烧灰搽患处。

功效主治 清热解毒。适用于小儿鹅口疮。

扁豆玫瑰汤

配料 白扁豆、玫瑰花各6克，生姜2片。

制用法 先将白扁豆、生姜加水煎沸30分钟，再入玫瑰花煎沸3分钟，取汁饮服。每日1剂。

功效主治 健脾理气，燥湿敛疮。适用于小儿鹅口疮。

茄根陈皮汤

配料 老茄子根10克，陈皮3克，冰糖6克。

制用法 水煎服。每日1剂。

功效主治 散热，利湿，消肿。适用于鹅口疮。

健康小贴示

❶注意饮食卫生，食物新鲜、清洁，餐具应煮沸消毒，吮乳前清洗乳头周围。

❷乳母不宜过食辛辣、刺激之品。

❸注意口腔清洁，防止损伤口腔黏膜。

❹如果患儿出现明显呼吸困难，考虑有气道梗阻，应急送医院处理。

小儿夜啼

夜哭是指婴儿白日嬉笑如常而能入睡，入夜则啼哭不安，或每夜定时啼哭，甚至通宵达旦，少则数日，多则经月，故又称夜啼。其原因有多种，如腹部受寒、过食炙烤之物、受惊恐，体质较弱及父母体质素虚等。有的因营养过多、运动不足，有的因怕黑；而处在兴奋状态的小孩，也会常常夜啼，尤其是有神经质或腺病质的小孩，更有夜哭不停的情形发生。

实用·偏方·秘方

麦冬灯心草方

配　料 麦冬 8 克，朱砂 0.3 克，灯心草 0.5 克。

制用法 将上药盛于小碗内，加热开水 40 毫升浸泡，待煮饭熟时，置于饭面上加蒸（或置于锅内隔水蒸）即可。每日 1 剂，中午及晚上睡前各服 1 次。

功效主治 重镇安神，养阴生

津。主治小儿夜啼症。

验 证 用此方治疗患儿10余例，临床疗效满意。

钩藤薄荷液

配 料 钩藤、薄荷、炒酸枣仁各4克，蝉衣2克。

制用法 将上药水煎3次后合并药液，分早、晚2次口服，每日1剂。若3剂不愈者，视为无效。

功效主治 清热平肝，熄风定惊。主治小儿夜啼症。

验 证 用此方治疗小儿夜啼患者63例，服药1～3剂治愈61例，好转2例。

蝉蜕远志汁

配 料 蝉蜕15枚（去煎半截），薄荷、远志各6克，茯神、灯心草各9克，黄连、龙齿各3克。

制用法 水煎2次，取煎汁30毫升，加白糖适量。在下午或晚上服5～10毫升。另用朱砂少许抹于小儿双手心或双脚心，可试用。

功效主治 熄风止痉，养心安神。主治小儿夜啼。

验 证 郭某，男，2岁。患小儿夜啼4个月，用上方治疗3天获愈。随访未复发。

酸枣仁方

配 料 酸枣仁10～20克。

制用法 水煎服。或将酸枣仁研末，每次1.5～3克，睡前吞服。

功效主治 宁心，养血，安神。适用于小儿夜啼。

何首乌瘦肉汤

配 料 何首乌14克，瘦肉、盐各适量。

制用法 何首乌煲瘦肉，加盐调味，喝汤吃肉。

功效主治 补血益气，安神。适用于夜啼。

吴茱萸敷

配 料 吴茱萸20克，米醋适量。

制用法 把吴茱萸研成细末，用米醋调和成糊，摊在伤湿止痛膏上，贴于脐上和两足心。

功效主治 温脾清心，镇惊安神。适用于小儿脏热心烦之夜啼。

牵牛子敷

配 料 牵牛子7粒。

制用法 把牵牛子捣碎，研细末，用温开水调成糊状，在患儿睡前敷于肚脐上，外用纱布固定。系上1次。

功效主治 消积健脾。适用于小儿因饮食消化不良等原因导致的夜啼。

二香汤

配　料 广木香、小茴香、紫苏叶各6克。

制用法 用水浸泡诸药10分钟，再煎5分钟，每剂煎2次。每日1剂，将2煎药液混合，早晚分2次服。

功效主治 解表散寒。适用于小儿夜啼及小儿睾丸肿胀（鞘膜积液），症属寒湿而见腹部欠温、不吮乳食、夜啼多在下半夜者。

钩藤琥珀汤

配　料 钩藤、琥珀各3克，白芍药、茯苓各5克，龙齿10克，珍珠粉1.5克。

制用法 水煎内服。服时冲入珍珠粉。

功效主治 清热平肝，熄风定惊。适用于小儿受惊吓夜啼，症见时现惊跳，依偎在母亲怀中，哭声忽高忽低，或突然大哭之后，就咿咿呀呀地闹个不停。

五砂散

配　料 五倍子1.5克，朱砂0.5克，陈细茶适量。

制用法 将前2味药研细末，陈细茶嚼烂，混合后加水少许捏成小饼状备用。敷贴脐中，外盖纱布，胶布固定，每晚换药1次。

功效主治 清心安神。主治小儿夜啼。

大蒜乳香丸

配　料 大蒜1头（煨干研细末），乳香1.5克。

制用法 捣匀为丸，如芥子大。每用7粒，乳汁送下。

功效主治 活血止痛，消炎。用于治疗小儿腹痛夜啼。

蝉蜕千日红汤

配　料 千日红花5朵，蝉蜕3个，菊花2克。

制用法 水煎内服。

功效主治 散风热，止惊恐。用于治疗小儿夜啼。

大黄汤

配　料 大黄、甘草各1.5克。

制用法 水煎内服。

功效主治 泻热通肠。适用于小儿夜啼属胃肠积滞者。

葛根蜂蜜饮

配　料 葛根5克，蜂蜜适量。

制用法 葛根研粉，开水冲泡，加入蜂蜜饮服。

功效主治 安神定惊。适用于小儿夜啼，有助于小儿安睡。

杏仁黄芩饮

配　料 杏仁5克，黄芩5克，野菊花5克。

制用法 水煎服。

功效主治 镇惊安神。适用于肺热惊啼型夜哭。症状表现为患儿面色潮红，鼻周呈青色，夜卧不安，躁动，易惊醒，哭啼不休。

莲子百合糊

配　料 莲子、百合各20克，白糖适量。

制用法 莲子去皮，洗净，百合洗净，将二者一起放入锅中，加入适量水，炖成糊状。用白砂糖拌食，每日1~2次。

功效主治 清热定神。适用于小儿夜晚哭闹不安。

健康小贴示

❶少吃辛辣厚腻不易消化之物。

❷保持居室安静，调节室温，避免受凉。

儿童多动症

儿童多动症，又称脑功能轻微失调或轻微脑功能障碍综合征。表现为注意力不集中、上课说话、做小动作等。学习成绩可能较差，难与他人相处，易激惹，动作不协调。本病男孩多于女孩，尤其早产儿多见。多在学龄期发病，其病因有人认为与难产、早产、脑外伤、颅内出血、某些传染病、中毒等有关，也有人认为与环境污染、遗传等有关。中医认为心脾两虚、肝阳上亢、湿热内蕴是其主要病因病理。

实用·偏方·秘方

熟地黄芪煎剂

配　料 熟地、黄芪各 15 克，白芍 12 克，龙骨 20 克，五味子、远志、石菖蒲各 6 克。

制用法 每日 1 剂，水煎服，分 2 次服。治疗时间最短者 1 个月，最长者 6 个月。

功效主治 滋肾健脾，平肝潜阳，宁神益智，标本兼治。主治小儿多动不安，性情执拗，冲动任性，做事有头无尾，语言冒失，注意力涣散，伴形体消瘦、面色少华、食欲不振、遗尿。

验　证 用此方治疗 18 例小儿多动症，均获得了良好疗效。

陈皮半夏汤

配　料 陈皮、法半夏、茯苓各 9 克，甘草 3 克，竹茹、胆南星、栝楼、枳实各 6 克，石菖蒲、珍珠母各 4 克。

制用法 水煎，去渣取汁，分 2 次温服，每日 1 剂。

功效主治 醒神益智。适用于儿童多动症。

鹿角粉熟地煎剂

配　料 鹿角粉（冲服）、益智仁各 6 克，熟地 20 克，砂仁 4.5 克，生龙骨 30 克，炙龟板、丹参各 15 克，石菖蒲、枸杞子各 9 克，炙远志 3 克。

制用法 每日 1 剂，水煎服。连服 2 个月为 1 个疗程。

功效主治 培补精血，调整阴阳，开窍益智。主治小儿多动症。

验　证 用此方治疗小儿多动症 20 例，其中显效 11 例，有效 6 例，无效 3 例，总有效率为 85%。

猪心朱砂汤

配　料 朱砂 1.5 克，猪心 1 个，盐、味精各适量。

制用法 将猪心剖开洗净，纳入朱砂，外用细线捆好，放入锅内，加水炖熟，调入精盐、味精，吃肉喝汤，每日1剂。

功效主治 养心安神，宁心定惊。适用于小儿多动症。

康益糖浆

配　料 远志、石菖蒲、龟板、茯苓、龙骨、益智仁、淮山药、莲子各适量。

制用法 以上药制成糖浆或胶囊，每次10～15毫升或3粒，日服2～3次，7日为1个疗程。

功效主治 醒神益智。治小儿多动症。

石菖蒲煎剂

配　料 石菖蒲、栀子、半夏、白附子各10克，牛黄清心丸1粒。

制用法 水煎服，每日1剂。

功效主治 醒神益智。治小儿多动症。

白术云苓煎剂

配　料 白术10克，云苓、大枣、龙骨、牡蛎、生地、白芍、地骨皮各12克，鸡内金8克，甘草6克，胡黄连4克，浮小麦30克。

制用法 每日1剂，水煎分2～3次服。共6剂。后上方加太子参、炙龟板各12克，5剂量研末为丸，如梧子大。每服10粒，每日3次。2个月为1疗程。

功效主治 宁神定智。主治小儿多动症。

酸枣仁方

配　料 酸枣仁30克，郁金、柴胡各10克，甘草5克。

制用法 煎服法同上，日1剂。

功效主治 宁心，安神。治小儿多动症。

乌梅菊花饮

配　料 乌梅15克，甘草、菊花、百合各10克，糖适量。

制用法 水煎服，每日2～3次。

功效主治 镇定，安神。主治小儿多动症。

百枣鸡蛋汤

配　料 百合60克，大枣4枚，鸡蛋2个。

制用法 将百合、大枣加水400毫升，大火烧开，打入鸡蛋，煮至熟，下白糖，调匀。分2次服。

功效主治 清心安神。治疗小儿多动症。

健康小贴示

❶少吃某些刺激性食物。含有酒精的饮料应绝对禁止食用，其他如辣椒、胡椒油等刺激性调味剂应尽量少用或不用。

❷少食含铝食物。食铝过多可致智力减退、记忆力下降、食欲不振、消化不良。应少吃油条，因为制作油条时加入的明矾，其化学成分为硫酸钾铝。

❸多食含锌丰富的食物，如蛋类、肝脏、豆类、花生等。研究发现锌对提高智力有一定帮助，学习成绩优良的学生，大多数头发中锌含量较高。

小儿癫痫

小儿癫痫包括全身性发作、部分性癫痫、精神运动性癫痫、植物神经性发作等类型。是由于大脑神经细胞突然、暂时、反复发生异常放电所引起功能紊乱的综合症候群。一般有意识障碍和肌肉抽搐。常突然扑倒，不省人事，口吐涎沫，四肢抽搐，或作猪、羊叫等。该病在中医学中属“痫症”“癫痫”范畴，俗称“羊角风”。

实用·偏方·秘方

巴豆三石丸

配　料 巴豆霜5克，杏仁80克，赤石脂、赭石各50克。

制用法 上药共研细末，炼蜜为丸如小豆粒大小，贮瓶备用。成人每次服3～5粒，日服3次，饭后服之。儿童酌减。

功效主治 镇逆豁痰，通便泄热。主治癫痫。

山药青黛粉

配　料 山药2克，青黛0.3克，硼砂1克。

制用法 将山药晒干，与青黛、硼砂共研成末。每服3克，日服3次。

功效主治 清热化痰。主治癫痫。

珍珠粉

配　料 珍珠1克，马齿2只。

制用法 研细末，每次3~5克，每日3次，空腹服下。

功效主治 重镇止痫。主治邪实上壅型癫痫。

姜矾汤

配　料 生姜9克，白矾3克。

制用法 上药用木棒共捣为糊状，加水（凉开水）适量，于发作时频频灌服。

功效主治 降逆豁痰，开窍醒神。主治癫痫。

蜈蚣鸡蛋

配　料 蜈蚣1条，鸡蛋3个。

制用法 蜈蚣研细末，把鸡蛋打入锅中，倒入白酒，水适中，煮开后加入蜈蚣面，将鸡蛋煮熟后分早、中、晚3次将鸡蛋吃完，汤喝尽。

功效主治 祛风止痉，通络止痛。主治癫痫、惊风抽搐。

茯苓甘草汤

配　料 茯苓、知母、川芎、酸枣仁、甘草各6克。

制用法 水煎服。

功效主治 镇静作用。主治癫痫。

人参莲子汤

配　料 人参、莲子（去心）各10克，冰糖30克。

制用法 将人参、莲子洗净，放入小碗内，加水泡发，再加入冰糖，上笼蒸1小时，吃莲子喝汤。每日1剂。余下人参，可于次日再吃莲子、冰糖上笼蒸熟服用。人参可连用3次，最后一并吃下。

功效主治 补脾益气。主治脾胃虚弱型癫痫。

吴茱萸敷脐

配　料 吴茱萸60克。

制用法 将吴茱萸研为极细粉末，装瓶备用。用药前先用温开水将患者脐孔皮肤洗净，取药末适量，趁湿填满脐窝，外用胶布封固。每3～5日换药1次，5次为1疗程。

功效主治 清热，解毒，化痰。主治癫痫。

鸡蛋黄人乳

配　料 鸡蛋黄、人乳汁各15克。

制用法 将蛋黄与人乳汁入杯中和匀，1次食之。

功效主治 养心安神，益气补血。主治癫痫。

宁痫散

配　料 蚤休、郁金、白矾各15克。

制用法 上药共研细末，分成10包。儿童每日半包，3个月为1个疗程。

功效主治 化痰开窍，清热解毒。主治癫痫。

蚤休钩藤汤

配　料 蚤休、僵蚕、广郁金各5克，石菖蒲、制胆星各3克，钩藤6克。

制用法 每日1剂，水煎服。

功效主治 镇痉，熄风，化痰，清热。主治小儿癫痫。

珍珠羚羊角

配　料 珍珠、羚羊角、天竺黄各15克，牛黄、朱砂各5克，黄连25克，山栀、胆草各30克，冰片3克，白芍75克，胆南星10克，川芎20克，丹参50克。

制用法 炼蜜制成3克重丸。不到1岁每次1/3丸，1～9岁1/2丸，10～15岁1丸，均每日2次。

功效主治 平肝熄风，化痰通络。主治癫痫。

验　证 用此方治疗小儿癫痫24例，结果痊愈20例，显效4例，总有效率为100%。

蝉蜕天麻散

配　料 蝉蜕30克，白附子、僵蚕、天麻、钩藤各20克，全蝎15克，朱砂10克。

制用法 将上药共研为极细末，装入瓶内密封备用。用时，1岁以内服0.5克，1～2岁服1克，2～4岁服1.5克。年龄大者可酌情加量。每日2次，白开水送服。1料为1个疗程。

功效主治 定惊，熄风。主治小儿癫痫。

验　证 用此方治疗小儿癫痫患者78例，服药1料痊愈者48例，服药2料痊愈者30例。

钩藤郁金汤

配　料 钩藤、辰砂、茯苓各9克，制僵蚕、地龙各6克，天麻、陈胆星、炒当归、炒白芍、郁金、陈皮各5克。

制用法 每日1剂，水煎，分数次服下。并可随症加减。

功效主治 熄风定痫，豁痰活血。主治小儿癫痫。症见小儿突然跌仆，两目呆视，喉间痰鸣，昏不知事，四肢抽搐，片刻即醒。

验　证 于某，男，15岁。癫痫患者，反复发作，发作时目呆、痰壅、四肢抽搐，以夜间为多。以上方加减共服20余剂痊愈。

钩藤石膏

配　料 钩藤8克，天竺黄、白芍各5克，大青叶、甘草各6克，连翘心、僵虫各4克，全蝎2克，石膏3克（此剂量适宜于1～3岁小孩，按年龄大小加减）。

制用法 将上药水煎，每日1剂，分2次服。

功效主治 熄风，定惊。主治小儿癫痫。

健康小贴示

❶混合色拉和生的水果（水果食品）可减低发病的次数和程度。

❷应吃家常便饭，而且食品应多样化，米饭、面食、肥肉、瘦肉、鸡蛋、牛奶、水果（水果食品）、蔬菜（蔬菜食品）、鱼、虾等都要吃。

❸癫痫的初起多属实证，身体壮实者，或属风痰壅盛者，饮食宜清淡而富有营养，多食米面、蔬菜。

❹病症属虚或体质虚弱者，应偏于滋补肝肾、健脾助运、益气血之食品。可多吃瘦猪肉、猪心、猪肝、动物脑、桂圆肉、莲子、枸杞子等。

小儿佝偻病

佝偻病全称维生素 D 缺乏性佝偻病，是婴儿常见的一种营养缺乏性疾病，尤其 1 岁以内的婴儿更为多见。本病可影响神经、肌肉、骨髓等组织器官的功能，导致免疫功能低下，患儿易并发肺炎、肠炎等疾病。患病的小儿主要表现为多汗、夜间惊叫、烦躁不安以及骨骼改变。佝偻病多见于婴幼儿，好发于冬春季节，北方地区发病率明显高于南方地区。人工喂养的婴幼儿比起母乳喂养的小儿更容易发病。本病如果能及时治疗，预后良好，严重佝偻病后遗症可采用矫形手术治疗。

实用·偏方·秘方

菟丝子黄芪口服液

配　料 菟丝子、黄芪、党参各 15 克，牡蛎、龙骨、麦芽、苍术、生甘草各 6 克。

制用法 此方为 1 剂量。可将本方 5 剂制成糖浆 150 毫升备用。用时，3 个月以内者每次服 6 毫升；4～18 个月者每次服 10 毫升；19 个月以上者每次服 15 毫升。每日 3 次。3 周为 1 个疗程。

功效主治 养血壮骨。主治小儿佝偻病。

验　证 用此方治疗小儿佝偻病患者 45 例，经用药 1～3 个疗程后，治愈 40 例，显效 5 例，有效率为 100%。

龟甲百合粉

配　料 龟甲、百合、条参、山药各 40 克，龙骨、牡蛎、全皮、桑皮、杏仁、天冬各 20 克，浙贝 12 克，枳壳 15 克，鸡内金 5 克。

制用法 共研细末。7 个月左右小儿每次 3 克，1.5 岁 5 克，2 岁半 10 克。均日服 2 次，15 日为 1 个疗程。

功效主治 养血壮骨。主治小儿

佝偻病。

验　证 用上药治疗小儿佝偻病148例，痊愈110例，好转35例，无效3例，有效率为98%。

党参黄精液

配　料 党参、生黄芪、黄精各10克，土茯苓、陈皮各6克，丁香1克。

制用法 将上药水煎3次后合并药液，浓缩成100毫升，加入红糖10克，搅拌均匀。分3～4次口服。每日1剂。10剂为1个疗程。

功效主治 健脾壮骨。主治小儿佝偻病。

验　证 用此方治疗小儿佝偻病患者80例，用药2个疗程治愈15例，3个疗程治愈20例，4个疗程治愈30例，5个疗程治愈15例。

牡蛎黄芪煎剂

配　料 牡蛎30克，黄芪、菟丝子、苍术、麦芽各10克。

制用法 每日1剂，水煎服。

功效主治 健脾壮骨。主治佝偻病。属肺脾气虚及脾肾亏损症，症见形体虚胖，神疲乏力，多汗，易反复感冒；或智力不健，坐立行走缓慢。

验　证 用此方治疗小儿佝偻病30例，显效20例，有效10例，总有效率达100%。使用本方时，若与钙剂及维生素D同用，则效果更佳。

五倍子贴

配　料 五倍子9克。

制用法 上方焙黄后加入米醋，捣烂如膏，敷脐中。1日换药1次。1月为1疗程。

功效主治 敛肺止汗。主治小儿佝偻病、盗汗。

验　证 用此方治疗佝偻病，均获良好效果。此方为外用方，尚须与其他内服中药同用，则收效更佳。

龙骨牡蛎汤

配　料 龙骨、牡蛎各50克，苍术15克，五味子5克，白糖适量。

制用法 按比例共研细末，每次服1.5克，加白糖适量或温开水冲服。每日3次，连服15天至3个月。

功效主治 健脾壮骨。适用于小儿佝偻病。

黄豆小鱼散

配　料 炸熟黄豆、油炸小鱼各500克，芝麻酱250克。

制用法 将前2味研为极细末，加入芝麻酱，调匀备用。每次服1汤匙。每日3次，用开水冲服。

功效主治 健脾和胃，补益肝肾。适用于小儿佝偻病。

海蛤壳散

配　料 海蛤壳、甘草各等量。

制用法 将上2味研粉，混合后备用。每次3～5克。每日2～3次，开水冲服。

功效主治 健脾壮骨。适用于小儿佝偻病。

鸡蛋皮方

配　料 鸡蛋皮适量。

制用法 将鸡蛋皮洗净，烤干，研粉过箩极细。1周岁以下每次服0.5克，1～2岁每次1克。每日2次。

功效主治 制酸补钙。适用于钙质缺乏手足搐搦症、佝偻病。

猪骨菠菜汤

配　料 猪脊骨（或腿骨）500克，菠菜200克，调料适量。

制用法 将猪脊骨砸碎，加水煎取浓汤，再与洗净切段的菠菜煮沸2～3分钟，调味服食。每日1剂，2次分服。

功效主治 养血，壮骨。适用于小儿佝偻病。

竹叶卷心液

配　料 竹叶卷心6克，灯芯草1克，奶100毫升。

制用法 煎后取液50毫升，加奶，每次30毫升。每日3次口服。

功效主治 清热泻火、适用于佝偻病患儿夜间啼哭，白天吃奶正常者。

虾皮蒸蛋

配　料 虾皮10克，鸡蛋1个。

制用法 将鸡蛋打花与虾皮搅拌均匀，放入蒸锅中蒸熟。佐餐。

功效主治 补充钙质。适用于小儿佝偻病。

生板栗白糖

配　料 生板栗500克，白糖250克。

制用法 先将板栗加水煮半小时，待凉，剥去皮，放在碗内再蒸40分钟，趁热用刀将板。栗压挤成碎泥，加入白糖搅匀，再把栗泥制成饼状，摆在盘中即成色味俱佳的食品，可供患儿经常食用。

功效主治 适用于小佝偻病。

苍术汤

配　料 苍术6~10克。

制用法 水煎，代茶频服。每日1剂，连服4~8周。

功效主治 健脾养胃。适用于小儿佝偻病。

健康小贴示

❶加强营养，进食富含维生素D的食物，如鸡蛋黄、牛奶、肝脏等。多晒太阳（每天至少1~2小时）或人工照射紫外线。但补充维生素D也应适量。过量会中毒，必要时要停服。

❷婴儿若患有胃肠道疾患、肝病等，应及时治疗，以免影响对维生素D的吸收。

新生儿黄疸

新生儿黄疸是新生儿期常见的临床症状。分为生理性和病理性两大类。生理性黄疸一般在生后2~3日出现，7日左右消退，婴儿情况一般良好。病理性黄疸则原因较多，在生后36小时内出现者，多为母子血型不合的溶血症；生后数日至数周内出现，多为新生儿肝炎综合征、败血症、胆汁瘀积综合征或先天性胆道闭锁等疾病。表现为面部及周身皮肤黄染，分泌物也可呈黄色。溶血性黄疸多呈橘黄色，梗阻性黄疸多呈灰黄色或黄绿色。如有感染可伴发热，精神萎靡，纳乳减少，可有肝脾肿大。溶血性黄疸还可见面色苍白的贫血貌，呼吸急促。先天性或后天性胆道阻塞，则见大便呈灰泥土样。

生麦芽汤

配　料 生麦芽、金钱草各9克，茵陈12～15克，穿肠草6克，通草、黄柏各3克。

制用法 水煎服。随症加减。

功效主治 清热利湿，退黄。治婴幼儿黄疸。

茵陈丹参液

配　料 绵茵陈、丹参各15克，车前子6克，甘草3克。

制用法 1日1剂，水煎至80～100毫升，分3～5次口服。

功效主治 清热利湿，疏肝利胆。治新生儿迁延性黄疸。

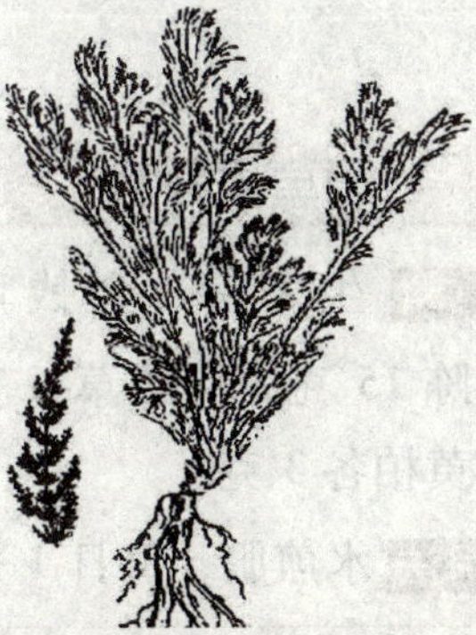

糯稻根汤

配　料 糯稻根1把。

制用法 洗净，水煎，每次服1～2匙，随时服用，每日1剂，连服数日至痊愈。

功效主治 养阴除热。用于新生儿黄疸。

丝瓜皮汤

配　料 干丝瓜皮30克。

制用法 将干丝瓜皮研末，用米汤冲服。每次1克，早、晚各1次。

功效主治 利水渗湿。适用于小儿黄疸。

茵郁灵仙汤

配　料 茵陈10～20克，郁金、枳实、茯苓、威灵仙各6～10克。

制用法 每天1剂，水煎浓缩为80～100毫升，加糖适量，不拘时间服，少量多饮。

功效主治 清热利湿，疏肝利胆。治新生儿梗阻性黄疸。

茵陈大枣汤

配　料 茵陈6克，大枣5个。

制用法 水煎，随时服用，每日1剂，连服1周左右，直至黄疸消退。

功效主治 清热利湿，疏肝利胆。治疗新生儿黄疸。

参草饮

配料 丹参9克，龙胆草、甘草各6克。

制用法 每日1剂，水煎2次，早、晚各服100～150毫升。

功效主治 清热除湿，退黄。主治小儿黄疸。

加减 湿重者加藿香；热重者加白茅根；食滞者加鸡内金。配服维生素C、酵母片。

验证 何某某，男，10岁。纳呆、神疲、尿黄5天，现尿黄如浓茶，腹胀恶心，全身皮肤、巩膜黄染鲜明。按此方加白茅根12克，服16剂，症状基本消失，肝功能恢复正常。继服7剂以巩固疗效。

金钱草白英饮

配料 绵茵陈10克，白英、生栀子各6克，黄柏、川郁金各3克，川金钱草15克。

制用法 每日1剂，水煎2次混合一起，分2～3次温服。

功效主治 清热利湿，化瘀退黄。主治小儿黄疸。

验证 龙某某，男，3个月，患儿在2个月前出现身目俱黄，逐渐加深。用上方治疗，服药12剂后，黄疸全部消退，二便均已见正常，胃纳转佳，精神振作，舌净而告愈。1年后随访未见复发。

茵陈饮

配料 茵陈、丹参各15克，车前子6克，甘草3克。

制用法 每日1剂，水煎，分3～5次服。

功效主治 清热祛湿，活血化瘀，利胆退黄。主治新生儿迁延性黄疸。

加减 便秘者加大黄1.5克；体虚者加人参或党参、大枣；呕吐者加鲜生姜；不食者加鸡内金等。

验证 张淑兰曾用此方治疗新生儿迁延性黄疸。临床验证，效果很好。

三草麦芽饮

配料 生麦芽、金钱草各9克，茵陈15克，穿肠草6克，通草、生黄柏各3克。

制用法 水煎服，每日1剂，分3次服。

功效主治 清化湿热，疏利肝胆。主治新生儿黄疸。

加减 夜寐不安加莲子芯、钩藤；呃逆加竹茹、丁香；腹胀加大腹皮；黄疸重者加青黛、血竭、广水牛角。

▶验 证 此方治疗新生儿黄疸 20 人，总有效率为 97.5%。

二黄饮

▶配 料 黄栀子、黄柏各 9 克，茵陈 15 克，苍术 12 克。

▶制用法 每日早、晚各 1 次，加水适量煎汤，沐浴小儿。

▶功效主治 清热利湿。主治新生儿病理性黄疸。

▶验 证 此方乃名医吴光烈多年治疗新生儿病理性黄疸之经验方。

茵陈郁金汤

▶配 料 茵陈 180 克，金钱草 90 克，川郁金 60 克，粉甘草 15 克，红糖适量。

▶制用法 每日 1 剂，水煎取液冲红糖当茶饮，每天 3 ~5 次。

▶功效主治 清热祛湿，疏肝利胆。主治新生儿黄疸。

▶验 证 此方治疗小儿黄疸型肝炎 250 例，均治愈。

黄连麦芽饮

▶配 料 黄连 1 克，麦芽、连翘、茯苓、车前草、竹叶、茵陈各 5 克，栀子、枳壳、赤芍、郁金、生甘草各 3 克。

▶制用法 隔日 1 剂，水煎，分 3 次服。

▶功效主治 消胎毒，除湿热，利黄疸。主治新生儿黄疸。

▶加 减 粪便干燥者加大黄 2 克；粪便溏薄者去栀子，加白术 3 克；吐奶者加竹茹、藿香各 3 克，砂仁 1 克；发热不退者加金银花 5 克；夜哭者加蝉蜕 3 克，灯心草 1 克；抽风者加钩藤、僵蚕各 5 克。

▶验 证 苗德远等曾用此方治疗新生儿黄疸，效果甚佳。

健康小贴示

❶胎黄常因孕母遭受湿热侵袭而累及胎儿，致使胎儿出生后出现胎黄，故妊娠期间，孕母应注意饮食有节，不过食生冷，不过饥过饱，并忌酒和辛热之品，以防损伤脾胃。

❷妇女如曾生过有胎黄的婴儿，再妊娠时应作预防，按时服用中药。

❸婴儿出生后就密切观察其巩膜黄疸情况，发现黄疸应尽早治疗，并观察黄疸色泽变化以了解黄疸的进退。

❹注意观察胎黄婴儿的全身症候，有无精神萎靡，嗜睡，吮乳困难，惊惕不安，两目斜视，四肢强直或抽搐等症，以便对重症患儿及早发现及时处理。

第六章 五官科
——头面烦恼不用慌

结膜炎

结膜炎是眼睑结膜被细菌感染受化学物质的刺激所致的肿胀和充血，俗称红眼、火眼。中医称之为天行赤眼，系感受风热毒邪和时行疠气所致。本病发病急剧，多累及双眼，有传染性，常见春夏暖季。病初患眼有异物感，红赤水肿，痛痒交作，怕热羞明，眼痛流泪，迅即症状加重，胞睑红肿，白睛红赤或点状、片状溢血。本病外治疗效明显。

实用·偏方·秘方

合欢花蒸猪肝

配　料 合欢花10克，猪肝150克，盐少许。

制用法 将合欢花用水浸泡半日，再把猪肝切片，同放入碗中，加盐，盖上盖，隔水，蒸熟，吃猪肝。

功效主治 消风明目，舒郁理气，养肝安神。适用于结膜炎。

三草汤

配　料 金钱草、夏枯草、龙胆草各30克。

制用法 将3味水煎成500毫升药液。分早、晚2次服。

功效主治 清热解毒。适用于急性结膜炎。

板蓝根白茅根煎剂

配　料 板蓝根、白茅根各60

克（小儿药量减半）。

制用法 水煎。每日1剂。早、晚饭后服，小儿则少量频服。禁忌辛辣。

功效主治 清热解毒，凉血消肿。适用于急性、慢性结膜炎。

菊豆桑夏煎剂

配料 杭白菊、桑叶各12克，黄豆30克，夏枯草、白糖各15克。

制用法 以上加水煎后，加白糖调味饮用。

功效主治 清热，解毒。主治结膜炎。

胖大海敷贴

配料 胖大海3～4枚。

制用法 用温开水将其泡散。用0.9%生理盐水冲洗患眼后，将泡散的胖大海覆盖患侧上下眼睑（每只眼1～2枚），用纱布固定。每晚1次，每次20分钟，3～4日即可治愈。

功效主治 清热，解毒。主治结膜炎。

黄瓜芒硝方

配料 老黄瓜1条，芒硝适量。

制用法 黄瓜上开小孔，去瓤，入芒硝令满，悬阴处，待硝透出刮下，点眼。

功效主治 清热泻火。主治结膜炎。

黄连冰片方

配料 黄连3片，冰片1克，鸡蛋清5个。

制用法 将黄连洗净，水泡一夜。切片与冰片同放在蛋清内调匀，去面上泡沫，密封保存，每日用少许点眼。

功效主治 清热，泻火，解毒。适用于急性结膜炎。

鲜蒲公英熏洗方

配料 鲜蒲公英60克，生栀子6克。

制用法 水煎，头煎内服，2煎熏洗，1日2次。或以牛膝6克代栀子，用法同。

功效主治 清热解毒，泻火。适用于急性结膜炎。

黄连花梅液

配料 黄连6克，菊花、金银花各30克，乌梅20克，甘草、白矾各10克。

制用法 共放砂锅中，加水1000毫升，煎煮20分钟，过滤，取药液洗眼10分钟，再用小毛巾浸药液敷眼20～30分钟。早晚各1次，连用4～5日。

功效主治 清热解毒。主治急性结膜炎。

荆芥煎剂

配　料 荆芥、防风、赤芍、丹皮、黄芩、栀子、白蒺藜、车前子各10克，薄荷、蝉蜕各6克，生地、菊花各12克。

制用法 每日1剂，水煎服。

功效主治 祛风清热，凉血散瘀，止痒。主治卡他性结膜炎，症见患眼奇痒难忍，常累及双眼。春、夏季易发，病程长，缠绵难愈。

加　减 结膜充血甚者，加红花6克；睑结膜乳头增生，角膜边缘有结节者，加丹参15克，玄参15克，郁金8克；畏光者，加柴胡10克，胆草6克，青葙子10克；分泌物黏稠量多者，加大黄10克，黄连6克；球结膜炎赤色黄浊甚者，加桔梗、桑白皮各10克。

验　证 门诊观察125例卡他性结膜炎患者，痊愈（诸症悉除，愈后无复发）97例，好转（服药时诸症悉除，因未坚持治疗，次年有复发）28例。服药量少者8剂，最多55剂。

菊花煎剂

配　料 菊花、密蒙花、谷精草、桑叶、生地、赤芍各9克，金银花、连翘、茅根各15克，川黄连、山栀、桔梗各6克。

制用法 每日1剂，水煎服。

功效主治 清热解毒，凉血消炎。主治急性结膜炎，症见两目红肿疼痛，有异物感，分泌物多，视物不清。

验　证 用此方治疗9例病人，治愈7人，好转2人，总有效率为100%。

珍珠液

配　料 飞浮石500克，黄连22克，月石16克，轻粉15克，朱砂6克，梅片50克，珍珠3克，胡椒1粒，黏药末适量。

制用法 上药分别各研极细末，然后混合再研，以齿上无声，色泽均匀为度，装入瓷瓶备用。以细玻璃棒一根，一端用冷开水打湿，黏药末少许，点于内眼角内，闭目数分钟，每日3～5次。

功效主治 清热泻火。主治急、慢性结膜炎，流泪，睑缘赤烂，沙眼，眼痒如虫行等。

验　证 经临床统计，对急性结膜炎疗效100%，慢性结膜炎疗效为93%以上，过敏性眼炎疗效为100%，沙眼疗效为87%以上。

黄柏包

配　料 黄柏30克，菊花15克。

制用法 加开水500毫升，浸泡2小时，用纱布过滤，外敷或洗涤患眼。每日2次，每次约10分钟。

功效主治 清热解毒，泻火明目。主治结膜炎。

验　证 治疗126例，结果治愈116例（92%），好转8例，无效2例。治愈时间1～2天。

蜜糖羊胆汁

配　料 鲜羊胆1个，蜜糖1匙。

制用法 鲜羊胆1个，洗净，以碗盛之，加蜜糖，隔水炖1小时，用小刀将羊胆刺破，使胆汁流出，饮其胆汁。3天服1次，可服3次，无副作用。

功效主治 清肝明目。用治学龄儿童患结膜炎反复发作者。

验　证 用此方治疗19例，其中治愈11例，好转7例，无效1例。

生地桑白皮煎

配　料 生地10～30克，丹皮、黄芩、赤芍、木贼、连翘、桔梗各10克，蝉蜕6克，归尾15克，桑白皮30克，银花20克，白蒺藜12克。

制用法 先将药放入药锅中，用清水浸泡20分钟，再煎20～30分钟，取药液150毫升，加水再煎取药液150毫升，将2次煎出药液混合。每日1剂，早饭后30～60分钟和晚上临卧前各服1次。

功效主治 养阴清热。用治结膜炎、泪囊炎。

加　减 眼球疼痛难忍者，加元胡6克；口干口苦者，加麦冬10克，龙胆草10克；大便秘结者，加酒军3～6克；眼痒者，加白鲜皮20克。

验　证 用此方治疗结膜炎89例，其中治愈58例，显效21例，有效8例，无效2例，总有效率为97.8%。

地丁公英汤

配　料 紫花地丁、蒲公英、野菊、茯苓、黄芩各15克，银花、赤芍各12克，桔梗、生甘草各6克，薄荷3克（后下）。

制用法 每日1剂，水煎分2次服。

功效主治 清热解毒，凉血泻火。主治病毒性结膜炎。

验　证 用此方治疗患者51例，其中治愈29例，好转18例，无效4例。治疗时间一般为3~5天。

健康小贴示

❶不用公共毛巾和面盆，病人的毛巾、手帕、面盆要单独使用，用后煮沸消毒，以免再传染。不用手揉眼睛，以免发生交叉感染。

❷忌食葱、韭菜、大蒜、辣椒、羊肉、狗肉等辛辣、热性刺激食物。酒酿、芥菜、橡皮鱼、带鱼、鳗鱼、虾、蟹等海腥发物，也不吃为宜。

❸马兰头、枸杞叶、茭白、冬瓜、苦瓜、绿豆、菊花脑、荸荠、香蕉、西瓜等具清热利湿解毒功效，可作辅助性治疗食用。

❹最好闭眼休息，以减少光对眼球的刺激。

麦粒肿

麦粒肿又称睑腺炎，是指眼睑生小疖肿，形似麦粒，易于溃脓的一种眼病。因发病部位不同，又分内麦粒肿和外麦粒肿两种。内麦粒肿是睑板腺的发炎，外麦粒肿是睫毛毛囊或其附近皮脂腺的发炎。本病多由葡萄球菌感染所致。患者以青少年较多见。体质虚弱，或有近视、远视及不良卫生习惯者最易发病。中医学称本病为“土疳”，俗称“针眼”。本病多因过食辛辣刺激性食物，脾胃蕴热，郁久化火，或外受风热火毒，热毒上攻睑胞，使气血壅滞而成。

实用·偏方·秘方

桑叶菊花饮

配　料 枸杞子、菊花各12克，桑叶10克。

制用法 水煎后加蜂蜜冲服，每日3次。

功效主治 祛风清热，明目。适用于麦粒肿早期。

验　证 用本方治疗麦粒肿患者13例，9例痊愈，3例好转，1例无效。

鲜蒲公英汤

配　料 鲜蒲公英60克。

制用法 上药煎水，用第2煎敷洗患眼，每日2次。

功效主治 清热解毒。适用于早期麦粒肿。

双花夏枯草汤

配　料 金银花、夏枯草各30克，野菊花、蒲公英各20克。

制用法 水煎服，余药渣水煎外洗患处。

功效主治 清热，泻火，解毒。适用于麦粒肿红肿热痛较甚者。

天南星生地膏

配　料 天南星、生地各等份，蜂蜜适量。

制用法 将上药共研为细末，用蜂蜜调匀即成。外敷同侧太阳穴。

功效主治 散结消肿。主治麦粒肿。

验　证 用此方治疗麦粒肿患者40例，治愈39例。一般外敷1~4次即有效。

草决明汤

配　料 草决明30克。

制用法 加水1000毫升，煎至400毫升，1次服下。1日1剂，小儿酌减。

功效主治 散风清热，泻火通便。用治麦粒肿。

验　证 李某，男，25岁。半年来两目反复麦粒肿，经疏风散热凉血剂、耳尖放血、脊背充血点挑治等方法治疗均无效，时愈时发。服本方1剂，头目觉爽。3剂后，眼睑水肿消退，睫毛根部红肿消失，能安睡，大便微溏。共进5剂，诸症消失，随访半年，未复发。

鸭跖草液

配　料 鲜鸭跖草茎1段（去节）。

制用法 用手架持成45°角，置于火上燃烧上端，即可见下段有水珠泡沫液体沸出，接小杯中，稍停片刻，待汁温凉。将沸出的液体滴于眼结膜及睑缘（麦粒肿之局部肿胀处及周围），睑皮表面也可趁热涂之。每日1次。

功效主治 清热解毒。主治麦粒肿。

蓖麻生姜膏

配　料 蓖麻仁10个，生姜5片。

制用法 将上药共捣为泥，抹手心，左眼痛抹右手心，右眼痛抹左手心，每日3次。本方还可以用棉签沾上一些蓖麻油，在眼睑上放置10～12分钟即可，效果同上。

功效主治 润燥化痰，清热解毒。主治体虚红肿不退之麦粒肿。

吴茱萸糊

配　料 吴茱萸适量。

制用法 将上药研末，加醋调成糊状，敷贴双足涌泉穴。

功效主治 消肿止痛。主治麦粒肿。

验　证 洪某，女，4岁。内外眼睑可见4个大小不同的麦粒肿。在眼科切开排脓同时，予以0.25%氯霉素眼药水、红霉素眼药水及红霉素眼膏，治疗1周，未见好转。改按本方用吴茱萸粉调食醋成糊，敷于患儿双足涌泉穴，晚贴晨取，5天后红肿消失，1周后小硬结消失。

黄芩薄荷汤

配　料 黄芩6克，薄荷3克。

制用法 黄芩加水400毫升用武火煎沸20分钟后，加入薄荷同煎

10分钟，每日1剂，分2次服。

功效主治 疏风清热。适用于麦粒肿，属风热外袭型。症见眼睑局部红肿痒痛，有小硬结，触之疼痛。

三黄汤

配　料 黄芩、黄连、生大黄各15克。

制用法 每日1剂，水煎，一半内服，一半趁热熏蒸敷洗患处。

功效主治 清热燥温，泻火热毒。主治麦粒肿。

加　减 热重者，加银花30～60克；血瘀者，加红花、赤芍各10克；牵引致头痛者，加菊花、川芎各10克。

天花粉蒲公英贴

配　料 天花粉、天南星、生地、蒲公英各等量，食醋、液体石蜡油各适量。

制用法 将上药共焙干后，研成细粉，用食醋和液体石蜡油调成膏状，经高压消毒后备用。用时，根据麦粒肿的大小，用不同量的膏剂，涂在纱布或胶布上敷贴局部，每日换药1次。

功效主治 清热泻火，排脓消肿。主治麦粒肿。

验　证 用此方治疗麦粒肿患者143例，均在用药1～5次获得痊愈。

健康小贴示

❶注意卫生，不用脏手或不洁手帕揉眼。

❷眼部慎用化妆品。

❸冬、春季节气温较低时，热敷眼部，有助于睑腺管通畅，预防睑腺炎。

❹防止过度疲劳。

❺保持大便通畅。

❻不吃辛辣刺激性食物，多吃新鲜蔬菜和水果。

近视

近视是临床常见的眼病，青少年尤多。多因青少年在光线不明处学习或工作，或阅读体位不正，或久读细小字体，或病后目力未复、用眼过度所致。患眼无异常发现，视远不清，移近则清楚，故又称“能近怯远症”。

实用·偏方·秘方

芝麻胡桃仁奶

配 料 黑芝麻、胡桃仁各25克，牛奶250毫升。

制用法 将黑芝麻、胡桃仁炒香，捣细碎，放入牛奶煮沸，1次饮完，每日1次。

功效主治 滋补肝肾，益精养血。主治近视眼，属肝肾两虚，夜寐多梦，腰膝酸软。

当归红花滴眼水

配 料 当归500克，红花250克。

制用法 将上药配制成1000毫升溶液，制成滴眼剂。在1小时内每隔15分钟滴眼1次，共4次。以后每日滴眼3次，1个月为1个疗程。

功效主治 活血散瘀，通窍明目。主治近视。

桑螵蛸煎

配 料 桑螵蛸、党参、白术各9克，覆盆子、菟丝子、山药各15克，焦神曲16克。

制用法 水煎服，每日1剂，日服3次。

功效主治 健脾益肾，固精明目。主治青少年假性近视。

当归大枣汤

配 料 当归60克，大枣500克。

制用法 将当归装入纱布袋内扎紧，与大枣同煮至熟烂，日食大枣

15～20 枚，带汤少许，连续服完。

功效主治 健脾补中，益气养血。主治气血不足之近视眼。

鸡肝粳米白糖粥

配 料 鸡肝 2 个，粳米 100 克，白糖少许。

制用法 按常法煮粥，早、晚分次服食。

功效主治 补肝益目。治眼花、近视眼、夜盲症。

枸杞榛子仁汤

配 料 榛子仁 60 克，枸杞子 50 克。

制用法 水煎服，每日 1 剂。

功效主治 活血散瘀。主治头目眩晕、视力减退、近视眼等症。

桑螵蛸水

配 料 桑螵蛸 30 克，菟丝子、白菊花各 20 克，党参、白术、焦大曲各 15 克。

制用法 将上药加清水适量，煎煮 30 分钟，去渣取汁，与 2000 毫升开水一起倒入盆中。先熏蒸擦洗患眼，待温度适宜时泡洗双脚。每日早、晚各 1 次，每次熏泡 40 分钟，40 日为 1 个疗程。

功效主治 清热解毒，疏肝明目。用于近视及视力模糊。

桑叶菊花水

配 料 桑叶、野菊花、苦参各 50 克，杏仁、龙胆草、金钱草各 20 克。

制用法 将上药加清水适量，煎煮 30 分钟，去渣取汁，与 2000 毫升开水一起倒入盆中。先熏蒸擦洗患眼，待温度适宜时泡洗双脚。每日早、晚各 1 次，每次熏泡 40 分钟，30 日为 1 疗程。

功效主治 清热泻火，疏肝明目。适用于近视眼患者。

蒲公英水

配 料 蒲公英、浮萍各 50 克，茯苓、黄芩、银花、生附子各 30 克，明矾 5 克。

制用法 将以上诸药（除明矾外）浸泡 20 分钟，煎数沸，取药液与 1500 毫升开水同入盆中，溶入明矾。趁热熏蒸擦洗患眼，待温度适宜时泡洗双脚。每日 2 次，每次 40 分钟，30 日为 1 个疗程。

功效主治 疏肝明目，清热解毒。适用于近视、眼睛疲劳、红眼病等。

健康小贴示

❶饮食上多吃含维生素较丰富的食物，如各种蔬菜及动物的肝脏、蛋黄等。胡萝卜含维生素 A，对眼睛有好处。

❷阅读和写字要保持与书 30 厘米以上的距离和正确的姿势，光线照明要适合眼睛；劳逸结合，并注意锻炼身体。

❸学习和工作 1 ~2 小时后应远眺休息 10 ~15 分钟，使睫状肌松弛。

夜盲症

夜盲症是指由于体内维生素 A 缺乏导致眼睛在光线暗处或晚上视物不清的一种病症。中医属“雀目”、“雀目内障”等范畴，俗称“鸡盲眼”。严重者可致光亮处也看不清，甚至失明。同时还可伴有其他维生素 A 缺乏症的症状，如角膜干燥、软化，或因感染而穿孔，皮肤干燥，毛囊角质化，色素沉着等。

实用·偏方·秘方

枸杞菊花茶

配料 枸杞子、白菊花各 10 克。

制用法 将上 2 味放入杯中，用沸水冲泡，代茶饮用。每日 1 剂。

功效主治 疏风清热，养肝明目。主治夜盲症。症见视力衰退，目眩等。

猪肝南瓜花

配料 鲜猪肝 120 克，南瓜花 15 克。

制用法 将猪肝切片，与南瓜花同放在砂锅内（不加盐）煮熟。

每日分早、晚2次服用。7天为1个疗程。

▶▶**功效主治** 补肝明目。主治夜盲症。

决明子煎剂

▶▶**配　料** 决明子、地肤子各15克。

▶▶**制用法** 水煎服，连服10日。

▶▶**功效主治** 清热明目。适用于夜盲症。

苍术散

▶▶**配　料** 苍术50克。

▶▶**制用法** 将上药研为细末，贮瓶备用。日服3次。12岁以上患者每次服1克，12岁以下患者每次服0.5克，以温开水送服。一般服药2~5天即可治愈。

▶▶**功效主治** 健脾散精，润燥明目。主治夜盲症及结膜干燥症。

苍术牛肝汤

▶▶**配　料** 牛肝150克，苍术9克。

▶▶**制用法** 将牛肝切片，与苍术一起放入锅内，加适量水煎煮至肝熟即可。食牛肝，饮汤。

▶▶**功效主治** 养肝明目。适用于维生素A缺乏所引起的夜盲症。

南瓜猪肝粥

▶▶**配　料** 南瓜120克，猪肝60克，粳米100克，盐、味精各适量。

▶▶**制用法** 将南瓜洗净，切成小块；猪肝洗净，切成小块，放入沸水锅中汆一下捞出，沥干水分；粳米淘洗干净，备用。锅内加水适量，放入粳米煮粥，五成熟时加入南瓜块、猪肝块，再煮至粥熟，调入盐、味精即成。每日1次，连服20~30天。

▶▶**功效主治** 补中益气，清肝明目。主治夜盲症、肺结核等。

鱼肝豆豉鸡蛋

▶▶**配　料** 鱼肝1具，豆豉25克，鸡蛋2只。

▶▶**制用法** 将鱼肝洗净切片，放入碗内，打入鸡蛋，加入豆豉及清水适量，调匀后蒸熟食用。每日1剂。

▶▶**功效主治** 滋阴养血，补肝明目。主治夜盲症、贫血。

番薯叶羊肝汤

▶▶**配　料** 红番薯叶150~200克，羊肝200克。

▶▶**制用法** 红番薯叶洗净，切碎，羊肝切片，加水同煮。食肝饮汤，连服3日，每日1次。

功效主治 补肝养血，清热明目。用治夜盲症。

豨签草蒸猪肝

配　料 豨莶草适量，猪肝（或鸡肝）15克。

制用法 将豨莶草焙干研细末，每天服3克与猪肝共蒸服。

功效主治 清热解毒。治疗夜盲症。

猪肝桑叶汤

配　料 猪肝100克，桑叶15克，盐少许。

制用法 将桑叶洗净，猪肝洗净切片，一同放入砂锅内，加水煮熟，去桑叶，加盐调服。每日1剂，2次分服。

功效主治 疏风清热，养肝明目。适用于夜盲症。

芜菁菜子丸

配　料 芜菁菜子（又名大头菜子）、烧酒、蜂蜜各适量。

制用法 将芜菁菜子用酒浸泡1夜，取出后蒸20分钟，然后晒干，研末，炼蜜为丸，如黄豆大。每服10克，用米粥汤送下，每日2次。

功效主治 清热利湿，明目解毒。用治青盲眼障、夜盲、疳眼、角膜云翳。

桑叶洗眼方

配　料 桑叶5000克。

制用法 每年立冬日，采桑叶悬风处，令自干，每日用10片，水1碗，于沙罐内煎浓缩，去渣温洗患眼，每日洗眼1～2次，忌肉、酒。

功效主治 明目。用治夜盲症。

地黄粥

配　料 粳米100克，熟地黄50克，酥油、白蜜适量。

制用法 熟地黄切片，待水沸与米同煮，粥欲熟再加入酥油、白蜜煮熟即可。可作早餐食之。

功效主治 补养肝肾。主治肝肾阴虚之视网膜色素变性。

朱砂蒸鸡肝

配　料 朱砂0.3～0.5克，鸡肝1～2具。

制用法 将鸡肝洗净，与朱砂放碗中加水适量，隔水蒸熟食。每日1剂。

功效主治 补肝明目。主治夜盲症、视力减退。

胡萝卜汤

配　料 胡萝卜（选用紫红色胡萝卜更佳）、牛腩各适量。

制用法 煮汤。可加调料服食。

功效主治 胡萝卜含有大量糖分和维生素 B_1、B_2 以及挥发油、胡萝卜碱、钙、磷等等，而维生素 B_1 对眼的补益更大。主治夜盲症。

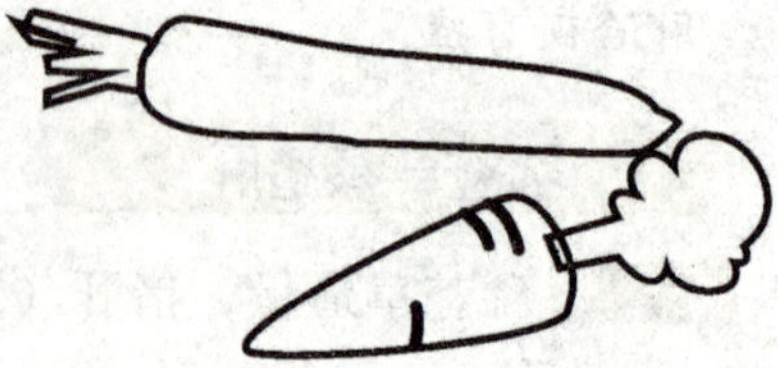

健康小贴示

❶多吃动物肝脏（如猪肝、羊肝、兔肝、鸡肝等）、蛋黄、奶类等能补充维生素 A 的食物，预防夜盲症。

❷胡萝卜、菠菜、豌豆苗、辣椒等蔬菜中含有较多的胡萝卜素或类胡萝卜素，这类物质本身并不具有维生素活性，但在体内能转变为维生素 A。因此膳食中增加这类有色蔬菜的摄入量，也能在一定程度上弥补维生素 A 的缺乏，从而预防夜盲症。

白内障

晶体发生部分或全部混浊，出现视力障碍称为白内障。分为老年性、先天性、外伤性、并发性和代谢性等类型，以老年性白内障最为常见。中医称为“圆翳内障”、“如银内障”，多因肝肾两亏、脾胃虚弱、运化失职、精气不能上荣或因肝胆风热上壅所致。

实用·偏方·秘方

白菊羊肝汤

配　料 白菊花、谷精草各10克，羊肝60克。

制用法 白菊花、谷精草用纱布包好，羊肝洗净切片，一同入锅，加水煮沸20分钟，拣出药袋，吃肝喝汤。每日1剂。

功效主治 疏风散热，清肝明目。适用于白内障、夜盲症、青光眼等。

明目汤

配　料 枸杞叶、谷精草各10克，菟丝子15克，五味子5克。

制用法 将以上药加水300毫升，煎取汁200毫升，每日1剂，分3次服。

功效主治 平补肝肾，益精明目。适用于白内障。

熟地首乌汤

配　料 熟地15克，制首乌、黄精、枸杞子各9克，玄参12克，灵磁石30克（先煎）。

制用法 水煎服，每日1剂，日服2次。

功效主治 补肝肾，益精血，明眼目。主治老年性白内障。

黄精珍珠母汤

配　料 黄精15克，珍珠母18克，菊花3克，枸杞子、陈皮各9克，红糖适量。

制用法 水煎服，每日2次。

功效主治 补益肝肾，明目。适用于老年性白内障。

验　证 用本方治疗白内障患者30例，18例痊愈，9例好转，3例无效。

补中益气汤

配　料 党参、黄芪、当归、白术、茯苓、枸杞子各10克，柴胡6克，炙甘草、陈皮各3克。

制用法 水煎，去渣取汁，分2～3次温服，每日1剂。

功效主治 健脾益气。主治先天性白内障水轮气虚证。症见晶状体浑浊、视物模糊，或视久眼睑喜垂闭、面白神疲、食少、乏力，舌质淡胖，脉缓弱。

薄荷液

配　料 薄荷脑25克。

制用法 每取少许放入小酒杯内，以温开水溶化为液体备用。用脱脂棉球蘸药液，先涂擦印堂穴及两侧太阳穴，后将药球放在鼻孔下闻其气。每日早、中、晚各用药1次。坚持连续用药1～3个月可愈。

功效主治 通窍明目。主治白内障。

肝韭炒胡萝卜

配　料 羊肝、韭菜各125克，胡萝卜半根，调味品适量。

制用法 羊肝切片，韭菜切段，胡萝卜切丝，以快火炒熟加以调味即可趁热食用。每天1次，可长期食用。

功效主治 胡萝卜素犹如天然眼药水，可以帮助保持眼角膜的润滑及透明度，保护眼睛晶体的纤维部分，可有效预防白内障。初期患者常食用此方，病情可得到改善。

黑豆红糖

配　料 黑豆、白扁豆各30克，黑枣10枚，红糖适量。

制用法 将3味药分别洗净，加水500毫升先用大火烧开后，加入红糖，转用小火煮至豆枣酥烂水干。分1～2次空腹服。

功效主治 黑豆可促进黑色素生长。适用于老年性白内障。

银耳猪肝汤

配　料 鲜猪肝50克，白菜叶60克，银耳30克，枸杞子15克。

制用法 猪肝洗净切片，白菜叶洗净切碎，银耳泡发撕碎，与枸杞子一同入锅加水煮熟食用。

功效主治 补肝益肾，明目。此汤对肝肾两亏型白内障有良效。

豌豆菠菜粥

配　料 豌豆30克，菠菜50克，粳米60克。

制用法 将豌豆用温水泡软；菠菜洗净，入沸水锅中汆2～3分钟，捞出切碎；粳米淘洗干净，备用。锅内加水适量，放入豌豆、粳米煮粥，八成熟时加入菠菜末，再煮至粥熟即成。每日2次，连服1个月。

功效主治 有补中益气，养血止血，敛阴润燥，下气通肠等功效。主治白内障、夜盲症、消渴等。

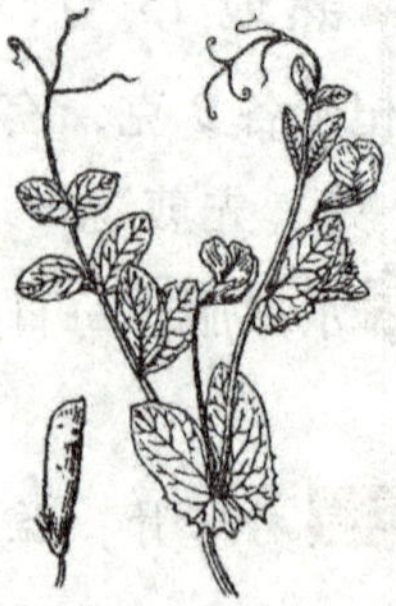

神曲磁石丸

配 料 神曲120克，磁石60克，朱砂30克，生蒲黄、琥珀末各15克，蜂蜜适量。

制用法 以上共研细末，炼蜜为丸。每日早、中、晚各服9克。

功效主治 镇心，安神，明目。用于治疗白内障。

参术茯苓煎

配 料 人参、白术各6克，茯苓18克，甘草3克，黄芪、山药各15克。

制用法 水煎服，每日2次。

功效主治 补益肝肾。主治老年白内障。

健康小贴示

❶加强用眼卫生，平时不用手揉眼，不用不洁手帕、毛巾擦眼、久坐工作时应间隔1~2小时活动10~15分钟。

❷饮食中宜含丰富的蛋白质、钙、微量元素，多食含维生素A的食物，平时多吃鱼类、能保持正常的视力，阻缓病情的发展。

❸吸烟易患白内障，故应戒烟。

中耳炎

中耳炎临床上多见于儿童，可分为急性和慢性，非化脓性和化脓性。急性非化脓性中耳炎在小儿仅见一般的上呼吸道感染症状，没有耳痛和耳道流水，可有轻度听力障碍。成人可自觉耳闷、耳鸣、耳聋、内耳剧痛。急性化脓性中耳炎可有发热、耳痛、听力减退、脓液外流等症状。如反复流脓，可转变为慢性中耳炎。

二地二冬猪脊汤

配　料 猪脊髓200克，熟地、生地各15克，麦冬、天冬各20克。

制用法 将全部用料洗净后放入炖盅内，加清水适量，文火炖3小时调味食用。

功效主治 养血和营，滋阴潜阳。主治慢性化脓性中耳炎。

五倍子枯矾粉

配　料 五倍子（烧存性）5克，枯矾2克。

制用法 共研细末，擦净耳内后吹入少许。

功效主治 敛肺降火。适用于中耳炎。

枣肉枸杞子粥

配　料 枣肉15克，桂圆肉、枸杞子各20克，粳米100克。

制用法 煮粥，粥煮好后加适量白糖调味服用。每日2次。

功效主治 滋养肾阳。主治慢性化脓性中耳炎。

白茯苓粥

配　料 白茯苓15克，粳米50克。

制用法 白茯苓研细末，与粳米入砂锅内，加水500毫升，煮成稠粥。每日2次，分早晚温热服食。

功效主治 本品健脾渗湿。适用于化脓性中耳炎。

大蒜丝瓜汁

配　料 大蒜2头，丝瓜1根。

制用法 所有材料洗净，共捣烂，用布包挤汁，滴耳，每次3～4滴。每日3次。

功效主治 清热消炎。主治中耳炎。

石榴皮末

配　料 石榴皮适量。

制用法 将石榴皮炒焦研末，吹入耳内。每天1次，第2天清洗耳道，继续向耳内吹入1次。

功效主治 石榴皮具有抗菌作用。本方适用于化脓性中耳炎。

橘树叶方

配　料 橘树嫩叶50克，香油适量。

制用法 将橘树嫩叶捣烂，装布包浸入香油内，取少许油滴耳。

功效主治 祛湿化痰，理气止痛。适用于慢性中耳炎。

鲤鱼胆汁

配　料 鲤鱼胆汁适量。

制用法 用双氧水将耳内脓水擦洗干净，滴入鲤鱼胆汁，然后以棉花球堵塞耳孔。每日滴1次，3次可愈。

功效主治 清热解毒，消炎去肿。适用于急性和慢性中耳炎。

黄连散

配　料 黄连、青黛、冰片各适量。

制用法 共研细末，贮瓶备用。用时，先用3%过氧化氢清洗患耳，再将少许药末吹入耳道，使药末穿过鼓膜穿孔。每天2次，5天为1个疗程。

功效主治 清热解毒，收湿生肌，开窍定痛。适用于急、慢性化脓性中耳炎。

蛋清香油方

配　料 香油、蛋清各10毫升。

制用法 将香油和蛋清充分搅拌均匀。将耳内脓液清除干净，滴入2～5滴调好的滴耳液。每日1次。

功效主治 清热解毒。本方可用于急性化脓性中耳炎。

木鳖子油

配　料 木鳖子3个，香油适量。

制用法 将木鳖子劈开，滴入香油适量煎至黑色，晾凉，取油滴耳。早晚各1次，每次3～4滴，滴完后扯耳轮活动几下，以促进药物吸收。

功效主治 木鳖子有消肿散结的功效。适用于中耳炎。

银蒲连翘汤

配　料 金银花20克，蒲公英30克，连翘12克，牡丹皮10克。

制用法 水煎服，每日1剂，日服3次。

功效主治 清热解毒。适用于中耳炎。

生地冰片

配　料 鲜生地30克，冰片1克。

制用法 生地捣烂取汁，加入冰片滴耳。每日3次。

功效主治 清热凉血，消肿止痛。适用于慢性中耳炎。

陈皮明矾

配　料 陈皮24克，煅明矾9克。

制用法 共研细末，吹入耳内。

功效主治 燥湿化痰，清热解毒。适用于化脓性中耳炎。

莲心茶

配　料 莲子心10克。

制用法 莲子心放入杯中，用沸水冲泡，代茶饮用。每日2剂。

功效主治 清心泻火。适用于中耳炎。

龙胆泻肝汤

配　料 龙胆草、栀子、黄芩、泽泻、车前草、金银花、野菊花、紫花地丁各10克，生地黄12克，当归、甘草、木通、柴胡各6克。

制用法 水煎，去渣取汁，分2次温服，每日1剂。

功效主治 清泻肝胆，解毒排脓。主治急性化脓性中耳炎肝胆湿热蒸耳症（急性期）。

胆草石膏汤

配　料 生石膏15克，地骨皮、栝楼各9克，金银花、栀子、知母各6克，龙胆草、枳实、薄荷各3克，石决明18克，竹茹12克，太极丸（分2次服）1粒。

制用法 水煎，去渣取汁，分2次温服，每日1剂。

功效主治 清热泻火。主治耳溃疡。症见耳底溃疡不敛、两颧色赤极重、易怒喜食，脉数实。

芪芷饮

配　料 黄芪、石菖蒲、党参各15克，陈皮8克，炙甘草3克，当归、升麻各6克，柴胡12克，夏枯草20克，白术、穿山甲、白芷各10克。

制用法 每日1剂，水煎，分早、晚2次口服，7日为1个疗程。

功效主治 健脾渗湿，益气升阳，排脓通窍。主治化脓性中耳炎。

苡仁败酱草煎剂

配　料 薏苡仁、败酱草各30克，黄芪、白术、猪苓、茯苓、贯众各15克，附子、知母、川芎、半夏、石菖蒲各10克，甘草5克。

制用法 水煎服，每日1剂，分2次服。

功效主治 清热解毒，排脓止痛。主治化脓性中耳炎。

健康小贴示

❶挖耳朵所使用的挖耳器须消毒干净。

❷不要服热性补药，如人参、肉桂及附子、鹿茸、牛鞭、大补膏之类。

❸小虫进入耳道，不要急躁硬捉，可滴入食油泡死小虫后捉取。

❹急性期后持续有分泌物流出或有其他症状者，应到医院就诊。

❺在病情未完全控制时，应绝对禁止游泳，即使在病情已痊愈时，也要尽量避免。

耳鸣

耳鸣为耳科疾病中的常见症状，患者自觉耳内或头部有声音，但其环境中并无相应的声源，而且愈是安静，感觉鸣音越大。耳鸣音常为单一的声音，如蝉鸣声、汽锅声、蒸汽机声、嘶嘶声、铃声、振动声等，有时也可为较复杂的声音，可以是间歇性，也可能为持续性，响度不一。一些响度较高的持续性耳鸣常常令人寝食难安。引起耳鸣的原因较多，各种耳病均可发生耳鸣，如耵聍栓塞、咽鼓管阻塞、鼓室积液、耳硬化症；内耳疾病更易引起此症，如声损伤、梅尼埃病。此外，高血压、低血压、贫血、白血病、神经官能症、耳毒药物等均可引起耳鸣。

芍药甘草汤

配 料 白芍10克，炙甘草5克。

制用法 每日1剂，水煎服。

功效主治 养阴柔肝止鸣。用治耳鸣，呈喀喀声，属现代医学的客观性耳鸣。

验 证 用此方治疗34例，结果治愈23例，显效5例，有效2例，无效4例。

生地牡蛎汤

配 料 生地、玄参、磁石、牡蛎各30克。

制用法 每日1剂，水煎服。

功效主治 滋阴潜阳。用治耳鸣及听觉不聪，症见耳鸣嗡嗡作响，或如蝉叫者。

验 证 采用此方治疗耳鸣41例，结果治愈29例，好转9例，无效3例，总有效率为92.7%。

黄芪党参汤

配 料 黄芪、党参各20克，炙甘草、当归、白术各10克，升麻、通草各8克，橘皮、柴胡各6克，石菖蒲5克。

制用法 每日1剂，水煎，分2次服（以饭后约半小时服药为宜）。5天1个疗程，连续服药3个疗程。

功效主治 益气养血，补肝肾。主治耳鸣。

验 证 用此方治疗30例，治愈23例，显效2例，好转3例，无效2例。

细辛白芷汤

配 料 当归、细辛、川黄、防风、附子、白芷各15克，鲤鱼脑髓30克。

制用法 上药共研为末，以鲤鱼脑髓加水合煎3次。取三汁混合浓缩至膏状，备用。滴耳中，并以棉塞耳。每日1次。

功效主治 祛风散瘀，通窍止鸣。主治耳鸣而聋。

验 证 采用此方治耳鸣，屡次使用皆有效。

黄芪丸

配 料 黄芪50克，羌活、白蒺藜（去刺）各25克，黑附子（大者）1枚，羯羊肾1对。

制用法 将羯羊肾焙干，白蒺藜瓦上炒，共研为细末，酒糊为丸，如梧桐子大。每服30～40丸，空腹，煨葱盐汤送下。

功效主治 益气补虚。治肾虚耳鸣，夜间睡着，如打战鼓，觉耳内风吹，更四肢抽掣疼痛。

验　证 用此方治耳鸣63例，结果治愈45例，显效9例，好转4例，无效5例，总有效率为92%。

聪耳丸

配　料 鹿茸、磁石各30克，巴戟天、肉桂各10克，肉苁蓉、牡蛎、小茴香各15克，五味子20克。

制用法 共为细末，炼蜜为丸，每丸9克。每日早、晚各1次，每次空腹用黄酒温服1丸。

功效主治 补肾聪耳。用治肾虚耳鸣。

验　证 用此方治肾虚耳鸣13例，结果治愈8例，有效4例，无效1例。

桑葚酒

配　料 鲜桑葚1000克，糯米500克。

制用法 将桑葚洗净捣汁，与糯米（先淘洗干净）同烧煮，做成糯米干饭，待冷加酒曲适量、拌匀，发酵成酒酿，备用。每次服15～30毫升，日饮3次。

功效主治 滋阴益肾，通窍止鸣。主治耳鸣。

核桃肉

配　料 核桃肉适量。

制用法 嚼服。每日3次，每次30克。

功效主治 补肾益精。主治肾精亏损，耳鸣声细，夜间加重，腰膝酸软者。

泽泻天麻煎剂

配　料 泽泻30克，天麻10克，陈皮12克，半夏9克。

制用法 水煎服，每日2次。

功效主治 清肝理气，化痰。主治痰火郁结，耳内堵塞，头昏、胸闷、咳嗽、痰多之耳聋耳鸣。

葵花籽壳汤

配　料 葵花籽壳15克。

制用法 将葵花籽壳放入锅中，加水1杯煎服。日服2次。

功效主治 滋阴止鸣。主治耳鸣。

菊花粥

配　料 菊花末15克，粳米100克。

制用法 将菊花去蒂，蒸后晒干或阴干，然后磨成细末，备用。粳米淘洗干净，放入锅内，加水适量，用武火烧沸，再用文火熬成粥，调入菊花末，再稍煮即可。

功效主治 疏散风热。主治耳鸣，属风热侵袭型。症见起病较速、耳鸣、头痛、恶寒、发热。

鸡蛋红糖水

配　料 鸡蛋2个，青仁豆60克，红糖60克。

制用法 加水煮熟，空腹服用，每日1剂。

功效主治 健脑益智，补肝。主治耳鸣。

白果煎剂

配　料 白果10克，枸杞子30克。

制用法 水煎服，每日2~3次。

功效主治 滋补肝肾。主治耳鸣。

决明粥

配　料 决明子200克，糯米100克，白糖适量。

制用法 将决明子炒焦黄，研筛取细面。糯米熬成稀粥。每日食1碗，加决明子面10克和白糖少许，和匀饮用。

功效主治 清肝泄热。主治耳鸣，属肝火上扰型。症见耳鸣如闻潮声，或如风雷声，每于郁怒之后突然加重，兼耳胀耳痛感。

健康小贴示

❶生活、工作环境噪声不宜过大，如噪声强度超过80~90分贝，可采取塞耳塞、戴耳罩等措施，以避免噪声对听觉神经的损害，使用耳机收听时音量亦不可过大。

❷忌食辛辣刺激、温热香燥的食物，忌烟酒。

❸保持心情舒畅。

鼻炎

鼻炎包括急性鼻炎和慢性鼻炎。急性鼻炎是常见的鼻腔黏膜急性感染性炎症，往往为上呼吸道感染的一部分。临床主要表现为：鼻塞、流涕伴有嗅觉减退，闭塞性鼻音。中医称之为“伤风鼻塞”，基本病机为风寒或风热之邪入侵，上犯鼻窍，宣降失常，清窍不利。慢性鼻炎是一种常见的鼻腔和黏膜下层的慢性炎症。通常包括慢性单纯性鼻炎和慢性肥厚性鼻炎，后者多由前者发展而来。本病的发病原因很多，但主要是由急性鼻炎反复发作或治疗不彻底转化而来。长期吸入受污染的空气，或常在水泥、烟草、煤炭条件环境中等也是致病原因。另外，许多全身慢性疾病，如贫血、糖尿病、风湿病等以及慢性便秘均可引起鼻腔血管长期瘀血或反射性充血而致病。

实用·偏方·秘方

刀豆酒

配　料 老刀豆（带壳）约30克，黄酒1盅。

制用法 老刀豆焙焦，研细末，用黄酒调服。每日1~2次。

功效主治 本方活血通窍。适用于慢性鼻炎。

苦参明矾滴鼻方

配　料 苦参100克，明矾20克。

制用法 苦参煎取药汁50毫升，加入明矾溶化后瓶装备用。每日滴3次，每次3~5滴，以愈为度。

功效主治 清热解毒，止痒通窍。主治急性鼻炎。

猪脑川芎汤

配　料 猪脑（或牛、羊脑）2副，川芎、白芷各10克，辛夷花15克。

制用法 将猪脑剔去红筋，洗

净，备用。将川芎等3味加清水2碗，煎至1碗。再将药汁倾炖盅内，加入猪脑，隔水炖熟。饮汤吃脑，常用有效。

功效主治 通窍，补脑，祛风，止痛。用于治疗慢性鼻炎之体质虚弱。

双豆汤

配 料 绿豆、防风、石菖蒲各15克，淡豆豉20克，生甘草、辛夷各10克，细辛3克。

制用法 水煎。日服1剂。

功效主治 散寒除浊，开达肺窍。主治过敏性鼻炎。

杏苏汤

配 料 杏仁、苏叶、桔梗、前胡、甘草各6克。

制用法 水煎服。每日1剂，2次分服。

功效主治 理气平喘。主治过敏性鼻炎。

辛夷饮

配 料 辛夷30克，辛夷花、薄荷、白芷、桔梗各6克，苍耳子、桑叶、菊花各9克，金银花、连翘各12克，升麻、荆芥穗、甘草各3克。

制用法 水煎服。每日1剂。

功效主治 清热消炎，散风寒。主治鼻炎，症见鼻塞，流鼻涕，头晕疼。

白菜萝卜汤

配 料 白菜心250克，白萝卜60克，红糖适量。

制用法 将上物水煎，加红糖适量，吃菜饮汤。

功效主治 理气，消炎。主治急性鼻炎。

白萝卜煮水熏鼻方

配 料 白萝卜4根。

制用法 放入锅中加清水煮，待煮沸之后，用鼻吸蒸气，数分钟后，鼻渐畅通，头痛消失。

功效主治 理气，消炎。本方适用于慢性鼻炎、鼻塞流涕、语音带鼻音。

桃树叶塞鼻法

配 料 嫩桃树叶1~2片。

制用法 将桃叶片揉成棉球状，塞入患鼻10~20分钟，待鼻内分泌大量清涕不能忍受时取出。每日4次，连用1周。

功效主治 祛风清热，杀虫。本法适用于萎缩性鼻炎。

芝麻油滴耳法

配　料 芝麻油适量。

制用法 以芝麻油滴入每侧鼻腔3滴。每日3次。

功效主治 清热润燥，消肿。用于治疗各种鼻炎。

斑蝥熏鼻法

配　料 斑蝥25克，藜芦20克，雄黄、紫草茸、诃子、川楝子、栀子、白檀香各50克。

制用法 以上8味药粉碎成细末过筛，取适量放在无烟炭火上熏鼻。

功效主治 辛散宣通。治急慢性鼻炎均有效。

鹅不食草

配　料 鹅不食草、白芷、全蝎各2克，细辛6克，薄荷、青黛各1克，川芎1.5克。

制用法 以上各药共研细末后代鼻烟用，每日数次，也可用湿药棉蘸药粉塞鼻约30分钟取出即可，每日2次。

功效主治 通窍散寒，祛风利湿。治风痒、鼻塞、各类鼻炎。

姜枣红糖茶

配　料 生姜、大枣各10克，红糖60克。

制用法 前2味煮沸加红糖，当茶饮。

功效主治 清热润燥。主治急性鼻炎，症见流清涕。

侧柏仁鸡蛋

配　料 侧柏仁30枚，鲜鸡蛋5个。

制用法 加水小火煮2小时，取出用水凉过，只吃蛋。每日1剂，分数次服食，连服3日。

功效主治 增强体质，调和气血。主治因瘀血造成的慢性鼻炎。

热敷皂荚粉

配　料 皂荚粉适量。

制用法 取皂荚粉少许，吹入鼻中，同时用热毛巾热敷鼻部，早、晚各1次。

功效主治 通窍，祛风。主治过敏性鼻炎。

丝瓜藤炖猪肉

配　料 丝瓜藤（取近根部位的）2～3米，瘦猪肉60克，盐少许。

制用法 将丝瓜藤洗净，切成数段，猪肉切块，同放锅内加水煮汤，临吃时加盐调味。饮汤吃肉，5次为1个疗程，用1~3个疗程。

功效主治 清热消炎，解毒通窍。主治慢性鼻炎急性发作、萎缩性鼻炎之鼻流脓涕、脑重头痛。

苍耳子油

配　料 苍耳子50克。

制用法 将苍耳子轻轻捶破，放入小铝杯中，加入香油50克，用文火煮沸，去苍耳子。待油冷后，装入干燥清洁的玻璃瓶内备用。用时取消毒小棉签蘸油少许，涂于鼻腔内，每日2~3次，2周为1个疗程。

功效主治 通鼻窍，止头痛。治疗慢性鼻炎有效。

淡苍耳子煎剂

配　料 淡苍耳子、连翘各12克，辛夷花、炒山栀、黄芩、炒杏仁、桔梗、野菊花各10克，白芷、薄荷各6克，银花20克，葱白带须3个。

制用法 水煎服，每日1剂。

功效主治 清肺，消炎，通窍。用治急、慢性鼻炎。

蜂蜜液

配　料 鲜蜂蜜适量。

制用法 将蜂蜜装入干净的眼药水瓶内，于睡前、起床后各滴入鼻中1次，每次2滴。

功效主治 润燥，解毒。主治萎缩性鼻炎。

生麻黄煎剂

配　料 生麻黄6~10克，辛夷花、苍耳子、石菖蒲、鬼箭羽、天葵子各10克，细辛3克，七叶一枝花15克。

制用法 水煎服，每日1剂。

功效主治 宣肺通窍，行瘀泄热。用治慢性鼻炎。

健康小贴示

❶加强身体锻炼、增强抵抗力。

❷关注冷暖变化，及时添加衣物，避免感冒发生；日常尽量用冷水洗脸。

鼻窦炎

鼻窦炎又可叫鼻渊或脑漏，是一种常见疾病。上颌窦、筛窦、额窦和蝶窦的黏膜发炎统称为鼻窦炎，其中以上颌窦炎和筛窦炎最常见，常由感冒引起，有急性和慢性两种。急性鼻窦炎的全身症状与其他炎症相同，可有发热、全身不适等，局部症状有鼻塞、头痛、流浓涕和嗅觉减退等。如反复发作的急性鼻窦炎未彻底治疗，将酿成慢性鼻窦炎，表现为经常性的头胀、头昏、记忆力减退、注意力不集中等。可发生在一个鼻窦，也可几个鼻窦同时发生炎症。

实用·偏方·秘方

半夏天麻汤

配　料 半夏、天麻、苍耳子、白芷、元胡、生甘草各10克，生白术、黄芪各15～30克，细辛4克，黄芩12克，鱼腥草30克，川芎、连翘、丹参、牛膝、生白芍各15克，辛夷、藿香各6克。

制用法 每日1剂，水煎服。儿童酌减。

功效主治 化痰清热，益气活血。主治鼻窦炎。

验　证 用此方治疗鼻窦炎患者50例，治疗10～30天，结果治愈35例，好转12例，无效3例，总有效率为94%。

辛荑花散

配　料 辛荑花15克，白芷、苍耳子各10克，桂枝5克。

制用法 将上药烘干研末过筛，装瓶备用。每天晚饭后取药末1克，以1寸见方双层纱布2块，将药末分包成2个药球，以棉纱扎紧，并留线头1寸左右，先塞1个药球于一侧鼻孔，用另一鼻孔呼吸；1 小时后将药球拉出，将另 1 药球塞入对侧鼻孔。一般 5 天左右即见好转。10 天为 1 疗程，轻者 2 疗程可愈，重者亦可减轻诸症。

功效主治 清热消炎。主治鼻窦炎。

验　证 陈某，男，32 岁。鼻塞头痛，语音重浊近 10 年，曾用各种滴鼻液及封闭治疗均无效，经用此方 2 月，诸症即愈，1 年余未复发。

金银花公英汤

配　料 金银花、蒲公英、鱼腥草、生石膏各 30 克，黄芩、白芷各 12 克，大青叶、苍耳子各 15 克，细辛 4 克，辛荑 9 克。

制用法 每日 1 剂，水煎服。

功效主治 清肺泻胃，解毒祛秽。主治鼻窦炎。

验　证 刘某，女，60 岁。患者左鼻孔流黄脓样浊涕 1 个月，严重时呼吸亦感其气味腥臭，眉额及眼眶疼痛，张口呼吸、睡眠。舌质紫，苔薄黄，脉缓大。服上方 3 剂，浊涕变稀，但仍有少量脓样物，晨起腥臭味减轻。原方续服 3 剂，鼻涕正常，已无腥臭味。1 年内追访 2 次，一切正常。

牛黄麝香散

配　料 牛黄、麝香各 0.5 克，菊花心、雄黄各 1.5 克，鹅不食草 15 克，冰片少许。

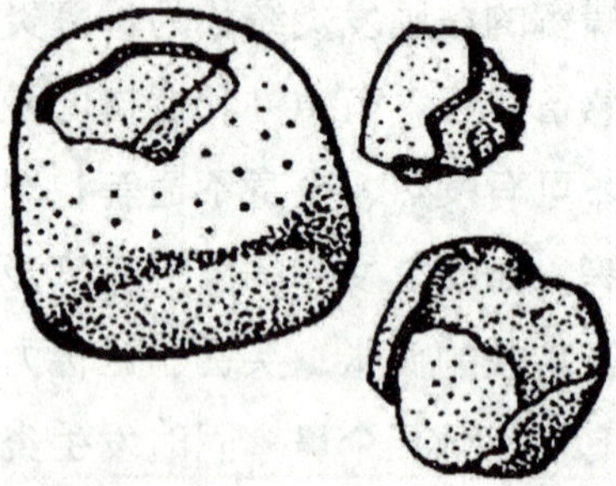

制用法 将鹅不食草、菊花心轧成极细面，然后用乳钵将群药研细调匀，装入瓷瓶封严备用。蘸药少许搐鼻，每日 3 ~4 次。

功效主治 辛香通窍，活血散结，解毒消炎。用治鼻窦炎，症见头痛、鼻塞、鼻流黄绿色脓涕。

验　证 李某，男，40 岁，干部。鼻塞流黄涕已 10 余年，诊为鼻窦炎。曾手术治疗多次，但每次手术后仅能缓解数月，后竟至术后不能缓解。遂找中医治疗，曾服用加味苍耳子散多剂，效仍不显。后改用本方搐鼻。效果满意。用后鼻气通，脓涕清，头痛亦除。

石膏桑叶汤

配 料 生石膏30克，桑叶12克，银花、连翘、黄芩、山栀、合欢皮各10克，葛根6克，陈皮5克，甘草3克。

制用法 每日1剂，水煎服。

功效主治 清热排脓。用治郁热型化脓性鼻窦炎，症见鼻塞，黄脓鼻涕，或为黄绿色脓涕，或有恶心欲吐，厌食、脉数、苔黄。

验 证 用此方治疗鼻窦炎患者30例，其中治愈12例，好转15例，无效3例，总有效率为90%。

鱼腥草杏仁方

配 料 鱼腥草30克，麻黄3克，杏仁12克。

制用法 水煎服，每日3次。

功效主治 宣肺清热解毒。适用于慢性鼻窦炎。

鱼脑石细辛粉

配 料 鱼脑石6克，细辛、白芷、白豆蔻、丁香各3克，明雄2克，冰片1克。

制用法 上药分别研细，混合。用棉球蘸取药粉少许，塞入1只鼻孔。每日3次，左右交替，直至治愈。

功效主治 消炎，开窍。主治鼻窦炎。

枸杞甘草茶

配 料 枸杞子60克，生甘草9克。

制用法 水煎代茶饮。连服1个月以上。

功效主治 滋补肝肾。适用于慢性鼻窦炎久治不愈者。

蜂房液

配 料 蜂房不拘量。

制用法 将蜂房洗干净，撕成小块，放于口中嚼烂，吐渣咽液。每日3次，每次嚼一小块即可。

功效主治 清热解毒。适用于急性鼻窦炎。

健康小贴示

❶鼻窦炎患者应积极锻炼身体，增强体质，预防感冒。注意劳逸结合，不要过度劳累而使身体抗病能力下降。积极治疗邻近组织器官病变。

❷饮食宜清淡而富于营养，戒除烟酒，少食辛辣刺激之品，患病期间更应注意。

❸注意清洁鼻腔，保持鼻道通畅。还要注意擤鼻的方法，鼻腔有分泌物而鼻塞重时忌用力擤鼻，以免邪毒逆入耳窍，导致耳窍疾病。

❹积极防治牙病，可减少牙源性上颌窦炎的发病。

鼻出血

鼻出血，医学称“鼻衄”，是临床常见症状之一。多由于“肺燥血热”，引起鼻腔干燥，毛细血管韧度不够，破裂所致。也可由全身疾病所引起，偶有因鼻腔邻近病变出血经鼻腔流出者。出血可发生在鼻腔的任何部位，但以鼻中隔前下区最为多见，有时可见喷射性或搏动性小动脉出血。鼻腔后部出血常迅速流入咽部，从口吐出。一般说来，局部疾患引起的鼻出血，多限于一侧鼻腔；而全身疾病引起者，可能两侧鼻腔内交替或同时出血。鼻出血按出血严重程度分类，可将鼻出血分为严重鼻出血、中度鼻出血及轻度鼻出血。

实用·偏方·秘方

空心菜白糖饮

配　料 空心菜250克，白糖适量。

制用法 将空心菜洗净，和糖捣烂，冲入沸水饮用。

功效主治 本方清肝泻火、宁络止血。适用于肝火引起的鼻出血。

荠菜鲜藕汤

配　料 荠菜（带花）60克，藕100克。

制用法 荠菜、藕洗净同煮。喝汤吃藕。每日2次。

功效主治 凉血，清热，滋阴。本方适用于血热引起的鼻腔出血。

萱草姜茶

配　料 生姜汁1份，萱草根汁2份。

制用法 上药混合。每次15毫升。每日2次，温开水送服。

功效主治 凉血止血。本方适用于阴虚火旺型鼻衄，症见鼻中出血、咽干口渴等。

墨旱莲汁

配　料 墨旱莲90克。

制用法 捣烂取汁服或水煎服。每日1剂。

功效主治 止血。适用于鼻出血。

仙鹤草大枣汤

配　料 仙鹤草（鲜）30克，大枣10枚。

制用法 水煎服（仙鹤草用鲜品，大枣手剖开入煎）。2日1剂，连用1个月。

功效主治 强壮，止血。适用于经常鼻出血，疲乏无力。

栀子鸡蛋方

配　料 栀子20克，鸡蛋2个。

制用法 用水煎，待鸡蛋熟后，喝汤吃鸡蛋。每日1次，连用3~5日。

功效主治 凉血解毒。适用于鼻出血。

木槿花豆腐方

配　料 豆腐250克，白木槿花10克，生石膏、白糖各30克。

制用法 先煎生石膏，再放入木槿花、豆腐，小火煎至豆腐有小孔状即入白糖。每日服1剂，喝汤吃豆腐，宜冷服。

功效主治 本方具有清热滋阴，凉血止血的功效。适用于鼻出血。

桃花散

配　料 生大黄片 45 克，熟石灰 240 克。

制用法 将上药入铁锅同炒，以熟石灰变成桃花红色为度。剔除大黄片，将熟石灰研成细末（称为桃花散），贮于瓶内。同时取消毒棉球饱蘸桃花散塞于患部出血区。每日 1 ~2 次。

功效主治 止血。适用于鼻出血。

止血散

配　料 棕榈炭、茜草各 30 克，红糖 50 克。

制用法 将前 2 味约共研极细末，放入茶杯中，冲入沸水，并加红糖搅匀，分早、中、晚各服 1 次。一般服药 1 ~3 次即止血。

功效主治 凉血止血。主治鼻出血。

黄鳝粉

配　料 黄鳝血适量。

制用法 将黄鳝血焙干，研成粉末，吹入鼻中适量即止。

功效主治 凉血止血。主治鼻出血。

韭菜汁

配　料 韭菜 250 克。

制用法 将韭菜洗净，捣汁，取韭菜汁 1 杯服下。夏天冷服，冬天温服。

功效主治 行气散血。适用于鼻出血。

桑菊茅根饮

配　料 桑叶 9 克，菊花 6 克，白茅根 15 克，白糖适量。

制用法 上方药加水煎煮，去渣，取汁，加入白糖溶化后，频频服用，每日 1 剂。

功效主治 清肺润燥，凉血止血。主治鼻出血。

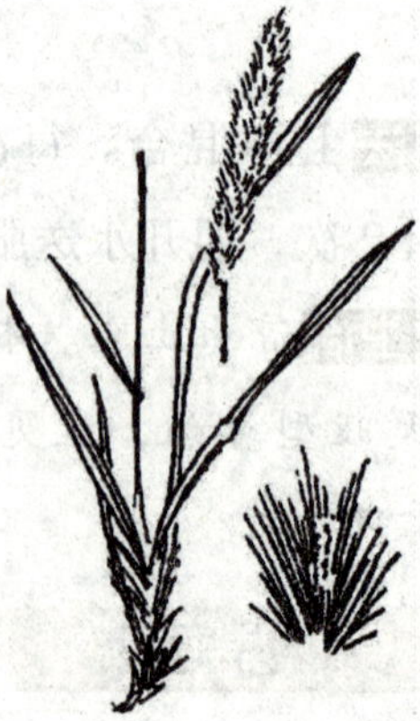

清热二妙汤

配　料 生地35克，麦冬20克。

制用法 清水煎服，每日3次，4小时1次。

功效主治 清热泻火，凉血止血。主治鼻衄。

白及粉

配　料 白及30克。

制用法 研极细末，取适量用冷开水调拌，捏成条状，塞入鼻孔。若两侧均出血，则轮换塞鼻。一般能迅速止血。

功效主治 收敛止血。适用于鼻出血。

清肺方

配　料 桑白皮30克，黄芩、栀子炭、白茅根、白及片、茜草、紫草、当归、旱莲草各10克。

制用法 每日1剂，水煎，早、晚分服。血止后，继续服用6剂。

功效主治 清肺泻热，凉血止血。主治鼻衄。

莱菔酒

配　料 莱菔末10克（或莱菔汁100毫升），40度白酒50毫升。

制用法 先煎白酒数沸后，入莱菔末或莱菔汁，再煎1~2沸即可，离火，候温备用。1次（或去渣）顿服，未效再服。

功效主治 止衄。主治单纯鼻衄，或口、鼻、耳皆出血不止等。

健康小贴示

鼻出血患者应食用对症的食品，可使出血减少，有利于疾病的康复。如属火热出血，应选用寒凉性的食物，如藕、柿霜、黄花菜、豆腐、绿豆等食用。藕可做成藕汁饮用，亦可做汤饮用，柿霜每次5~6克，温开水冲服；黄花菜或豆腐可做汤饮用；绿豆可煮汤或煮粥食用。若属气虚出血，可食用龙眼肉、莲子。若属瘀血所致出血，可用山楂或山楂炭，水煎服。

扁桃体炎

扁桃体炎为腭扁桃体的非特异性炎症，有急慢性之分。急性扁桃体炎多见于10~30岁之间的青年人，好发于春秋季节，通常与急性咽炎同时发生，主要由细菌感染而引起，常见致病菌为溶血性链球菌、葡萄球菌和肺炎双球菌。细菌通过空气飞沫、食物或直接接触而传染。慢性扁桃体炎多由扁桃体炎的急性反复发作或隐窝引流不畅，细菌在隐窝内繁殖而导致，也可继发于某些急性传染病，如猩红热、麻疹、白喉等。

实用·偏方·秘方

丝瓜汁

配　料 鲜嫩丝瓜3条。

制用法 将丝瓜洗净，捣烂取汁，每次饮1杯。每日2~3次。

功效主治 清热解毒，消肿止痛。主治咽炎、咽喉疼痛及扁桃体炎。

胖大海甘草茶饮

配　料 胖大海4颗，甘草3克，冰糖适量。

制用法 将胖大海、甘草洗净放入碗内，冲入沸水，加盖闷半小时左右，加入适量冰糖调味，慢慢饮用。隔4小时再泡1次。每天2次。

功效主治 胖大海可清热、润肺、利咽。主治干咳无痰、喉痛等症。本方对急性扁桃体炎疗效明显。

冬瓜豆楂汤

配　料 冬瓜瓤100克，土豆5克，山楂20克。

制用法 以上3味共洗净切碎，加水煎服。每日1剂，2次分服。

功效主治 清热解毒，利水消肿，活血止痛。主治急性扁桃体炎，症见咽部疼痛、吞咽不适、吞咽或咳嗽时疼痛加剧。

蒲公英饮

配　料 蒲公英 30 克（鲜品加倍）。

制用法 用米泔水或清水煎服。

功效主治 清热解毒。适用于急性扁桃体炎。

黑木耳粉

配　料 黑木耳 10 克。

制用法 将黑木耳焙干，研成细面。用小细管吹向喉内，数次即愈。

功效主治 凉血止血，润燥生肌。适用于扁桃体炎。

硼砂雄黄散

配　料 硼砂 15 克，明雄黄、朱砂各 3 克，赤石脂 6 克（夏暑天用 9 克），儿茶、血竭各 1.5 克，冰片 0.4 克，薄荷霜 0.1 克。

制用法 先将前 6 味研细，再加冰片、薄荷霜，共研极细面，装入瓶内备用。每日吹撒患处 3～4 次。

功效主治 清热解毒，通络散结，消肿止痛，化腐生肌。用治咽、喉、扁桃体、齿龈等部位红肿疼痛（急性扁桃体炎等）。

验　证 用此方治疗 317 例患者，其中急性咽喉炎 160 例，急性扁桃体炎 107 例，牙龈肿痛 50 例。疗程 2～4 天 170 例，5～6 天 119 例，7～10 天 28 例。治疗结果：痊愈 240 例，好转 64 例，无效 13 例，总有效率 95.9%。

蒲公英汤

配　料 蒲公英 60 克，大青叶 30 克，黄芩 24 克，丹皮、赤芍各 12 克，甘草 6 克。

制用法 每日 1 剂，水煎，分 3 次服。重症可每日 2 剂，分 6 次服。

功效主治 清热解毒，活血消肿。主治急性化脓性扁桃体炎。

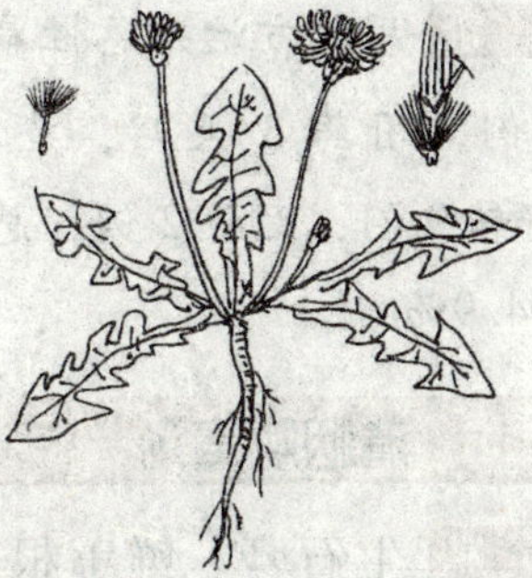

验　证 用此方治疗急性化脓性扁桃体炎 100 例。治疗结果，痊愈 89 例（3 天内热退，扁桃体脓性分泌物消失，咽充血轻）；好转 4

例（3天内热退或降至低热，局部分泌物明显减少，症状明显减轻）；无效7例（3天以上体温不降，症状无好转），总有效率为93%。

玄参麦冬煎剂

配　料 玄参、络石藤各30克，麦冬15克，僵蚕、重楼、赤芍、牛蒡子各12克，桔梗10克，山豆根5克。

制用法 水煎2次，饭后顿服，每日1剂，连服3剂。

功效主治 清热解毒，利咽消肿。用治急性扁桃腺炎和咽炎，咽喉肿痛，吞咽困难，发烧头痛，全身不适，舌质红，舌苔黄。

加　减 扁桃腺化脓者，加蝉蜕。

验　证 用此方治疗急性扁桃腺炎39例，用药3天后，痊愈28例，好转9例，无效2例，总有效率为94.9%。

清咽解毒汤

配　料 生石膏、鲜苇根各30克，僵蚕、龙胆草各9克，薄荷5克，金银花20克，连翘、板蓝根各15克，知母10克，滑石12克，人工牛黄（冲）1克。

制用法 每日1剂，水煎服。

功效主治 清肃上焦，泄热解毒。用治急性扁桃体炎，症见恶寒、发热、头痛、吞咽困难、口渴、口臭、便结，扁桃体明显红肿，表面有白脓点，颌下淋巴结肿大，脉象滑数。

人中白黄汤

配　料 人中白12克，人中黄、玄参、麦冬、生地各10克，生石膏30克（先煎），马勃、黄芩各6克，薄荷5克（后下）。

制用法 每日1剂，水煎服。

功效主治 养阴清热，解毒消脓。主治急性化脓性扁桃体炎。

板蓝根桔梗汤

配　料 板蓝根45克，桔梗、山豆根各9克，生甘草6克。

制用法 轻者每日1剂，水煎2次后取汁混合，分早、晚2次服。重者每日1.5剂，煎法同上，分3次服。

功效主治 清热解毒。主治扁桃体炎。

加　减 高热者，加入银花30克；便秘者，加入生大黄6克。

验 证 用此方治疗急性扁桃体炎患者76例，其中，治愈者73例；无效者3例。治愈者一般服药2～3剂。

健康小贴示

饮食宜清淡、稀软，过硬之物易刺激喉部难以吞咽而引起疼痛。忌烟酒。

口疮

口疮即口腔溃疡，是口腔黏膜疾病中最常见的溃疡性损害，具有周期性复发的规律，所以常称为复发性口疮。历代医家将口疮的病因、病机概括分为虚、实两类。实证的表现是：发病迅速，病程短，一般7～10天逐步愈合，愈后不留斑痕；溃疡好发于口腔前半部，多见于唇、舌、颊、口底等部，龈、腭少见；初起的红赤稍隆起，中央出现溃点，逐渐扩大凹陷，呈绿豆粒大或黄豆粒大小，圆形或椭圆形，表面多覆有黄白色膜，周围绕有红晕。

实用◆偏方◆秘方

黄芪青黛汤

配 料 生黄芪25克，粉青黛6克，蒲公英、麦冬、北沙参、玄参各12克，淮山药、生地各15克，白术10克。

制用法 每日1剂，水煎，分2次服。

功效主治 滋阴降火，清热解毒，托疮生肌。主治复发性口疮。

验 证 用此方治疗复发性口疮

46例，其中显效36例，有效8例，无效2例。疗程最长者35天，最短者28天。显效病人，观察2年以上未见复发。

大青叶芦根汤

配　料　大青叶、鲜生地、生石膏（先煎）、鲜芦根（去节）各30克，黑玄参、赤芍、丹皮各10克，生甘草5克。

制用法　每日1剂，水煎，分5～6次饮服。

功效主治　清热养阴，活血凉血。主治口腔溃疡。

验　证　用此方治疗口腔溃疡40例。其中发热者36例。每个患者均可见到口腔内有单个或多个溃疡。少数为疱疹，尚未溃破。多数患者兼见咽充血，口腔黏膜红肿，齿龈红肿等症。经服此方，4天内退热者占发热病例的90.6%，口腔溃疡在热退后1～2天愈合。

蒲公英汤

配　料　蒲公英（鲜品）150克。

制用法　将上药煎浓汁，漱口兼口服，每日2次。

功效主治　清热解毒，散肿消结。主治复发性口疮。

验　证　张某，女，45岁。口腔溃疡糜烂多年，舌面和口唇各有赤小豆样大小溃疡点多个，舌边及上腭黏膜有糜烂点多个，口臭。曾外擦青梅散、冰硼散，内服维生素B_2、维生素C均无效。嘱其采蒲公英鲜品，每次用125克煎浓汁，按上方服用。治疗5日即痊愈。1年后随访，未见复发。

半夏旱莲汤

配　料　法半夏、旱莲草各20克，黄芩、党参、女贞子各15克，干姜、甘草、大枣各10克，黄连6克。

制用法　每日1剂，水煎，分早晚服。

功效主治　清热泻火，燥湿敛疮。主治顽固性复发口疮。

加　减　口疮灼痛者，加银花、麦冬；口苦咽干者，加柴胡、郁金；牙龈肿痛者，去干姜，加补骨脂、白芷；便秘者，加酒大黄；脘痞纳呆者，加砂仁；口渴、口臭、烦躁者，加麦冬、生地、栀子。

验　证　用此方治疗36例，结果痊愈6例，显效19例，好转7例，无效4例，总有效率为88.9%。

肉苁蓉粉

配　料 肉苁蓉适量。

制用法 将上药研粉，过筛，每次温开水送服10克，1日3次。

功效主治 补肾益精。主治复发性口疮。

验　证 孙某，男，28岁。患多发性口腔溃疡1年余，口腔唇内有多个圆形溃疡。西医诊为复发性口疮，中医诊为口疳。按上方处以肉苁蓉散300克，每次10克，1日3次，温开水送服。10日后口疮痊愈，随访1年，再未复发。

黄连升麻汤

配　料 升麻7.5克，黄连15克。

制用法 上为细末，绵裹，含津咽。

功效主治 升散郁热。治口舌生疮。

苍术五倍子汤

配　料 苍术15克，五倍子9克，甘草3克。

制用法 每日1剂，水煎，分3次口服。

功效主治 清热解毒。主治口疮。

加　减 舌质红、苔黄腻者，加黄柏；食少纳呆者，加砂仁。

验　证 用此方治疗口疮患者7例，均获治愈。其中最快者服药3剂。最慢者服药9剂。

绿豆汤

配　料 绿豆60克，生地30克。

制用法 水煮后去生地，食豆饮汤，每日1剂。

功效主治 抗菌抑菌，清热凉血。治口疮。

莲子萝卜汤

配　料 莲子30克，白萝卜250克。

制用法 共煮服，每日2次，喝汤食莲子、白萝卜。

功效主治 清热祛火。治口疮。

党参煎剂

配　料 党参、白术、藿香、陈皮、半夏各10克，黄芪、茯苓各30克，薏苡仁20克，扁豆15克，甘草3克。

制用法 水煎服。

功效主治 健脾益肺。治脾胃虚弱，湿浊内生，侵淫唇舌而致复发性口疮。

莲子心茶

配料 莲子心3克。

制用法 开水泡代茶饮，每日1剂。

功效主治 清热泻火。适用于口疮。

蒜片方

配料 生大蒜1瓣。

制用法 将生大蒜去皮后，切成1～2片。含于口中，若同时含服维生素B_1 1～2片则效果更佳。当大蒜片含到全无辣味时，则需嚼一下，以略觉有点辣味而又不感到难受为度。每天上、下午各含1次，每次含半小时至1小时。

功效主治 扩张微血管，促进血液循环，促进唾液分泌，有益于消化。用治咽痛、牙痛以及口腔溃疡等症。

健康小贴示

❶注意口腔卫生，预防继发感染。

❷饮食宜清淡，营养丰富；忌酒及热性动火食品。

❸多饮水，保持大便通畅。

❹避免劳思过度、睡眠不足和精神紧张。

口臭

口臭是指因胃肠积热、口腔疾病、慢性疾病而致呼气时口内发出难闻的气味。龋齿（蛀）、牙龈瘘管或牙龈发炎、牙周炎、鼻窦化脓、扁桃体脓肿、消化道疾病、糖尿病、消化不良等都可引起口臭。

实用·偏方·秘方

粉葛根汤

配 料 粉葛根30克，藿香、白芷各12克，木香10克，公丁香6克。

制用法 加水煎汤，时间不宜久煎，分多次含漱。每日1剂。口腔溃疡者不宜采用。

功效主治 健脾醒胃，理气。适用于口臭。

大黄冰片粉

配 料 大黄、冰片各适量。

制用法 大黄炒炭为末，每天晨起用大黄炭末适量酌加少许冰片，刷牙漱口。

功效主治 泻热毒，适用于口臭。

雄黄末

配 料 雄黄、青黛、甘草、冰片各6克，牛黄、黄柏、龙胆草各3克。

制用法 将各药研极细，取10克，加入白开水100毫升，漱口，日4次。

功效主治 去异味。适用于口臭。

石膏煅

配 料 石膏煅、硼砂各1.5克，黄柏、甘草各0.9克，青黛0.6克，牛黄、冰片各0.3克。

制用法 共研极细末。先以板蓝根、金银花各10克浸水漱口，再含药末少许，日3~6次。

功效主治 去异味。治慢性口腔干燥及口臭。

香附莱菔热熨方

配 料 香附、莱菔子各15克，麸皮、生姜、葱白各30克，盐12克，丁香6克，酒曲2粒。

制用法 切捣炒热，以纱布包之，趁热熨胸下。

功效主治 去异味。适用于消化不良导致的口臭。

丁香茶

配 料 丁香5克，茶叶3克。

制用法 将丁香、茶叶嚼口中5分钟即可。5日为1个疗程。对口腔疾病引起的口臭疗效颇佳，对内脏疾病引起的口臭，配合相应内服药，疗效更好。治疗期间忌吃辛辣之物。

功效主治 去异味。主治口臭。

芥穗薏苡仁煎剂

配　料 芥穗、薄荷、薏苡仁、滑石、石膏各9克，桔梗、枳壳、生地黄、僵蚕、黄柏各6克，防风、前胡、猪苓、泽泻各4.5克，黄连、竹叶各3克，青黛1.5克。

制用法 水煎服，日1剂。

功效主治 清洁口腔，治口臭。

口含丁香方

配　料 母丁香1粒。

制用法 将母丁香洗净。含于口中，每日2~3次。

功效主治 去异味。适用于湿热或秽浊之气，舌苔黄腻或白腐腻苔之口臭，龋齿食滓腐烂之口臭。

荔枝肉含方

配　料 荔枝肉2枚。

制用法 每晚临卧时含于口中1小时，连用半月。

功效主治 去异味。主治口臭。

老丝瓜汤

配　料 鲜老丝瓜1根，盐少许。

制用法 将丝瓜洗净，连皮切段，加水煎煮，半小时后放盐，再煮半小时即成。每日服2次。

功效主治 去异味。适用于口臭、骨节酸痛、尿道灼热刺痛，有较好疗效。

健康小贴示

❶口臭患者要十分注意口腔卫生，清除口腔病灶，用一些漱口液。每天晨起、睡前和饭后认真地刷牙漱口。

❷戒烟戒酒，饮食要相对清淡；多参加体育锻炼。

❸在治疗上，要积极治疗原发病，对于口腔、消化系统、呼吸系统等可引起口臭的疾病，要积极进行相应的治疗。

第七章 皮肤科

——肌肤美白有妙招

黄褐斑

黄褐斑俗称肝斑、妊娠斑。是发生于面部的一种色素沉着性皮肤病。可因内分泌障碍，如在妊娠、月经不调期间，或患有卵巢、子宫疾病；慢性中毒，如某些消耗性疾病，包括结核、癌、恶病质及慢性酒精中毒等所致。损害为黄褐色或咖啡色的斑片，形状不同，大小不等，边界明显，表面平滑，无鳞屑，无炎症，无自觉症状。常对称分布于面部，形成蝴蝶样。属于中医的“面尘”“黧黑斑”范畴。其基本病机为肝郁化热，气血失和或脾胃亏损，气血两虚，或肾阴不足，虚火上炎，致肌肤失养。

实用·偏方·秘方

柴胡当归饮

配　料 柴胡、当归、香附、山栀、凌霄花各100克，白芍、生地各120克，丹参、益母草各200克，丹皮150克，白芷60克。

制用法 上药共研细末，炼蜜为丸，10克1丸，1日3次，每次1丸。一般需服药3～6月。

功效主治 清肝解郁，理气活血。主治面部黄褐斑。

二子云苓丸

配　料 菟丝子、女贞子、桑寄

生各300克，生地、熟地、丹皮各150克，旱莲草、鸡血藤各200克，花粉、当归、云苓各120克。

制用法 上药共压细末，炼蜜为丸，每丸10克，1日3次，每次1丸。连服3~6月。

功效主治 滋水涵木，养血润肤。主治面部黄褐斑。

验　证 屡用屡验。

柴胡薄荷汤

配　料 柴胡、薄荷、黄芩、栀子、当归、赤芍、红花、莪术、陈皮、甘草各10克。

制用法 每日1剂，水煎服。

功效主治 疏肝清热，活血化瘀。主治肝郁化火、血气瘀滞所致黄褐斑者。

验　证 用此方治疗黄褐斑45例，痊愈6例，基本痊愈23例，显效12例，无效4例，总有效率为91.1%。服药最多40剂，一般服药30剂左右。

仙灵脾菟丝子汤

配　料 仙灵脾、地黄（血热用生地、血虚用熟地）各15克，菟丝子20克，当归、川芎、芍药（养血用白芍、化瘀用赤芍）、桃仁、红花各12克，僵蚕10克。

制用法 每日1剂，水煎服，日服3次。

功效主治 补肾祛瘀。主治妇女黄褐斑。

验　证 临床屡用，效验殊速。

丹参毛冬青汤

配　料 丹参100克，毛冬青50克，当归、坤草各20克，红花、桃仁、泽兰、三棱、郁金各15克。

制用法 每日1剂，水煎，早、晚各服1次。每次服药时加服蜈蚣粉5克。

功效主治 活血化瘀，疏肝解郁。主治黄褐斑。

加　减 胁痛嗳气者，加香附、青皮；便秘者，加黄芩、大黄；全身倦怠者，加黄芪、党参。

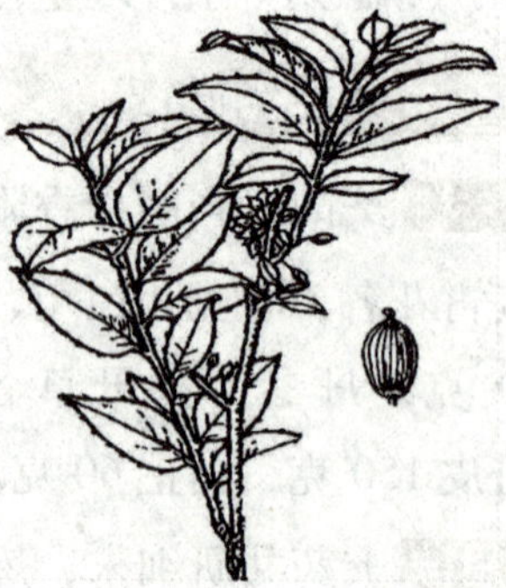

验 证 治疗黄褐斑患者14例，2个月后，面部黄褐斑均由深变浅，3个月后11名病者面部光滑，黄褐斑消退，另3名病人用药5个月后，黄褐斑消退。1年后随访，均无复发。

祛斑膏

配 料 天花粉、鸡蛋清各适量。

制用法 将天花粉研细，用鸡蛋清调匀成膏。用药前先用热水将脸洗净，并用热毛巾将面部皮肤捂热，将药膏于面斑上涂擦1层。每日午休和夜睡前各1次，起床后将药洗去，连用1～3个月。

功效主治 祛斑，增白。用治面部黄褐斑。

验 证 用此方治疗面斑200例，治愈85例，显效55例，有效37例，无效23例，总有效率为88.5%。

消斑汤

配 料 熟地18克，山药20克，茯苓、泽泻各15克，黄柏、菊花各12克，牡丹皮、山萸肉、枸杞子、陈皮各9克。

制用法 每日1剂，水煎服。

功效主治 滋补肝肾，滋阴泻火。用治黄褐斑。

加 减 兼血虚者，加制首乌15克；兼血瘀者，加鸡血藤20克，红花12克；伴失眠者，加夜交藤30克，合欢花15克。

验 证 此方治疗黄褐斑98例，痊愈46例，显效31例，好转18例，无效3例，总有效率为96.9%。

珍珠母方

配 料 珍珠母30克，白菊花9克，白僵蚕、茵陈、夏枯草、六月雪、白茯苓、柴胡、生地、女贞子各12克，炙甘草4.5克。

制用法 每日1剂，水煎服。12天为1个疗程。

功效主治 疏肝，滋肾，散结。主治黄褐斑。

加 减 素有脘部不适者，去菊花，加炒白术；阴虚发热者，加地骨皮；肝郁气滞明显者，加玫瑰花。

验 证 用此方治疗黄褐斑60例，结果痊愈18例，显效26例，好转10例，无效6例，总有效率为90%。

健康小贴示

❶避免辛辣食物及烟酒、咖啡、浓茶等的刺激。

❷不滥用化妆品，避免日晒。

❸保持心情舒畅，避免忧郁、烦躁。

❹积极治疗慢性肝肾疾病，纠正月经不调，调节内分泌功能等。

痤疮

痤疮是一种毛囊、皮脂腺的慢性炎症。因皮脂腺管与毛孔的堵塞，引起皮脂外流不畅所致。多发生于青春期男女，常伴有皮脂溢出，青春期过后，大多自然痊愈或减轻。其临床特征为：颜面、胸背部黑头或白头粉刺、丘疹、脓疱、结节、囊肿及疤痕等皮肤损害。中医称本病为"粉刺"，其基本病机为素体阳热偏盛，加上青春期生机旺盛，营血日渐偏热，血热外壅，气血郁滞，蕴阻肌肤。

实用·偏方·秘方

橙核粉

配 料 橙核适量。

制用法 晒干，研极细，以水调。临睡前涂抹面部，次晨洗掉。

功效主治 润肌祛痣。用治粉刺，痤疮。

薏苡仁穿心莲

配 料 穿心莲、薏苡仁、败酱草各30克。

制用法 水煎服，每天1剂，分

2 次服。

功效主治 清热解毒。治疗痤疮。

白果仁片

配　料 白果仁适量。

制用法 每晚睡前用温水将患部洗净（不能用肥皂或香皂），然后将白果仁切成片，反复擦患部，边擦边削去用过的部分，每次按病程和数目的多少用 1～2 粒即可。

功效主治 解毒排脓。用于治疗痤疮，据观察，一般用药后 7～10 次即可收到效果。

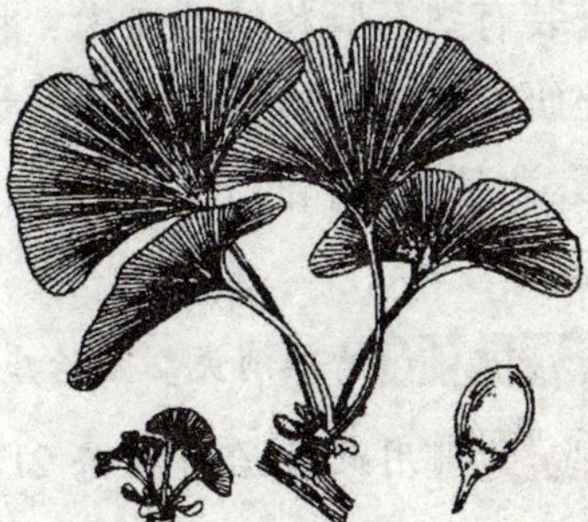

生枇杷叶

配　料 生枇杷叶（去毛）、霜桑叶、麦门冬、天门冬、黄芩、杭菊花、细生地、白茅根、白鲜皮各 12 克，地肤子、牛蒡子、白芷、桔梗、茵陈、丹皮、苍耳子各 9 克。

制用法 水煎服，每日 1 剂。

功效主治 清热解毒。治痤疮。

银花煎剂

配　料 银花 30 克，连翘、黄芩、川芎、当归各 12 克，桔梗、牛膝各 9 克，野菊花 15 克。

制用法 水煎服，日 1 剂。

功效主治 清热解毒。治痤疮。

白花蛇舌草方

配　料 白花蛇舌草、半枝莲各 30 克，薏苡仁、苍术、玄参各 20 克，板蓝根 25 克，莪术、丹皮各 15 克，甘草 10 克。

制用法 水煎服。

功效主治 平衡体内性激素水平，减轻炎症刺激。治粉刺。

丹紫黄白汤

配　料 丹参、白花蛇舌草各 20 克，紫草 10 克，制大黄 9 克，神曲 15 克。

制用法 每日 1 剂，水煎服。

功效主治 清热解毒，凉血止血。用治青年男女颜面上、胸及背部等皮脂腺发达部位痤疮或伴发丘疹、脓疱者。

加减 脓疱严重者，加野菊花、连翘各15克，黄芪20克；痒者，加蝉衣，同时外涂冰片三黄散（冰片3克，川黄连、生大黄、硫黄各10克，研细末，香油调涂之，日2次）。

验证 熊某，男，18岁。面部痤疮2年余，伴发丘疹、脓疱、肿痛，此伏彼起，层出不穷。大便干燥，2~3日一解。予本方服用1周，丘疹、脓疱均减，大便通畅。2周后痤疮旧者渐消，新者未起，脓疮痊愈。

土茯苓煎剂

配料 土茯苓30克，生地榆、黄柏、地肤子、金银花、板蓝根各15克，赤芍、蒲公英、茜草各10克。

制用法 水煎服，每日1剂。

功效主治 本方清热解毒，活血祛湿，适用于痤疮患者。

香油使君子仁

配料 香油、使君子各适量。

制用法 使君子去壳，取出种仁放入铁锅内文火炒至微有香味，晾凉，放入香油内浸泡1~2天。每晚睡前吃使君子仁3个（成人量），10天为1个疗程。使用使君子的时候，量不宜过大。否则可能会引起反胃恶心、眩晕等不良反应。服用使君子时，也不要饮茶，否则也易出现上述情况。

功效主治 健脾，润燥，消积，杀虫。主治痤疮等。

三黄苦参糊

配料 黄芩、黄柏、苦参各15克，黄连5克，甲硝唑10片，特级熟石膏粉300克。

制用法 将前4味药加水煎成150毫升，待药温降至40℃左右，倒进装有熟石膏粉的器皿内，将甲硝唑研末加入，搅拌成糊状，均匀地覆盖整个面部，5次为1个疗程。

功效主治 清热消炎。主治痤疮。

验证 用此方治疗痤疮21例，其中治愈16例，好转4例，无效1例。

地蒲芍药汤

配料 生地30克，蒲公英15克，赤芍、丹皮、蚤休、昆布、夏枯草、海藻、炒莪术、炒三棱各9克。

制用法 每日1剂，水煎服。

功效主治 凉血清热，消痰软

坚。用治囊肿性痤疮。

黄连防风汤

配 料 黄连、黄芩、山栀子、荆芥、防风、川芎、桔梗、枳壳、薄荷、生甘草各6克，白芷、连翘各10克。

制用法 每日1剂，水煎服。

功效主治 清热泻火。主治寻常痤疮。

加 减 颜面发赤，大便干结者，加薏苡仁10克，大黄6克；面部结节明显者，加天花粉10克，皂角刺10克。

健康小贴示

❶注意个人卫生，经常洗脸，保持面部清洁。

❷饮食宜清淡，少食或不食辛辣、油腻、热性食物，戒烟酒。

❸禁止用手挤压痤疮，以防继发感染。

❹多饮水，保持大便通畅。

疣

疣是由病毒引起的良性赘生物，多见于儿童及青年。引起疣类的病毒为人类乳头瘤病毒。它存在于棘层细胞中，可促使细胞增生形成疣状损害。常见者有寻常疣、扁平疣等。临床表现：寻常疣在临床上为坚硬，表面干燥粗糙的疣赘状，顶端可分化呈刺状，如绿豆至豌豆大。有自身接种性而多发。好发于手、足背、手指、足缘或甲廓等处。本病中医称之为“疣目”“千日疮”，其基本病机为肝血失养，燥瘀肌肤，兼感邪毒。扁平疣为针头至扁豆大小的扁平丘疹，多数散在，呈正常皮色或带棕色。好发于颜面部、手背、前臂、肩胛等部。中医称扁平疣为“扁瘊”，其基本病机为湿热郁结，兼感邪毒。

实用◆偏方◆秘方

硫黄消疣散

配　料 精制硫黄3克，豆腐1块，绿壳鸭蛋1枚。

制用法 将纯硫黄纳入豆腐内同煮，煮至豆腐呈黑绿色为度。将硫黄取出，阴干，研末。再将绿壳鸭蛋一端敲一小孔，放入硫黄末于蛋孔内，搅转，复将蛋孔封好，置饭锅内蒸熟。剥去蛋壳，上、下午各食半个，食1蛋为1个疗程。

功效主治 解毒，杀虫，疗疮。用治寻常疣、扁平疣。

苋蓝玄参汤

配　料 马齿苋、板蓝根各30克，玄参、乌梅、土茯苓各15克，牡蛎、紫草各12克，红花6克。

制用法 每日1剂，水煎服，分2次服。

功效主治 清热，凉血，解毒。用治扁平疣。

蓝酱牡蛎汤

配　料 板蓝根、败酱草、牡蛎（先煎）、生薏苡仁各30克，露蜂房、夏枯草、赤芍、红花、木贼草各10克，马齿苋15克，香附12克。

制用法 每日1剂，水煎，分2次服。同时取其药渣再煎取液局部溻洗1次，每次20分钟。5周为1个疗程。

功效主治 清热解毒，凉血活血。主治扁平疣。

加　减 皮疹色偏红者，加紫草；痒甚者，加白鲜皮；病程日久，皮疹呈深褐色者，加灵磁石（先煎）或莪术。

验　证 用此方治疗扁平疣80例，治愈46例，显效8例，有效13例，无效13例，总有效率为83.8%。

羌活茵陈汤

配　料 羌活、茵陈、苦参各15克，防风、当归、黄芩各12克，炙甘草、猪苓、白术、泽泻、知母各10克，升麻、苍术、葛根各6克，党参30克。

制用法 每日1剂，水煎服。

功效主治 清热利湿。主治扁平疣。

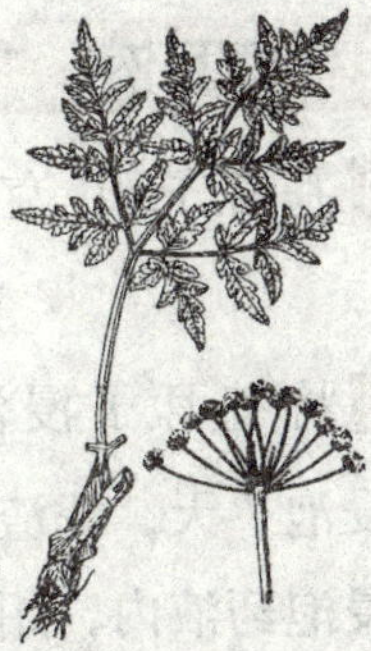

马齿苋苡仁汤

配　料 马齿苋60克，蜂房9克，大青叶15克，生薏苡仁30克。

制用法 每日1剂，水煎服。

功效主治 清热解毒。主治寻常疣。

鱼香草方

配　料 鱼香草（又名土薄荷、青薄）鲜品适量。

制用法 先用75%酒精将疣体及周围皮肤消毒，用消毒刀片将疣体表面削去一部分，再取适量鲜鱼香草搓绒擦疣体面，每天3次，一般3～4天痊愈。

功效主治 消炎，消肿毒。主治寻常疣。

验　证 黄某，男，21岁。左手无名指外侧近掌端处长一寻常疣，如黄豆大，已2年余，经中西药治疗无效。采用本方治疗，4天告愈。随访7年未复发。

马齿苋汤

配　料 马齿苋60克，苦参、陈皮各30克，蛇床子25克，苍术、白芷、蜂房各18克，细辛12克。

制用法 上药加水1000毫升，煎至500毫升，将药液倒入盆内，乘热反复洗擦患处。每日1剂，早、晚各洗1次，每次擦洗15～30分钟。

功效主治 清热利湿，凉血解毒，祛风止痒。主治扁平疣。

百合薏苡仁粥

配　料 百合50克，薏苡仁100克。

制用法 将百合和薏苡仁一起放入砂锅，加水煮沸，改文火煮成粥。

功效主治 健脾去湿，美容健肤。主治扁平疣、雀斑、痤疮。

木贼香附煎

配　料 木贼、香附子各30克。

制用法 上药加水600毫升，将药液倒入盆内，待温擦洗患处，每日1剂，日洗2~3次，每次洗20分钟。一般外洗1~2剂即可痊愈。

功效主治 理气解表。主治寻常疣。

茄子片

配　料 茄子1个。

制用法 选用秋天鲜嫩紫皮茄子，剖开。手持茄片推擦疣表面直至有微热感，再推擦4~5分钟。每日2次，坚持推擦，约7~10天脱落，愈后不留瘢痕。

功效主治 散热清肿。主治疣。

丝瓜花

配　料 鲜丝瓜花2~5朵，盐少许。

制用法 将丝瓜花和盐共同捣烂，外擦疣体，擦至自感发热为度，然后将其敷于疣体上，待水分干后弃去换新的。

功效主治 清热解毒，去疣。主治扁平疣或寻常疣。

苍耳液

配　料 苍耳子10克，75%酒精50毫升。

制用法 将苍耳子浸泡于酒精中，密闭浸泡7天，滤渣取液备用或此药仍浸泡药液内，用棉签蘸药液涂抹患处，每天数次，寻常疣10天即可，扁平疣7天即可。停药15~20天后其疣自行脱落。

功效主治 散风祛湿。主治寻常疣、扁平疣。

四仁汤

配　料 薏苡仁、冬瓜仁各30克，桃仁、杏仁各10克。

制用法 每日1剂，水煎服。

功效主治 清热解毒，疏通腠理，通利血脉。主治扁平疣。

健康小贴示

❶不与他人共用浴巾，不在公共浴池或浴盆内沐浴，坐式马桶圈也可能是传染源。

❷患者的衣裤均应煮沸消毒，疾病未愈前要进行隔离。

❸进行卫生宣传，毛巾、面盆等应经常消毒。

❹注意清洁卫生。禁用塑料制的床单、尿布。

带状疱疹

带状疱疹系由水痘——带状疱疹病毒引起的，累及神经与皮肤的常见皮肤病。中医称“蛇丹”、“蛇串疮”、“蜘蛛疮”等。本病特点为单侧性、沿着被侵犯的脑神经或脊神经分布，呈带形的多片红斑基础上的成簇疱疹，并伴发热和神经痛，附近淋巴结肿大。一般2周内水疱干枯结痂，不留痕迹。

实用·偏方·秘方

马齿苋合剂

配　料 马齿苋60克，大青叶、蒲公英各15克。

制用法 先将上药用水浸泡30分钟，再煎煮30分钟，每剂煎2次，将2次煎出的药液混合。每日1剂，早、晚各服1次。

功效主治 清肝火，利湿热。用治带状疱疹。

验　证 用此方共治疗观察带状疱疹144例，治疗结果1～10天内，大部分结痂脱落，疼痛消失占125例，平均治愈日数为5.3天；10天以上治愈者19例。本方用药简单，在缩短疗程、减轻疼痛方面有较好的作用。

三粉擦剂

配　料 雄黄、明矾各10克，琥珀末3克。

制用法 将上药共研成细粉，用

凉开水调如稀浆糊，以新羊毛刷蘸之擦患处，随干随擦。

功效主治 清解邪毒。用治带状疱疹。

验　证 谷某，女，43岁。患带状疱疹，腰围及胸背部皮肤红赤灼热，疼痛难忍。嘱其用“三粉擦剂”涂擦患处皮肤。用药1日疼痛消失，病获痊愈。

雄黄蜈蚣膏

配　料 雄黄9克，蜈蚣3条（瓦焙）。

制用法 分别研为细末，混合均匀，香油调涂患处，每日3次。

功效主治 清火解毒。主治带状疱疹。

验　证 洪某，女，68岁。右季肋至背部起带状红色而高出皮肤之如粟粒大小密集的丘疹，火燎样疼痛，伴发热39.8℃，咽轻度充血，曾用青、链霉素5次而无效。给以“雄黄蜈蚣膏”治疗，涂1次痛止，3次而体温降，1天后疹即消大半，2天后而病愈。

雄黄白矾膏

配　料 雄黄、白矾各10克，乳香、没药各5克，冰片少许，生石灰水、香油各50毫升。

制用法 将雄黄、白矾、乳香、没药共研极细末，入冰片末混匀。加入生石灰水和香油，搅拌均匀成膏状。外涂患处，不须包扎，每日2~3次。一般1次止痛，2~3次可愈。

功效主治 清热燥湿，解毒止痛。主治带状疱疹，湿热毒邪蕴结肌肤者。

验　证 王某，女，36岁。2天前右胁部皮肤灼热刺痛、瘙痒难忍。1天后其上出现数群成片丘疹、水疱，呈带状分布，基底绕以红晕，刺痛难忍，坐卧不安。伴低热，恶寒，乏力，食欲不振。舌红，苔黄，脉弦数。用雄黄白矾膏按上法涂之，1次后痛止，第2日皮损结痂，第3日痊愈。

虎杖板蓝根汤

配　料 虎杖15克，板蓝根20克，丹皮、赤芍各13克，蝉蜕10克，甘草5克。

制用法 每日1剂，水煎，分2次服。

功效主治 清热凉血，解毒。主

治带状疱疹。

加 减 发热者，加葛根、黄芩；继发细菌感染者，加银花、连翘。

验 证 治疗13例全部痊愈。其中疗程3天者8例，5天者4例，因继发细菌感染疗程9天者1例。

板蓝根煎剂

配 料 板蓝根、紫花地丁、淡竹叶、金银花、虎杖、白花蛇舌草各20克，牡丹皮、柴胡、黄芩、枳壳、甘草、延胡索各10克。

制用法 水煎服。

功效主治 清热解毒，主治带状疱疹。

珍珠壳汤

配 料 龙胆草、牡丹皮、甘草、蝉蜕、柴胡、连翘各10克，板蓝根、车前子、生地黄、木通、泽泻各15克，珍珠壳30克。

制用法 水煎服。

功效主治 清热泻火利湿。主治皮肤疱疹。

陈皮煮鸡蛋

配 料 陈皮、当归各9克，柴胡15克，鸡蛋1个。

制用法 将上3味药洗净，共置锅内，加水同煮，鸡蛋熟后去壳再入锅煮15～20分钟，去渣，吃蛋喝汤。每日1剂，连服5～7日。

功效主治 活血养血，理气止痛。适用于气滞血瘀型带状疱疹。症见皮损消退后局部疼痛不已等。

菱角粥

配 料 粳米、红糖各100克，菱角500克。

制用法 菱角煮熟，去壳取肉，切碎；粳米加水煮至米粒开花时，放菱角煮成稠粥，加红糖调味。作早餐。

功效主治 清热祛湿。适用于湿热型带状疱疹。

马齿苋膏

配 料 新鲜马齿苋100克。

制用法 将新采的鲜马齿苋洗净，切碎，捣成糊状涂敷患处，日换1～2次。如已破溃用野菊花煎汤洗净后再敷药。

功效主治 本品具有清热解毒、凉血消肿之功，对热毒疮疡内服外敷均佳，故用以治疗本病亦有良效。

雄黄敷方

▶配　料 大黄40克，雄黄、冰片、硼砂、滑石粉、地榆、赤芍药各20克，米醋适量。

▶制用法 共为极细末，用米醋调成稀糊状。用时，把药物涂于患处，上敷油纸或塑料纸，然后用纱布、胶布固定。每日换药1次。

▶功效主治 凉血解毒，清热燥湿。用于治疗带状疱疹。

老茶树叶方

▶配　料 老茶树叶、浓茶汁各适量。

▶制用法 将茶树叶晒干，研细，以浓茶汁调和。涂患处。每日2～3次。

▶功效主治 清热，利尿。用于治疗带状疱疹。

龙胆当归粉

▶配　料 龙胆草、当归、王不留行各等份。

▶制用法 将龙胆草、当归粉碎后过120目筛。每次内服4克，每日3次。同时王不留行用文火炒黄研细末，用麻油调匀。每日3次。敷患处。

▶功效主治 清肝胆湿热。主治带状疱疹。

健康小贴示

❶宜食清淡、易消化之物，如牛奶、鸡蛋、瘦肉、鲤鱼、鸽肉、鸭肉等。多食新鲜水果、蔬菜，尤其富含B族维生素与维生素C类食品，如橙子、苹果、西瓜、猕猴桃、海带、芹菜、马铃薯、大豆、猪心、菠菜、荠菜等。

❷禁食热性、助火生湿类食品，如酒、油炸食品、大蒜、辣椒、咖啡、茴香、桂皮等调料。忌食油腻、肥甘厚味，不易消化、坚硬的食物。不宜食鱼、蟹等发物。

癣

癣主要包括头癣、手癣和脚癣等。头癣是发生于头部毛发及皮肤的真菌病。表现为头发无光泽，脆而易断，头皮有时发红，有脱屑或结痂。结黄痂致永久性秃发的是黄癣，脱白屑而不损害毛发生长的是白癣，均有传染性。口服灰黄霉素有效，还应配合剃发、清洗和患处涂药。手癣是由于真菌侵犯手部表皮所引起的浅部真菌性皮肤病，多以足部传染而来，亦可直接发病。其临床特点是，初起紫白斑点、瘙痒，以后叠起白皮而脱屑，日久则皮肤粗糙变厚延及全手。本病入冬易皲裂疼痛。脚癣俗称脚湿气或香港脚，是由丝状真菌侵入足部表皮所引起的真菌性皮肤病。

实用·偏方·秘方

鸦胆百部液

配　料 鸦胆子20克（打碎），生百部30克，白酒、醋各250克。

制用法 上药为治疗一只患手的用量。将药及酒、醋共放入大口瓶内，密闭，浸泡10天后备用。将患手插入瓶中浸泡（浸泡过程要注意尽量减少药液的挥发），每次浸泡30～60分钟，每天浸泡2～3次。

功效主治 清热解毒。主治手癣（鹅掌风）。

苦楝子糊

配　料 苦楝子60克。

制用法 将上药剥去皮，入锅内炒黄（勿焦），研末，用熟猪油调成糊，备用。用时先剃光头，每日1次涂头癣处，头发长出后再剃头，再上药，直至治愈。

功效主治 杀虫灭菌。用治头癣。

验　证 用此方治疗头癣患者13例，其中治愈9例，好转4例，总有效率为100%。

马钱子液

配　料 马钱子适量。

制用法 将马钱子放入盛有芝麻油的锅中，炸至胀鼓，剖开呈黄色即可，过滤即得马钱子药油。将患癣的手足洗净，晾干。取马钱子药油涂搽于患处，边搽边搓边热烘。隔日1次。用药5次为1疗程。

功效主治 散血热，消肿止痛。主治手足癣。

汗斑散

配　料 轻粉、海螵蛸各等份。

制用法 先将海螵蛸置瓦片上焙干研粉，再加入轻粉和匀，瓶装备用。用时先洗局部，再扑擦该粉适量（若微汗后擦之，效则更好）。

功效主治 解毒杀虫。主治花斑癣。

土槿皮酒

配　料 土槿皮、羊蹄、槟榔、大枫子仁各10克，斑蝥6个，75%酒精200毫升。

制用法 上药研碎，用酒精100毫升浸泡2周后滤净，再加酒精到100毫升，瓶装备用。每用少许涂局部，每日1～2次。

功效主治 清热燥湿解毒，祛风杀虫。用治体癣、股癣、手中癣等久治不愈之顽癣。

加　减 痛痒较甚者，加樟脑2克（滤净后加入熔化）。

椒黄粉

配　料 川椒（焙干）、硫黄各32克，生姜1块。

制用法 上药共研极细末，过120目筛，装入瓶内备用。用时取生姜，斜行切断，以断面蘸药粉搓擦患处，每次擦3～5分钟，每天早、晚各1次，晚上洗澡后才擦药。

功效主治 杀虫止痒。用治体癣。

验　证 治疗体癣患者72例，属圆癣者治愈56例，属股癣者治愈16例，一般5～12天见效。

五倍子汁

配　料 五倍子30克，米醋120毫升。

制用法 将五倍子煎汁，以米醋调和，涂之，初觉痛，1日涂数次，连涂3日。

功效主治 杀虫治癣。用于治疗头癣。

野菊花水

配　料 野菊花适量。

制用法 野菊花根茎叶用清水洗净。按60克野菊花、500毫升水的比例，放在锅里煮开1至2小时，去渣后用煎出的水洗头癣，洗时一定要把癣皮洗去，连洗3天。

功效主治 解毒消肿，杀虫治癣。用于治疗头癣。

轻粉洗发剂

配　料 轻粉3克，冰片5克，硼砂、苦参各30克，白鲜皮、土茯苓、黄柏、雄黄各20克，蜈蚣1条。

制用法 将后6味药加水2500毫升，煎至2000毫升去火，再加入前3味药搅匀即可。先熏后洗头皮30分钟，每日1次。

功效主治 解毒杀虫。治头癣。

樟脑粉

配　料 樟脑3克，花椒6克，芝麻60克。

制用法 共为细末，头部洗净后涂患处，每日2次。

功效主治 解毒杀虫。治头癣。

白头翁洗液

配　料 白头翁60克。

制用法 水煎，洗患处，每日1次。

功效主治 清热驱邪。治头癣。

芦荟末

配　料 芦荟30克，炙甘草15克。

制用法 将芦荟晒干，和炙甘草共为细末，用热水将患处洗净，敷药粉于患处，连涂数次。

功效主治 泻热导积，杀虫消炎。用于治疗头癣。

蜂房膏

配　料 露蜂房适量。

制用法 将蜂房洗净，焙干研末用猪油调敷。

功效主治 祛风攻毒，散肿止痛。用于治疗头癣。

百草霜

配　料 百草霜、轻粉、香油各适量。

制用法 百草霜研细末，加适量轻粉，香油调成糊状，涂患处，每日2次。

功效主治 清毒败火。治头癣。

健康小贴示

❶减少或避免进食辛、辣、腥、有刺激性的食物。在饮食上口味以淡为宜。

❷注意保持皮肤尤其是脚部皮肤干燥、卫生，不用公共浴巾、拖鞋等。

荨麻疹

荨麻疹俗称风疹块，以皮肤黏膜小血管扩张及渗透性增加而出现红色或白色风团为主的皮损为特征。可发生于全身各部位，先有皮肤瘙痒，随即出现红色或白色风团，大小形态不一，常高出皮面。一般持续数分钟至数小时，甚至数天，此起彼伏，可自行消退，不留痕迹。严重者可伴全身症状，如发热、头痛、气喘、腹痛、腹泻等。短期内痊愈者为急性。反复发作数月以上者为慢性。本病属中医“瘾症”、“风瘾疹”范围，多认为因素体湿热内蕴，复感风寒，郁于皮腠而发；或肠内有虫，或食鱼鲜虾蟹、药物等过敏所致；或气血有虚，营卫不足，肤失所养而致。常反复发作，经久不愈者，多为气血亏虚。

实用◆偏方◆秘方

赤豆枳术饮

配　料 赤小豆、茯苓皮、冬瓜皮各12克，炒枳壳、炒白术、赤芍、蝉衣、防风各6克，荆芥3克。

制用法 每日1剂，水煎服。

功效主治 清热化湿，疏风止痒。用治丘疹性荨麻疹。

加　减 剧痒者，加地肤子3～6克，苍耳子1.5～3克；合并感染者，加银花、绿豆壳各9～12克。一般外搽15%百部酊（百部15克，薄荷脑1克，75%酒精加至100毫升，浸泡5～7天后所得滤液），合并感染者外涂地虎散（炒地榆、虎杖各等份，研细末，植物油按25%的浓度调成）。

验　证 用此方治疗丘疹性荨麻疹56例，痊愈53例，有效3例，总有效率为100%。

黄芪巴戟天汤

配　料 生黄芪30克，巴戟天、橘核各15克，白术、川断各12克，桂圆肉10克。

制用法 每日1剂，水煎服。

功效主治 温肾益气健脾，助阳固表，扶正祛邪。主治慢性荨麻疹，阳虚感邪之症。

红薯藤煎剂

配　料 红薯藤（干品）50克，红糖适量。

制用法 将上药水煎，加红糖适量饮服，1日1剂。3～5剂为1个疗程。

功效主治 解毒，消炎。主治荨麻疹。

验　证 许某，女，30岁。全身皮肤瘙痒2年余，晨起为甚。曾用抗过敏药、激素及中药，均无效。遂按上方采用红薯藤治疗，2剂痒止，5剂疹消。随访2年，未见复发。

苍白荆芥汤

配　料 苍术5克，白术30克，茯苓、荆芥、丹皮、丹参、龙骨各15克，防风、川芎各9克，白蒺藜12克，僵虫、黄芩各10克。

制用法 每日1剂，水煎服。

功效主治 健脾利湿，祛风止痒。主治慢性荨麻疹。

加　减 舌苔黄腻，偏于湿热者，可去茯苓，加入土茯苓30克，地肤子15克，白鲜皮12克。

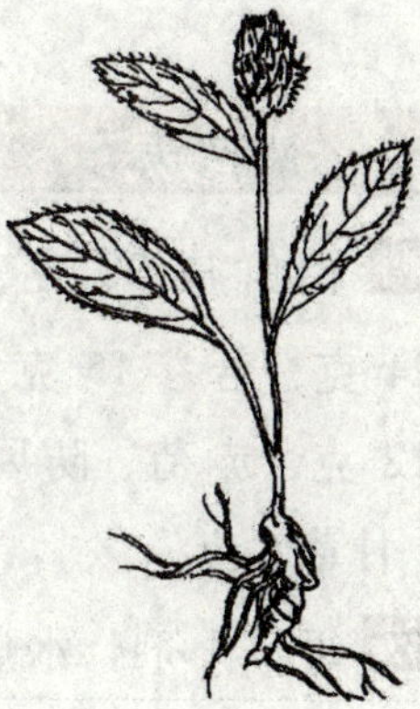

芪术防风汤

配 料 生黄芪15克，生白术、玉竹、连翘壳各12克，防风6克，生地、地肤子、稀莶草、银花各9克，大枣5枚。

制用法 每日1剂，水煎服。

功效主治 益气固表，滋阴清热，佐以化湿。主治荨麻疹。

祛风凉血汤

配 料 炒黄芪、生地各15克，蝉衣、僵蚕、丹皮各10克，防风9克。

制用法 每天1剂，煎2遍和匀，每日2～3次分服。

功效主治 祛风止痒，清热凉血。用治急性荨麻疹，皮疹色红而痒，燥热时起，发无定处，口干、便秘、风热炽盛者。

加 减 大便秘结者，加生大黄5～9克。

驱疹汤

配 料 白鲜皮30克，生地、槐花各24克，苦参15克，蝉衣、丹皮各12克，赤芍、防风、地龙各9克，甘草6克。

制用法 每日1剂，水煎。分3次服。连服9剂为1个疗程。

功效主治 凉血，疏风，祛湿。主治顽固性荨麻疹。

芋头猪排汤

配 料 芋头茎（干茎）30～60克，猪排骨适量。

制用法 将芋头茎洗净，加适量猪排骨炖熟食。每日服1次。

功效主治 本方疏风、清热、解表，主治风热型荨麻疹，伴发热、恶寒、咽喉红痛等症。

桂花鲜桃

配 料 鲜桃300克，红糖、桂花酱各20克。

制用法 鲜桃洗净，去皮、核，切条，加入桂花酱、红糖，当点心吃。

功效主治 本方活血散瘀。适用于荨麻疹。

首乌当归饮

配 料 制首乌30克，当归、白芍、白及、地龙干各10克，路路通、生地各15克，川芎、乌药、荆芥、防风各6克，甘草5克。

制用法 先把上药用水浸泡30分

钟，再煎30分钟，每剂煎2次，将2次煎出的药液混合。每日1剂，早、晚各1剂。15日为1疗程。

功效主治 本品可养血活血，祛风止痒。适用于荨麻疹。

蝉蜕糯米酒

配　料 蝉蜕3克，糯米酒50克。

制用法 将蝉蜕研成细末后，将糯米酒加清水250毫升，在锅内煮沸，取1碗水酒，加入蝉蜕粉搅匀温服。每日1剂。

功效主治 祛风，清热，止痒。主治荨麻疹。

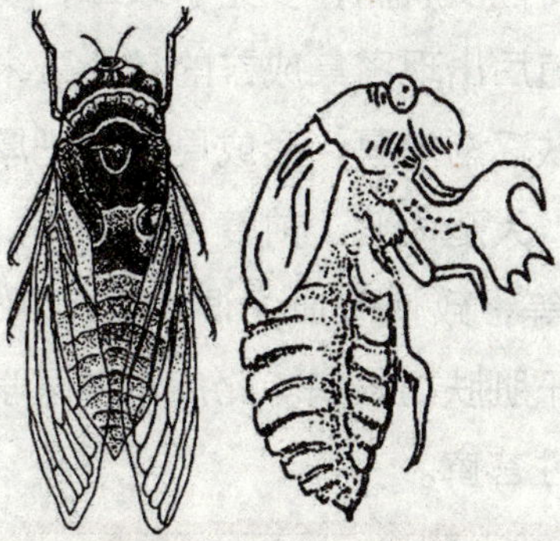

艾叶酒

配　料 白酒100毫升，生艾叶10克。

制用法 上药共煎至50毫升左右，顿服。每天1次，连服3天。

功效主治 抗菌，抗过敏。主治荨麻疹。

浮萍桂枝汤

配　料 浮萍草150克，桂枝100克。

制用法 上药加水5000毫升，煎沸40分钟，令患者脱去衣服熏洗，以全身微出汗为宜。视病情可连续用药7～15剂。

功效主治 祛风解表，通脉解肌。适用于荨麻疹。

红糖藕片

配　料 鲜藕300克，红糖20克，调料适量。

制用法 鲜藕洗净切片，开水焯过后，入红糖及调料，拌匀即可。

功效主治 活血通络。适用于阴血不足型荨麻疹。

姜醋木瓜方

配　料 鲜木瓜60克，生姜12克，米醋100毫升。

制用法 上药共入砂锅煎煮，醋干时，取出木瓜、生姜，早、晚2次服完。每日1剂，以痊愈为度。

功效主治 本方疏风、解表、止痒。适用于荨麻疹遇冷加剧者。

健康小贴示

❶皮肤容易起荨麻疹的人，可以常食用芝麻，以改善体质，增强体力，强化肌肤。常吃黑芝麻酱效果良好。

❷发疹严重时应禁食鲜虾、蟹、章鱼、贝类，以及竹笋、糯米、巧克力、咖啡、香辛料、砂糖等。

神经性皮炎

神经性皮炎是一种皮肤神经功能障碍性皮肤病，多见于颈部，易复发。发病时患处有阵发性剧烈瘙痒感，随后出现密集成群的针头玉米粒大小的皮色或褐色多角形扁平立疹，皮肤逐渐增厚，形成局限性肥厚斑块，呈苔藓样，除颈部外，也发生于肘、大腿内侧、前臂及会阴部。多因精神紧张、兴奋、忧郁以及神经衰弱等，致使气血失调、阴气耗伤、血虚燥热；或脾胃湿热，复感风邪，蕴于肌肤而发病。此病与中医学上的牛皮癣、摄领疮相类似，故又称单纯性苔癣。

实用·偏方·秘方

宣肺化湿汤

配　料 麻黄6克，葛根、生石膏各18克，薏仁19克，桂枝、甘草、生姜、杏仁、白芍各9克，归尾12克，大黄3克，大枣7枚。

制用法 每日1剂，水煎服。

功效主治 宣肺解表，化湿清热。用治神经性皮炎、泛发性湿疹。

加　减 泛发性湿疹者，加苍术

15 克，黄柏 12 克；腿肿者，加鸡鸣散。

验 证 用此方治疗患者 50 例（其中神经性皮炎 32 例，泛发性湿疹 18 例），结果治愈 38 例，好转 9 例，无效 3 例，总有效率为 94%。

顽癣散

配 料 樟脑 0.6 克，白砒 0.15 克，斑蝥 1 只，全蝎 3 只，生草乌 1 根，铅粉、雄黄、硫黄各 0.3 克。

制用法 共为细末，备用。用药前，先将患处用新鲜羊蹄根蘸醋擦至局部起红晕为止。属湿性流津者，可将“顽癣散”直接撒于患处。属干性无津者，“顽癣散”可用香油调后涂于患处，每日 1 次。

功效主治 祛风止痒，解湿毒。主治神经性皮炎。

参蒜醋

配 料 苦参、独头蒜各 150 克，陈醋 500 毫升。

制用法 将苦参研为极细末，独头蒜捣烂，二药加入陈醋内浸泡 10 天后备用。用时，以此液外搽患处，每日早、晚各搽 1 次。

功效主治 清热，燥湿，杀虫。主治神经性皮炎。

猪蹄甲黄酒饮

配 料 新鲜猪蹄甲、黄酒各适量。

制用法 猪蹄甲焙干，研细末，每次 30 克，以黄酒 90 毫升冲服，服后盖被取汗。每周 1～2 次，10 次为 1 疗程。

功效主治 舒肝清热，疏风止痒。本方适用于神经性皮炎。

艾叶茶姜蒜法

配 料 陈茶叶（1 年以上）、陈艾叶各 25 克，老姜（捣碎）50 克，紫皮大蒜 2 头（捣碎），盐适量。

制用法 水煎，加盐少许，分 2 次外洗。

功效主治 消炎，杀菌。适用于神经性皮炎。

巴豆醋汁

配 料 巴豆、醋各适量。

制用法 将醋倒入粗瓷碗中，用去壳的巴豆磨浆，以稠为度。用时患处先用 1% 的盐水或凉开水洗净揩干，再用巴豆醋汁涂搽。每周用药1次。

功效主治 解毒止痒。适用于神经性皮炎。

雷公藤酒

配　料 石榴皮、雷公藤嫩叶各100克，苦参50克，黄柏30克，冰片10克，75%酒精适量。

制用法 将上药用酒精浸泡7日，取出，外搽患处。每日3次，连搽数日。

功效主治 清热，祛风，燥湿，止痒。适用于神经性皮炎。

红皮蒜敷贴法

配　料 红皮蒜适量。

制用法 红皮蒜去皮捣烂如泥状，敷患处，约5毫米厚，盖以纱布，胶布固定。每日换药1次，连用7日。

功效主治 杀菌止痒。适用于神经性皮炎。

杏仁米醋方

配　料 杏仁15克，米醋250克。

制用法 将杏仁捣烂，加米醋调匀。使用前用热水将患处洗净，再将药液加热，洗搽患处，每日1次，连用2～3日，间隔1～2日后再用2～3次。

功效主治 疏利开达，解毒散瘀。主治神经性皮炎。

硫黄止痒方

配　料 硫黄粉50克，止痒药膏450克。

制用法 上药调匀，外敷患处。

功效主治 止痒杀虫，润肌收敛。适用于神经性皮炎。

鱼腥草汤

配　料 鲜鱼腥草60克。

制用法 将鱼腥草洗净水煎顿服，每天1剂。

功效主治 清热解毒。主治神经性皮炎、妇女阴痒、湿疹等。

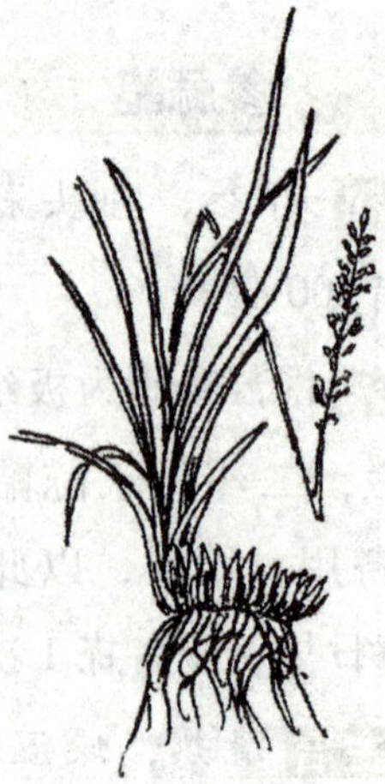

丝瓜叶

配　料 鲜丝瓜叶。

制用法 将丝瓜叶搓碎，在患部摩擦，发红为止。每7天为1次，2次为1疗程，2个疗程可见初效。

功效主治 清热，解毒，止血。主治神经性皮炎。

生地甘草煎

配　料 生地30克，当归、苦参、白鲜皮、地肤子各9克，生甘草6克。

制用法 水煎服，每日1剂，分2次服。

功效主治 凉血润燥，祛风止痒。主治泛发性神经性皮炎、皮肤瘙痒症、丘疹性湿疹。

陀矾散

配　料 密陀僧、白矾、冰片各10克，花椒12克。

制用法 上药共研极细末，干擦患处，日擦3次。

功效主治 清热解毒，杀菌敛疮。主治神经性皮炎。

茶根汤

配　料 老茶树根30～60克。

制用法 将老茶树根洗净切片，加水浓煎，空腹饮用。每日1剂，2次分服。

功效主治 清热，凉血，止痒。主治神经性皮炎。

栗子叶

配　料 生栗子叶200克。

制用法 把栗子叶放入1升水中，熬至剩2/3的量，将此药汤放入浴盆里用来洗澡，次数可随自己决定，最少要每天2次。

功效主治 杀菌解毒。主治神经性皮炎。

健康小贴示

❶生活规律有序，不吸烟，少饮酒，避免食用刺激性和辛辣食物。

❷不要用搔抓、摩擦及热水烫洗等方法来止痒。

皮肤瘙痒症

皮肤瘙痒症是指皮肤无原发性损害，只有瘙痒及因瘙痒而引起的继发性损害的一种皮肤病。本病好发于老年人及成年人，多见于冬季。根据临床表现，可分全身性皮肤瘙痒症和局限性皮肤瘙痒症两种。前者周身皆可发痒，部位不定，此起彼伏，常为阵发性，以夜间为重。病人因痒而搔抓不止，皮肤常有抓痕、血痂、色素沉着等；后者瘙痒仅局限于某一部位，常见于肛门、外阴、头部、腿部、掌部等。中医学属风瘙痒、痒风等范畴。

实用偏方秘方

川芎桂枝汤

配料 川芎15克，桂枝、白芍、大枣、生姜、蝉蜕、炙甘草各10克，肉桂6克，蜈蚣1条（研冲）。

制用法 每日1剂，水煎，分2次服。

功效主治 扶正祛邪，调和气血。主治全身性皮肤瘙痒症，风寒症。

首乌牡蛎汤

配料 制首乌、生龙骨、生牡蛎各20克，龙眼肉、茯神、炒枣仁、当归、秦艽各10克，蝉蜕、胡麻仁各8克，大枣4枚，炙甘草5克。

制用法 水煎，每日1剂，2次服。

功效主治 解毒散结。主治皮肤瘙痒症。

验证 用此方治疗皮肤瘙痒症患者61例，经用药3~8剂，均获治愈。

坐浴止痒合剂

配料 朴硝6克，苦楝皮、马齿苋、鱼腥草、龙胆草、地肤子、豨莶草、枯矾各12克，蛇床子15克，白蔹9克。

制用法 制成200毫升合剂。每次用40毫升加沸水适量，坐浴。

功效主治 清热，利湿，止痒。用治肛门皮肤瘙痒。

验　证 用此方治疗肛门皮肤瘙痒17例，临床治愈13例，好转4例，一般用药5～7天。

苍耳子汤

配　料 苍耳子（根叶全用）适量。

制用法 切碎煎浓汤，熏洗患处。

功效主治 散风止痛，祛湿止痒。主治皮肤瘙痒症。

地黄蜂房散

配　料 熟地黄、露蜂房、丹参、地肤子、苦参各100克，蝉衣、乌梢蛇各50克。

制用法 将上药共研为极细末，过120目筛后备用（装瓶密闭）。用时，每服药末4克，每日3次，1周为1个疗程。直至痊愈止。

功效主治 杀虫止痒。主治皮肤瘙痒症。

验　证 用此方治疗皮肤瘙痒症患者145例，其中治愈140例，好转3例，有效2例。用药1个疗程治愈者89例，2疗程治愈者51例。治程中未见不良反应。

食盐米泔汤

配　料 食盐100克，米泔水1000毫升。

制用法 将上药置锅内煮沸3～10分钟，倾于盆内，晾至温热适度，用毛巾蘸药液擦洗患处，反复洗之。每日早、晚各1次，每次洗5～10分钟。

功效主治 止痒消肿。主治皮肤瘙痒症。

润肤止痒液

配　料 生甘草、蛇床子各30克。

制用法 煎2遍和匀，去渣浓缩成200毫升，瓶装备用。同时涂局部，日2～3次。

功效主治 祛风，润肤，止痒。主治皮肤瘙痒症。

莴笋叶汤

配　料 莴笋叶1把（约100克）。

制用法 将上药洗净，切碎，加

水1500毫升，煎沸3~5分钟，将药液倒入盆内，待温后洗浴患部。每日1剂，日洗2次，每次洗浴15~30分钟。症状会很快消失。

功效主治 消湿，祛风，止痒。主治皮肤瘙痒症。

泥鳅大枣汤

配　料 泥鳅150克，大枣9枚，盐适量。

制用法 将泥鳅宰杀，去肠杂，洗净，同大枣放入砂锅内，加水炖汤，用盐调服，每日1剂，连服10~15剂。

功效主治 补血柔肝。主治皮肤瘙痒症。

薄荷洗浴剂

配　料 鲜薄荷全草1500克，明矾1匙，盐1匙。

制用法 上药煎汤洗浴，每日1次。

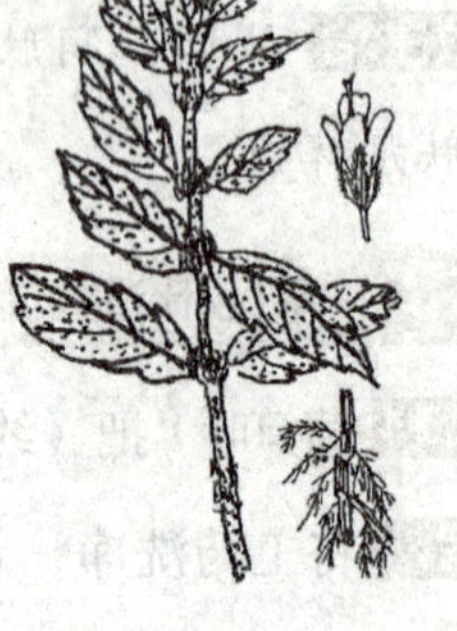

功效主治 清热祛风。主治皮肤瘙痒症。

木香止痒汤

配　料 木香10克，炒枣仁20克，陈皮、大腹皮、地肤子、带皮苓、苦参、白鲜皮、防风、荆芥各9克，浮萍6克。

制用法 每日1剂，水煎服。

功效主治 清热解毒，祛风止痒。主治皮肤瘙痒症。

槐花茜草汤

配　料 槐花、茜草、丹皮、紫草各20克，银花、蚤休、白鲜皮各15克，甘草10克。

制用法 每日1剂，水煎3次，前2煎分2次服，第3煎待温后外洗。

功效主治 清热解毒，凉血活血，祛瘀透疹。主治全身性皮肤瘙痒症，症属风热者。

蛇床子散

配　料 蛇床子、明矾、百部、花椒、苦参各9~15克。

制用法 煎汤，趁热熏洗患处或坐浴。

功效主治 祛风止痒。主治皮肤瘙痒。

健康小贴示

❶饮食宜清淡，禁食辛辣、海腥等发物，忌饮酒类及咖啡。
❷皮损处忌过度搔抓、热水烫洗，忌肥皂等碱性物质刺激。
❸冬天不要过多洗澡，以保持皮肤的润泽。
❹保持大便通畅，注意皮肤清洁。

银屑病

银屑病又称牛皮癣，是一种常见的慢性炎症性皮肤病，常发于头皮和四肢，尤其是肘和膝关节附近，临床表现以浸润性红斑及多层银白色鳞屑的血疹或斑片为主，病程经过缓慢，有多发倾向。刮去鳞屑及其下面的发亮薄膜后有点状出血，有痒感，常于夏季减轻或自愈，冬季复发或恶化。银屑病病程长，病情变化多，时轻时重，不易根治。根据临床症状不同，可分为寻常型、脓疱型、关节病型和红皮病型等四型。中医称本病为“白”“干癣”“松皮癣”，其基本病机为营血不足，化燥生风，肌肤失养。

实用·偏方·秘方

槟榔姜汁粥

配　料 槟榔1个，姜汁10克，蜂蜜50克，粳米100克。

制用法 将槟榔捣碎研末，加水煎沸15分钟，滤取汁液，与姜汁一同兑入煮熟的粳米粥内，再煮沸，停火，候温，调入蜂蜜即成。每日1剂。

功效主治 清热解毒，杀虫消

积。主治银屑病。

山楂菊花汤

配　料 山楂50克，野菊花、蒲公英、黄芩、黄连、银花各15克，大黄、地丁各10克。

制用法 水煎服，每日1剂，2次分服。

功效主治 清热解毒，凉血活血。主治血热型银屑病。

石榴皮方

配　料 鲜石榴皮、明矾末各适量。

制用法 用手将石榴皮液挤出，蘸明矾涂擦患处。每日数次。

功效主治 散瘀，抑菌。主治银屑病及皮肤癣。

三藤汤

配　料 雷公藤20克，鸡血藤、忍冬藤各40克。

制用法 水煎服，每日1剂。

功效主治 清热解毒，活血化瘀。适用于银屑病。

茶叶芦荟方

配　料 茶叶、芦荟、甘草、醋各适量。

制用法 用泡过的茶叶捣烂，外敷患处，使角质层软化，去除角质，用芦荟、甘草（研末）调醋外搽患处，每日1次。

功效主治 杀菌消炎。主治银屑病。

三黄膏

配　料 雄黄、硫黄、大黄各15克。

制用法 上药共研细末，用清油（香油）或凡士林调和成软膏状，涂擦患处，日涂3次。

功效主治 清热解毒，燥湿止痒。主治银屑病。

斑蝥甘遂酒

配　料 斑蝥3克，甘遂6克，白酒100毫升。

制用法 斑蝥、甘遂入白酒中浸泡7日后过滤，外涂患处，每日1次。起水疱后停用。

功效主治 蚀肌攻毒。主治银屑病。

解毒活血汤

配　料 蒲公英、板蓝根、蚤休、白花蛇舌草各15克，三棱、莪术、白蒺藜、龙葵各10克。

制用法 水煎服，每日1剂，分2次服。4周为1个疗程，未愈者可再服2~4个疗程。

功效主治 清热解毒，活血祛风。主治银屑病。

清营汤

配　料 生地黄、牡丹皮、金银花、连翘、紫草各15克，水牛角20克，赤芍、玄参、麦冬、栀子、黄芩、大黄各10克，生甘草6克，青黛（包）5克。

制用法 水煎，去渣取汁，分2次温服，每日1剂。

功效主治 清热，凉血，解毒。主治银屑病毒热伤营证，多属红皮病型或脓疱型。症见周身遍起大片斑块，形似地图相互联合，色鲜红，皮肤灼热，或密布散在小脓疱，伴壮热口渴，便干溲赤。舌红绛苔薄，脉弦滑数。

蒺藜汤

配　料 白蒺藜、苦参各30克，皂刺、蝉蜕、归尾各12克，生石膏、葛根、薏苡仁、海桐皮、白鲜皮各18克，杏仁、桂枝、白芍、甘草、生姜各9克，麻黄6克，大黄3克，大枣7枚。

制用法 水煎服，每日1剂，分2次服。

功效主治 疏风解表，清热解毒。主治银屑病。

斑蝥青皮酒

配　料 斑蝥30克，青皮6克，50度白酒250毫升。

制用法 将上述2味药捣碎，用纱布包，置一瓶中，加入白酒，密封，每日摇晃数次。放置7~10天后，过滤取汁，即可取用。外用。每次取此药酒适量，用医用棉签蘸此药酒，反复涂搽患部，直至患部感到发热及痛痒并起白疱时，刺破白疱，用生理盐水洗去脱皮，如不易脱去，可再涂搽药酒2~3次，皮脱乃愈。

功效主治 杀虫止痒。主治银屑病。

鸡蛋浸醋方

配　料 鸡蛋10只，陈醋适量。

制用法 将鸡蛋洗净，放入陈醋中浸泡7~10天，取出后去蛋壳，将蛋黄、蛋清调匀贮存于瓶内。用时以棉球蘸涂患处。

功效主治 散瘀，解毒，生肌。主治银屑病。

赤芍葛根粉

配料 赤芍10克，生地黄、葛根各30克，升麻、大枫子、丹参、甘草、水牛角粉各9克，冰片6克。

制用法 共研细末。每次取适量填脐，外贴肤疾宁胶布。每日换药1次，7次为1个疗程。

功效主治 清热解肌。适用于银屑病。

牛奶贴

配料 牛奶适量。

制用法 将牛奶大火煮开后改用小火煮3~5分钟，然后将牛奶倒入另一个容器中，这时容器壁上挂有一层白膜，把这层白膜刮下并涂在患处即可。

功效主治 化瘀嫩肤。适用于银屑病。

荸荠陈醋

配料 鲜荸荠10枚，陈醋75克。

制用法 荸荠去皮，切片浸醋中，放锅内文火煎十余分钟，待醋干后，将荸荠捣成糊备用。将糊少许涂患处，用纱布摩擦，当局部发红时，再敷药糊，贴以净纸，再包扎好。每天1次，至愈为止。

功效主治 清热，散瘀，解毒，杀虫。主治银屑病。

芹菜豆腐粥

配料 鲜嫩芹菜120克，豆腐、粳米各100克。

制用法 将芹菜洗净，切成小粒；豆腐切成小块；粳米淘洗干净，备用。锅内加水适量，放入粳米煮粥，五成熟时加入芹菜粒、豆腐块，再煮至粥熟。每日2次，可长期食用。

功效主治 清热祛湿，生津润燥。主治银屑病等。

秦皮洗液

配料 秦皮30~60克。

制用法 加水1500毫升，水煎，用煎液洗患处，每日或隔2~3日洗1次，药液湿热后仍可用。每次煎水可洗3次，洗至痊愈为止。

功效主治 清热燥湿。主治银屑病。

九味消银散

配料 白花蛇舌草、乌梢蛇各60克，三七粉、苦参各50克，白鲜皮、土槿皮、赤芍、丹参、当归各30克。

▶▶制用法 将上药研为细末，装入0.3克胶囊。用药头3天每日1粒，用药第4~6天，每日3次，每次2粒，以后为每日3次，每次2粒，均为饭后服用。20天为1疗程。

▶▶功效主治 清热解毒，凉血活血。主治银屑病。

核桃仁汤

▶▶配　料 核桃仁30克。

▶▶制用法 炖服，每晚1次，20天为1个疗程。

▶▶功效主治 清热解毒。适用于银屑病。

清瘟败毒饮

▶▶配　料 水牛角6克（冲），生地、生石膏各30克，丹皮、赤芍、玄参、淡竹石、滑石、金银花、连翘各10克。

▶▶制用法 每日1剂，所有药材（除水牛角外）水煎2次，早、晚分服。水牛角研极细末分2次冲服。

▶▶功效主治 清热凉血，解毒消斑。主治热毒炽盛引起的银屑病。

生地赤芍汤

▶▶配　料 赤芍9克，生地黄、丹皮、紫草、双花各15克，土茯苓、生薏苡仁、生石膏各30克，蛇蜕12克，黄连、荆芥炭、生甘草各6克，知母15克。

▶▶制用法 每日1剂，水煎服。

▶▶功效主治 清热解毒，凉血利湿。主治银屑病。

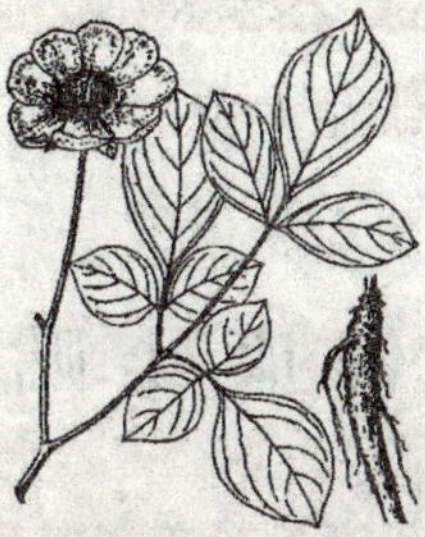

柴葛解肌汤

▶▶配　料 柴胡、葛根、玄参、双花、连翘、山甲、茵陈、苦参、黄柏、公英、地丁各15克，理石25克，赤芍、桔梗各12克，白芷、生甘草、川芎各10克，川军5克。

▶▶制用法 每日1剂，水煎服。

▶▶功效主治 辛凉解肌，祛邪气。主治银屑病。

▶▶加　减 痒重者可加地肤子、白鲜皮；皮屑多者可加入薏苡米。

生玄饮

▶▶配　料 生地、玄参、板蓝根各15克，栀子、地丁、贝母、土茯苓各12克，蒲公英、野菊花、桔梗、当归、赤芍、花粉各 10 克，甘草 6 克。

制用法 每日 1 剂，水煎服。

功效主治 清营解毒，清热活血。用治银屑病。

大黄煎剂

配料 生大黄（后下）3～15 克，熟大黄 6～20 克。

制用法 每日 1 剂，水煎，分早、晚 2 次服。

功效主治 凉血活血，祛邪化瘀。主治银屑病。

加减 银屑病进行期宜加重生大黄量，静止期则加重熟大黄量。

健康小贴示

❶饮食上忌辛辣、牛羊肉及酒类。

❷患处皮损忌过度刺激，避免继发感染。

❸注意防寒保暖，加强身体锻炼，提高机体抵抗力。

白癜风

白癜风又称白驳风、白癜、斑白，是一种后天性的局限性皮肤色素脱失症。常因皮肤色素消失而发生大小不等的白色斑片，好发于颜面和四肢，常无自觉症状。白斑部皮肤正常，只有对称性的大小不等的色素脱失症状。白癜风周边常可见黑色素增多现象，皮损大小、形状、数目因人而异，可发生于人体表皮任何部位。此病少数可自愈，多数发展到一定程度后长期存在，只影响容貌，不影响身体健康，可用染色剂遮盖，一般可不予治疗。其基本病机为气血失和，或精血不足，皮毛失去濡养。

实用·偏方·秘方

桑枝桑葚蜜

配　料 鲜桑枝1500克，桑葚子、益母草各500克，何首乌、生地、白蒺藜、补骨脂、玄参各250克，蜂蜜500克。

制用法 上药煎熬，去渣，浓缩成1000毫升，加入蜂蜜，收成1200毫升。每日服3次，每次20～30毫升。一般连服2剂即可见效，如未愈，可继服3～4剂。

功效主治 祛风止痒。适用于白癜风。

白蒺藜鸡血藤丸

配　料 白蒺藜50克，白茯苓、生黄芪、补骨脂、当归、丹参、鸡血藤各30克，红花、防风各15克，纯枣花蜜适量。

制用法 将上药共研末，用纯枣花蜜炼蜜为丸，每丸10克。口服，1日2次，每次1丸。1个月为1个疗程，治疗1～2疗程。

功效主治 清热凉血，补肝肾。主治白癜风。

验　证 用此方治疗100例，其中治愈56例，好转41例，无效3例，总有效率为97%。

首乌女贞子汤

配　料 何首乌25克，白蒺藜、黑芝麻、女贞子、沙苑子各15克，苏木、茺蔚子、赤芍、蝉蜕各10克，大枣6枚。

制用法 将上药水煎分2～3次口服，每日1剂；10剂为1个疗程，间隔2～3天后，再行下1个疗程。白斑局部可配合日光浴，每次15～20分钟，每日2～3次，或者多做户外活动，使白斑处多接触日光照射，但要避免强光暴晒。

功效主治 补益肝肾，活血祛风。主治白癜风。

补骨脂酒

配　料 补骨脂300克，75%酒精600毫升。

制用法 将补骨脂碾碎，置酒精内，浸泡7昼夜，过滤去渣备用。用棉球蘸药酒涂于患处，并摩擦5～15分钟。

功效主治 调和气血，活血通络。适用于白癜风。

如意黑白散

配料 旱莲草90克，白芷、何首乌、沙蒺藜、刺蒺藜各60克，紫草45克，重楼、紫丹参、苦参各30克，苍术24克。

制用法 上药研细末，收贮勿令泄气。每天服3次，每次服6克，开水送下。

功效主治 祛风活血，除湿清热，补益肝肾。用治白癜风。

何首乌丸

配料 何首乌、荆芥穗、苍术、苦参各等份，好肥皂角1500克，米泔适量。

制用法 上药用米泔浸一宿，焙干，共为细末。用肥皂角（去皮、弦）于瓷器内熬为膏，和为丸，如梧桐子大。每服30~50丸，空腹时用酒或茶送下。

功效主治 清热燥湿，活血祛风。治白癜风。

硫黄茄片

配料 硫黄10克，白茄子30克。

制用法 白茄子切片沾硫黄擦患处，每日1~2次。

功效主治 杀虫消毒，燥湿止痒。治白癜风。

红花当归饮

配料 红花、当归各10克。

制用法 水煎，分2次服，每天1剂。

功效主治 活血祛瘀。治疗白癜风。

鳝鱼油

配料 鲜活白鳝鱼适量。

制用法 将鳝鱼洗净、晒干，放油中煎枯，取油外搽患处。

功效主治 滋补强壮，祛风杀虫。治疗白癜风。

当归柏子丸

配料 当归、柏子仁（去壳）各250克。

制用法 将2味分别烘干研细粉，炼蜜为120丸，每次1丸，每天服3次。

功效主治 活血养血。治疗白癜风。

枯矾防风粉

配料 枯矾、防风等量。

制用法 共为细面，以鲜黄瓜切

片蘸药面搽患处，每天2次。

功效主治 收敛，燥湿解毒。治疗白癜风。

首乌枸杞煎剂

配　料 何首乌、枸杞子各15克。

制用法 水煎服，每天2次。

功效主治 滋阴，补肝益肾。治疗白癜风。

香油酒

配　料 香油、白酒各适量。

制用法 每次用白酒10～15毫升，送服香油10～15毫升。每日3次。连服2个月以上。

功效主治 润燥，祛癜。用治白癜风。

野茴香蜜膏

配　料 野茴香222克，除虫菊根、白鲜皮、干姜各44克，蜂蜜1100克。

制用法 将蜂蜜倒入容器内，置沸水中溶化，搅拌除沫；将上药共研细过筛之药面，徐徐倒入蜜内，充分搅拌成糊状，放置成膏。每日3次，每次服15克。10日后，每次增加5克，一直加至30克，每日用量为90克，直至痊愈。

功效主治 清热燥湿，驱风解毒。用于治疗白癜风。

何首乌黄芪煎剂

配　料 黄芪、何首乌、蒺藜各15克，红花6克，当归、川芎、枸杞子、生地黄、白芷各12克，桂枝10克。

制用法 水煎服。每日1剂。

功效主治 养血祛风，活血通络。主治白癜风。

白蒺丸

配　料 蒺藜600克，补骨脂500克，白芷400克，紫河车、何首乌各300克，美登木200克，人参、鸡血藤各100克，荆花蜂蜜适量。

制用法 上药共为细末，加荆花蜂蜜为丸，每丸重3克。白开水送服。每次1丸，每日3次。

功效主治 平肝解郁。适用于白癜风。

马齿苋液

配　料 马齿苋20克（鲜品加倍），红糖10克，醋70毫升。

制用法 诸药煮沸，过滤后取药液置有色瓶内备用。或将鲜马齿苋洗净、切碎、捣烂，用纱布包好，挤出汁液，瓶装备用。用时以棉签蘸药液涂患处，每天1~2次（最好晚上睡前涂1次）。患部晒太阳，每天从10分钟开始，逐日增加至1~2小时。日光浴时注意防止感光性皮炎发生。

功效主治 活血，祛风。主治白癜风。

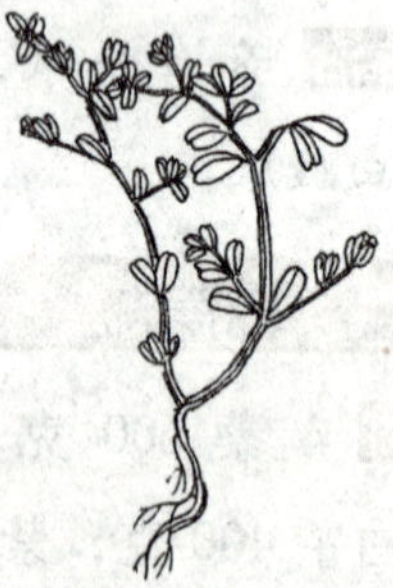

大黄膏涂擦法

配　料 生大黄50克，甘油20克，95%酒精适量。

制用法 将大黄研末，过120目筛后加甘油20克、95%酒精适量，调匀成糊状，瓶装密封备用。用时先将患处用温开水洗净，晾干后用药膏涂擦。每天早、晚各1次。

功效主治 破积行瘀。治疗白癜风。

鲜姜片涂擦法

配　料 鲜姜适量。

制用法 姜洗净，切片。用切面在患处涂擦，至姜汁擦干，再换1片，连续涂擦至局部皮肤发热为止。每日数次，坚持使用，2~3个月见效。

功效主治 祛风强肤。主治白癜风。

苦参盐膏

配　料 苦参、盐各0.3克，酒1升。

制用法 上2味药捣碎为末，先以酒1升煎至108毫升，入药2味，搅匀，慢火再煎成膏，每用前先以卫生布揩患处，令赤，涂之。

功效主治 破积行瘀。适用于白癜风、筋骨痛。

无花果叶涂擦法

配　料 无花果叶、烧酒各适量。

制用法 将果叶洗净，切细，用烧酒浸5天。以此酒涂擦患处，每日3次。涂擦此药后晒太阳半小时。

功效主治 促使皮肤色素新生。主治白癜风。

柠檬硫黄粉

配　料 柠檬、硫黄各适量。

制用法 在中药房购得硫黄粉，每日以柠檬沾硫黄粉擦患处，慢者10日，快者1周可痊愈。

功效主治 杀虫消毒、燥湿止痒。适用于白癜风。

木蝴蝶泡酒

配　料 木蝴蝶30克，白酒500毫升。

制用法 将木蝴蝶浸泡2～3日，酒变色后开始擦患处，坚持每天早、晚各擦1次。

功效主治 敛疮生肌。适用于白癜风。

健康小贴示

❶少抽烟喝酒，少吃辛辣食品及少吃含维生素的食品，减少有害气体的吸入。晨练或运动时选择空气清新的场所。

❷注意劳动防护，避免直接接触化工原料、油漆涂料、重金属有害物，注意房屋装修造成的污染。

❸消除烦恼与忧愁，保持乐观情绪，发挥主观积极因素，增强心理承受力。

鸡眼

鸡眼是一种多见于足底及足趾的角质增生物，呈灰黄色或蜡黄色，是足上较突出部分的皮肤长期受压或摩擦发生的局限性角层增厚。其尖端渐深入皮层，圆形基底裸露皮外，坚硬如肉刺，行走时因鞋过紧，或脚部先天性畸形，长期重心固定，使尖端压迫神经末梢，产生疼痛。

生半夏贴

配　料 生半夏100克。

制用法 将生半夏晒干后，研为极细末，装入瓶内密闭备用。用时，先将鸡眼浸温水中泡软，削去角化组织，以有渗血为度，放上生半夏粉，并用胶布贴上，1周内即可脱落。如未脱落，可如同前法再用1次。

功效主治 消痞散结。主治鸡眼。

验　证 用此方治疗鸡眼患者136例，用药1次治愈者95例，用药2次治愈者41例，总有效率为100%。

蜈蚣乌梅液

配　料 干蜈蚣30条，乌梅9克，菜籽油或香油适量，1%盐水适量。

制用法 将蜈蚣、乌梅焙干，共研细末，装入瓶内，再加入菜籽油或香油（以油浸过药面为度）。浸泡7～10天后，即可使用。用时先以1%盐水浸泡患部15～25分钟，待粗皮软化后，剪除粗皮（以见血丝为宜），再取适量药膏调匀，外敷患处，用纱布包扎，每12小时换药1次。

功效主治 通络止痛，解毒散结。主治鸡眼。

验　证 用此方共治疗鸡眼患者87例，痊愈（3年不复发）71例，有效15例，无效1例，总有效率为98.9%。

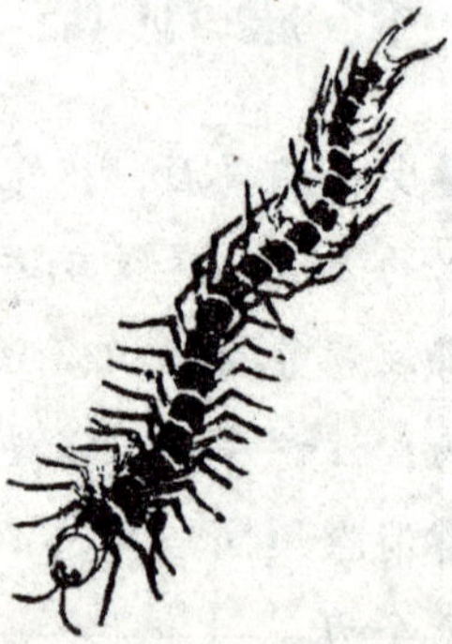

六味鸡眼膏

配　料 五倍子、生石灰、石龙脑、樟脑、轻粉、血竭各1克，凡士林12克。

制用法 各研细粉，用凡士林调匀（可加温）成膏即成。先用热水泡洗患处，待鸡眼外皮变软后，用刀片仔细刮去鸡眼的角质层，贴上剪有中心孔的胶布（露出鸡眼），敷上此药，再用胶布贴在上面。每日换药1次。

功效主治 杀菌解毒，散结止痛。主治鸡眼。

验　证 用此方治疗鸡眼50例，其中5~7天治愈者24例，7~10天治愈者25例，效果不太理想者1例。

葱白液

配　料 鲜大葱适量。

制用法 取鲜大葱，将葱叶头割断，用手挤其液。缓慢涂搽，数次可愈。

功效主治 通阳杀菌。用治鸡眼。

验　证 用此方治疗患者93例，其中治愈69例，好转20例，无效4例，总有效率为95.7%。

荸荠葱白贴

配　料 荸荠1枚，葱白1根。

制用法 将荸荠、葱白去皮，捣烂如泥。敷于鸡眼处，用卫生布包好。每晚睡前洗脚后换药1次。

功效主治 软结蚀疣，使皮肤角化细胞软化脱落。适用于鸡眼。

紫果敷

配　料 紫果、食盐各适量。

制用法 紫果加盐适量捣烂，先把鸡眼厚皮刮去后，用此药外敷患处。每日4~6次。

功效主治 消肿解毒。治鸡眼。

消赘液

配　料 骨碎补、补骨脂各9克，巴豆30克，鸦胆子20克，95%酒精1000毫升。

制用法 将上药置于酒精中浸泡7天，去渣，用时用药棉蘸药液涂擦患处，每次4~6分钟，每日2~4次，一般3~7天即可痊愈。

功效主治 祛腐消赘。适用于鸡眼。

无花果贴

配　料 未成熟的无花果。

制用法 捣烂。敷于患处。每日换药2次，数日见效。

功效主治 消肿解毒。治赘疣、鸡眼。

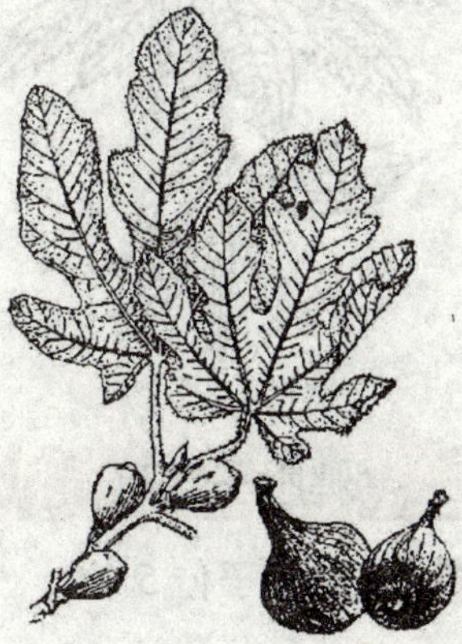

糯米膏

配　料 糯米100克，15%氢氧化钾液250毫升。

制用法 用糯米泡入氢氧化钾液，隔24小时后捣成透明药膏。用胶布控孔套在患处，保护皮肤，露出鸡眼后，直接涂药，再盖胶布固定，3日换药1次，脱落为止。

功效主治 腐蚀。主治鸡眼。

红花艾叶方

配　料 红花5克，艾叶25克，食醋100毫升，花椒20粒，盐2勺。

制用法 每日1剂，用纱布包裹加水煮开趁热泡脚15～30分钟。

功效主治 去除死皮。主治鸡眼。

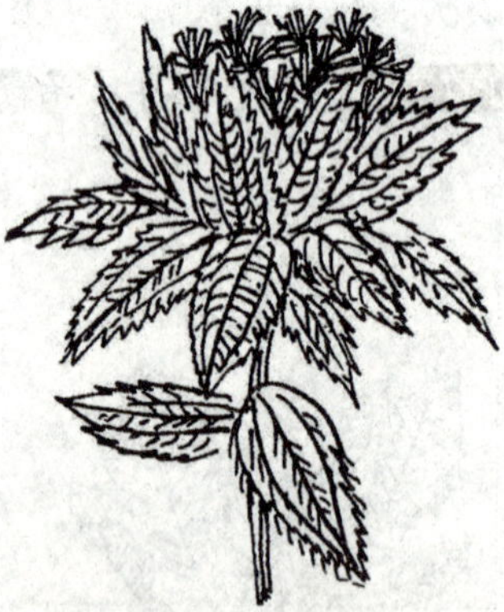

鸦胆子仁方

配　料 鸦胆子仁5粒。

制用法 先将患部用温开水浸洗，用刀刮去表面角皮层，然后将鸦胆子仁捣烂贴患处，外用胶布粘住。每3～5日换药1次。

功效主治 清热解毒，腐蚀。治疗鸡眼、脚垫。

乌梅醋

配　料 乌梅2个，米醋20克。

制用法 将乌梅去核取肉并切碎，放入米醋中密封24小时即可使用。用药前先用温开水浸泡患处，用刀刮去表面角质层，再涂药膏。每日换药1次，连用3～5日即可见效。

功效主治 蚀恶肉，去死肌。治鸡眼。

鲜豆腐贴

配　料 新鲜豆腐少许。

制用法 准备新鲜豆腐少许，并将其切成长2～3厘米，宽2厘米的小块，将其敷在鸡眼之上，再以大块薄塑料布覆盖，最后用胶布固定4周，最好再穿上袜子。每晚临睡前换1次，每次换敷前，先用热水泡脚，并刮去软化的角质，一般1～3次即愈。

功效主治 清热解毒，软坚散结。适用于鸡眼。

荔枝核醋

配　料 荔枝核、米醋各适量。

制用法 将上药在太阳下晒干，或置瓦片上（忌用铁器）焙干，碾压成粉，用不加色素的米醋，混合如泥，即成。将上药涂抹患处，荔核粉泥须把周围僵硬的皮盖严，上附脱脂棉，用纱布包扎，每晚将脚烫洗后换洗1次，轻者3~5天，重者10天均可治好。

功效主治 散结消肿。治鸡眼。

贴橡皮膏

配　料 橡皮膏适量。

制用法 用热水把鸡眼泡软发白后，将上边的老皮用小剪刀剪去，然后把橡皮膏剪成比鸡眼大些的方块贴上。过3~4日揭下橡皮膏后，重复进行，坚持至鸡眼彻底治好为止。

功效主治 软结蚀疣。用于治疗鸡眼。

蓖麻子油

配　料 蓖麻子适量。

制用法 选用热水将鸡眼周围角质层浸软，用小刀刮去。然后用铁丝将蓖麻子串起置火上烧，待烧去外壳出油时，即趁热按在鸡眼上。

功效主治 解毒散热。主治鸡眼。

升麻地骨皮膏

配　料 升麻、地骨皮、红花、鸦胆子、花蕊石、凡士林各适量。

制用法 将上药研极细末，用凡士林调成膏状。用消过毒的刀片将茧肉层层削掉呈网状点，直至有血渗出为度。然后，将药膏敷于患部，包扎，2天换药1片。待茧肉呈腐白色后，在水中浸泡，用手术刀拔取，即可得一豆粒大带有瘀血点的硬蕊。无须再敷他药；患处自可愈合，鸡眼根除。

功效主治 清热解毒，止痛散结。主治鸡眼。

健康小贴示

❶增加营养，加强维生素的摄入量。

❷保持乐观情绪，经常锻炼身体，提高身体对疾病的抵抗能力。

脱发

脱发是指头发非生理性脱落的一类疾病，包括斑秃、脂溢性脱发等疾病。其中，斑秃是一种头发突然成片脱落、头皮鲜红光亮、无明显自觉症状的慢性皮肤病，相当于中医的“油风”；脂溢性脱发是指在头皮脂溢性皮炎的基础上发生的头发细软、稀疏、脱落，中医称之为“发蛀脱发”。脱发的基本病机为风盛血燥，气血亏虚，精血不足，气血瘀滞而致发失所养。

实用·偏方·秘方

柚子核液

配　料 柚子核25克。

制用法 将柚子核用开水浸泡约1昼夜。用核及核液涂拭患处，每日2~3次。

功效主治 调整内分泌。用治头发枯黄、脱发及斑秃。

陈醋洗剂

配　料 陈醋200毫升。

制用法 陈醋加水500毫升，烧热洗头，每早1次，宜常洗。

功效主治 陈醋的主要成分是醋酸，对头发能起到很好的保护作用。主治头发脱落、头皮痒、头屑多。

首乌汤

配　料 制首乌24克，熟地、侧柏叶、黄精各15克，枸杞、骨碎补各12克，当归、白芍各9克，大枣5枚。

制用法 水煎服。

功效主治 乌须发，固精气。治脱发。

透骨草汤

配　料 透骨草45克。

制用法 每天1剂，水煎，先熏

后洗头，熏、洗各20分钟，洗后勿用水冲洗头发。连用4～12天。

功效主治 祛风除湿，活血祛瘀。治脂溢性脱发。

干地黄丸

配　料 干地黄、山药、枸杞子、女贞子、桑葚子各60克，神曲、蚕沙各30克。

制用法 研成细末，炼蜜为丸，每丸重9克。每日早、晚各服1丸，开水送服。

功效主治 滋肝益肾，凉血熄风。用治斑秃。

苣胜子煎剂

配　料 苣胜子、黑芝麻、桑葚、川芎、酒当归、甘草各9克，菟丝子、首乌、白芍各13克，炒白术16克，木瓜6克。

制用法 水煎服，每日1剂。

功效主治 养阴补血，乌须生发。用治斑秃、脱发。

黄芪益气汤

配　料 生黄芪20克，党参15克，当归、炒白芍、炒白术、茯苓各9克，桂枝、桔梗各6克，炙甘草3克。

制用法 水煎服，每日1剂。

功效主治 补肺益气养血。用治脱发。

何首乌粥

配　料 何首乌30～60克，粳米100克，大枣5枚，红糖或冰糖适量。

制用法 用何首乌在砂锅里煎取浓汁去渣，放入粳米、大枣，文火煮粥，将成粥时加入红糖或冰糖，再沸片刻即可，每日服用1～2次。

功效主治 乌须发，固精气。治脱发。

滋肾补血汤

配　料 制首乌、黑豆各31克，黄芪、熟地各24克，当归、菟丝子、枸杞、旱莲草、黑芝麻各15克。

制用法 水煎服，每日1剂。

功效主治 滋补肝肾，调补气血。用治青壮年急性成片脱发及一般脱发。

榧子液

配　料 榧子3枚，胡桃2个，侧柏叶30克，雪水适量。

制用法 将药共捣浸雪水梳头。

功效主治 补肾、乌发。适用于肾虚型脱发。其头发不脱落，而且光润。

侧柏叶水

配　料 侧柏叶、椿油各适量。

制用法 将侧柏叶阴干研细，以椿油浸之。每朝蘸刷头，头发长出后，用猪胆汁入汤洗头。

功效主治 止脱发。适用于妇女脱发。

生发煎

配　料 桃仁、红花、赤芍各9克，川芎5克，当归须10克，麝香0.03克，生姜2片，大枣7枚，葱白3根，黄酒250毫升。

制用法 黄酒加适量水，将药倒入浸泡1小时后煎，煮沸后再煎25分钟，去渣，滤取药汁300～500毫升（如有麝香可加入0.03克，再煮10～15分钟后服），每日煎服2次。

功效主治 活血化瘀，透络通窍。用治脂溢性脱发、斑秃。

验　证 用此方加减治疗脱发31例，其中痊愈23例，好转6例，无效2例，总有效率为93.5%。

生地当归汤

配　料 生地、熟地、侧柏叶各15克，当归、黑芝麻各20克，首乌25克。

制用法 每日1剂，水煎2次，分2次服。

功效主治 养血清热。适用于风热血燥之脱发。

验　证 以此方治疗脱发30例，痊愈7例，好转23例，全部有效。平均服药70天。长发最快为30天。

四味生发酒

配　料 当归1份，党参1份，北芪1份，何首乌3份，50度白酒10份。

制用法 上药按比例浸泡1周后使用。每日4次，每次20毫升空腹服，一般用2个月左右；同时将药酒外擦患处，1日2次，配合治疗。少洗头发，或用清水洗头。

功效主治 活血补血，补肾气虚、肺气虚。主治气血虚性斑秃。

首乌鸡血藤汤

配　料 何首乌、鸡血藤、胡桃肉、大胡麻各20克，全当归、枸杞子、侧柏叶、黄精、楮实子各

15克，冬虫草、炙甘草各10克。

制用法 每日1剂，水煎，分2～3次口服。半个月为1个疗程。

功效主治 乌须发，固精气。主治脱发。

验　证 用此方治疗脱发患者93例，其中治愈86例，好转5例，无效2例。用药时间最短1个疗程，最长者5个疗程，平均2.7个疗程。治程中未见不良反应。

健康小贴示

❶保持室内清洁、整齐、安静、空气流通和温度适宜，避免外来杂音的干扰。

❷安慰病人，解除思想顾虑，避免抑郁、愤怒、烦躁等不良情绪。

❸饮食宜清淡，富有营养。禁食鱼、虾、蟹等腥味发物和肥甘厚腻的食物。

梅毒

梅毒即杨梅疮，是主要通过性活动中梅毒螺旋体传染的一种性病。本病症状各种各样，时隐时现，病程持续很长，可潜伏多年无明显症状（隐性梅毒），也可由孕妇直接传给胎儿（胎传梅毒）。少数病人通过病损部位接触或污染物的接触而患病。梅毒早期主要侵犯皮肤及黏膜，晚期可侵犯心血管系统及中枢神经系统，多发生于男女前后阴部，也可见口唇、乳房、眼睑等处。初起患部为粟米大丘疹或硬块，四周亮如水晶，破后成溃疡，色紫红无脓水，四周坚硬凸起，中间凹陷，常单发。

甘草泥

配料 甘草20克，蜂蜜30克。

制用法 为末，共为泥，敷患处，每日1次。

功效主治 清热解毒。治梅毒。

马齿苋煎剂

配料 马齿苋干品30～60克（鲜品60～100克）。

制用法 水煎或酒水煎服，或外用。

功效主治 抗菌、抗病毒。适用于梅毒遍身如癞、发背诸毒、顽疮、湿癣、白秃、丹毒等。

黄柏蜜

配料 黄柏、猪膏各等份，轻粉少许。

制用法 上3味合炼，敷患处。

功效主治 清热燥湿，泻火解毒。治下疳。

五倍子末

配料 五倍子、黄柏、滑石、轻粉各等份。

制用法 为末，掺数次即愈。

功效主治 止血，解毒。治阴囊上生疮，黄水流，不能行走。

滑石贴

配料 滑石、密陀僧、寒水石各15克，腻粉、麝香各少许。

制用法 上为末，油调敷或干贴患处。

功效主治 清热解毒，祛湿敛疮。治下阴疮疼不止。

大解毒汤

配料 土茯苓、银花各9克，川芎3克，茯苓、防风各6克，木通、大黄各4.5克。

制用法 每日1剂，水煎，分2次服。

功效主治 祛毒，养血，活络。主治梅毒。

验证 用此方治疗梅毒9例，其中治愈5例，显效3例，无效1例。

地丁草酒

配料 紫花地丁草、蜂房煅、乳香、没药、升麻各9克。

制用法 为末，每服15克，酒调下。

功效主治 清热解毒，凉血消

肿。治梅毒日夜痛，不能行动。

红升丹

配　料 红升丹、白凡士林各10克。

制用法 混合后外涂患处，每日1~2次。

功效主治 拔毒，祛腐，生新。适用于梅毒。

土茯苓煎剂

配　料 土茯苓250克。

制用法 每日1剂，水煎，分3次餐前服。20日为1个疗程。

功效主治 清热祛毒。主治梅毒。

验　证 用土茯苓治疗梅毒30例。用3个疗程后，治愈27例。

紫金膏

配　料 矾红、松香各等份，苍术30克，川椒9克，香油适量。

制用法 将上药研为细末，用香油调敷。先用苍术30克，川椒9克，煎水熏洗患处，然后敷药，盖油纸，再以绢条扎紧。3日1换。

功效主治 化毒散结，生肌护膜。主治杨梅结毒，溃烂烦硬，脓水淋漓。

验　证 用此方治疗梅毒患者3例，其中治愈2例，好转1例。换药均在10~15次之间。

萝卜干粉

配　料 萝卜干适量。

制用法 烧黑研末，每次半茶匙。每日3次，用清水服。

功效主治 解毒生津。用于治疗梅毒。

白矾轻粉

配　料 白矾、轻粉、儿茶、杏仁各3克。

制用法 各为末，和匀，猪胆汁调涂。每日2~3次。

功效主治 收敛，抗菌。用于治疗男女性梅毒。

金银花蒲公英汤

配　料 金银花、土茯苓各45克，蒲公英30克，生黄芪、薏苡仁、赤小豆各20克，龙胆草、马齿苋、苍耳子、皂角刺各10克，车前子（另包）15克，大枫子仁3克。

制用法 每日1剂，水煎，分2次服。可随症加减，并配合盐汁石硇液外洗。盐汁石硇液的组成为：煅石膏100克，硇砂10克，大青盐2千克，包心白菜5千克。取包心白菜去根洗净，切成3厘米片，将青盐末分层撒在菜体上，加盖密封淹1周，压榨取汁，再用硇砂与石膏粉加入搅匀即得，冷藏保存，外洗，每日2~3次。

功效主治 清热祛毒。主治梅毒。

蒲公英粥

配 料 蒲公英40~60克（鲜品60~90克），粳米50~100克。

制用法 先将蒲公英洗净，切碎煎取药汁去渣，入粳米同煮成稀粥。每日2~3次，温热服食，3~5日为1个疗程。

功效主治 清热解毒，消肿散结。用于治疗男女梅毒。

茯苓甘草汤

配 料 土茯苓50克，金银花15克，甘草10克。

制用法 水煎，分2次服。每日1剂。

功效主治 清热祛毒。主治梅毒。

紫浮萍煎洗方

配 料 紫浮萍适量。

制用法 水煎洗。每日1~2次。

功效主治 清热解毒。主治梅毒。

健康小贴示

❶性生活前要注意阴部的清洗和消毒。杜绝不正当的性行为。

❷尽量避免使用公共用品，注意日常用具的清洁和消毒。

尖锐湿疣

尖锐湿疣是由病毒引起的性传播疾病，病原体是人乳头瘤病毒，多半通过性交感染，在上皮细胞内生长，温暖潮湿的环境更易繁殖。其好发部位在皮肤，黏膜交界的温暖湿润处，如阴部、肛周、阴茎等。初起为小而柔软的疣状淡红色丘疹，以后逐渐增大增多，表面凹凸不平，呈乳头样或菜花样，根部可有蒂，表面湿润，可因潮湿刺激浸渍而破溃、糜烂、出血。疣体巨大，可覆盖整个阴部。尖锐湿疣偶可见于生殖器以外的部位，如腋窝、脐窝、乳房、趾间等。

实用·偏方·秘方

马齿苋搽洗方

配　料 马齿苋30克，败酱草、土茯苓、板蓝根、萹蓄、芒硝各20克。

制用法 上药加水煎，取药液500毫升，倒入干净盆中，搽洗患处，然后在坐浴10分钟，早、晚各1次，1周为1个疗程。

功效主治 抗菌、抗病毒。适用于尖锐湿疣。

蛇床子液

配　料 蛇床子30克，黄柏、苦参各12克，雄黄、鹤虱各10克。

制用法 加水2500毫升煎取溶液2000毫升，每日1剂，分2次外洗。

功效主治 清热燥湿，杀虫止痒，主治老年性阴道炎、滴虫性阴道炎、真菌性阴道炎、淋菌性阴道炎、外阴尖锐湿疣。

黄芪贴

配　料 黄芪、黄柏、苦参、薏苡仁各15克。

制用法 上药研细末，用竹板敷于患处，轻轻用力摩搽使药粉与患处紧贴。每次用0.5～1克，10次为1疗程。一般1～2个疗程可愈。

功效主治 清热、燥湿，杀虫。治尖锐湿疣。

板蓝根苦参液

配　料 板蓝根、苦参、生香附、木贼草、露蜂房各250克，陈醋500毫升。

制用法 上药加水5000毫升，煎1小时，去渣过滤，得澄清液约2000毫升，再对入陈醋，即成。分装每瓶50毫升，密闭避光备用。用时，用干棉签将尖锐湿疣及周围组织擦干，用0.2%新洁尔灭溶液消毒，再用棉签蘸药液涂于尖锐湿疣上，待干。每日3~5次，2周为1个疗程。

功效主治 解毒散瘀，消肿软坚，止痒。主治尖锐湿疣。

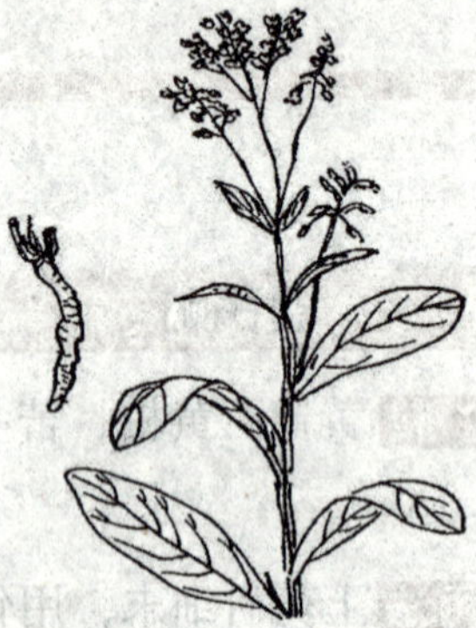

千金散

配　料 千金散、青黛散、二妙散、三妙散各适量。

制用法 外涂。

功效主治 清热解毒。治尖锐湿疣。

青黛末

配　料 青黛、苍术、黄柏各40克。

制用法 上药共研细末，用花生油调匀，涂搽患处，每天2次。

功效主治 清热解毒。治尖锐湿疣。

黄连素粉

配　料 黄连素粉2克，轻粉1克，冰片5克，薄荷脑3克，茶油50毫升。

制用法 将上药共调成糊状，装瓶，同时以棉签蘸药点在患处（药不宜多），再配合西医治疗。

功效主治 去腐生肌、消炎、止痒。

黄芩四草饮

配　料 皂角针、金钱草、白花蛇舌草、鱼腥草、败酱草、地骨皮、白鲜皮、土茯苓各15克，穿山甲、苍术、黄芩各12克。

制用法 每日1剂，水煎取汁分2次口服。21日为1个疗程，治疗1个疗程后评定疗效。

功效主治 清热解毒，软坚散结。主治尖锐湿疣。

茯苓黄连汤

配　料 土茯苓、败酱草各20克，穿山甲、赤小豆各10克，黄柏、山慈姑、虎杖、白芍、白术各15克，甘草6克。

制用法 穿山甲先煎30分钟，再放入其他药煎20分钟，去渣留汁内服，每日3次。

功效主治 清热解毒，化浊利湿，活血化瘀。主治肛门尖锐湿疣。

加　减 伴大便秘结者，加熟大黄、大枳实各12克。

茵陈苍术去疣汤

配　料 茵陈、板蓝根、茯苓、薏苡仁各30克，苍术、黄柏、香附、红花各15克，木贼20克，甘草10克。

制用法 每日1剂，水煎取汁，第1煎口服，第2煎温洗患处15～20分钟，20日为1个疗程。

功效主治 清热利湿，活血化瘀。主治尖锐湿疣。

紫草山豆根汤

配　料 紫草、山豆根各15克，木贼、三棱、莪术各12克，明矾20克。

制用法 上药加水300毫升，煎40分钟，取药液浸洗30分钟。每日1次，5天为1个疗程。

功效主治 清热解毒，活血消瘀。主治尖锐湿疣。

麻杏苡甘汤

配　料 麻黄10克，杏仁、重楼各15克，薏苡仁、甘草各6克，板蓝根30克。

制用法 水煎服。每日1剂。

功效主治 清热解毒。适用于尖锐湿疣。

马齿苋大青叶

配　料 马齿苋60克，大青叶30克，明矾21克。

制用法 水煎，先熏后洗，每日2次，每次15分钟。熏洗后，外用六一散30克，枯矾粉9克，混合后撒疣体上。

功效主治 清热解毒利湿。主治尖锐湿疣。

验　证 用此方治疗尖锐湿疣患者19例，其中治愈16例，显效2例。痊愈者随访1年，均未复发。

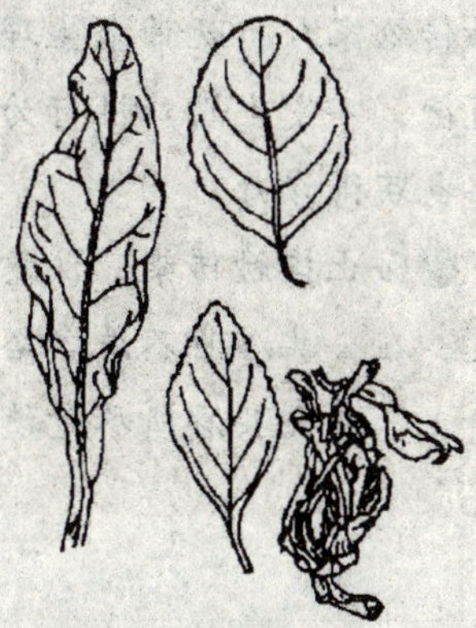

解毒天浆散

配　料 当归、金银花、生甘草各30克，白芍、防风、乌梢蛇、蝉蜕各20克，蒺藜12克，花粉、白鲜皮、大胡麻各15克，土茯苓120克。

制用法 每日1剂，水煎，分2次服。

功效主治 清热，利湿，解毒。适用于梅毒。

黄柏香附汤

配　料 黄柏、香附各50克，川黄连30克，白矾、莪术、苦参、川椒各20克，生甘草10克。

制用法 清热燥湿，泻火解毒。将上药水煎去渣，浓缩至250毫升，外洗患处。每日1次，5次为1个疗程。可连用2~3个疗程。

功效主治 清热燥湿，泻火解毒。主治尖锐湿疣。

验　证 用此方治疗尖锐湿疣患者35例，均获得治愈。4例复发，再次用本方治疗2个疗程痊愈。

健康小贴示

❶坚决杜绝性乱。尖锐湿疣患者主要是通过性接触感染。家庭中一方从社会上染病，又通过性生活传染给配偶，还通过密切生活接触传给家人，既带来生理上的痛苦，又造成家庭不和。因此提高性道德，不发生婚外性行为是预防尖锐湿疣发生的重要步骤。确保性伴也获得诊疗。

❷防止接触传染、注意个人卫生。不使用别人的内衣、泳装及浴盆；在公共浴池不洗盆浴，提倡淋浴，沐浴后不直接坐在浴池的坐椅上；在公共厕所尽量使用蹲式马桶；上厕所前后用肥皂洗手。

第八章 骨 科

——身强体壮有一套

肩周炎

肩周炎是一种肩周围关节软组织的慢性退行性病变，又称五十肩。多见于50岁左右的人，发病原因是人到中年后，肾气不足，气血渐亏，加之早期劳累，肩部露外受凉，寒凝筋膜，机体新陈代谢功能减弱，各种组织出现退化性变化，肩关节功能性活动减弱等。本病起病缓慢，患者常感肩部酸痛，不能持重物，初发1～2周后，疼痛渐增，肩关节外展、外旋功能开始受限。重症者肩臂肌肉萎缩，疼痛较重。常不能举臂梳头、穿衣和背手搽背，夜间尤甚。

实用·偏方·秘方

莲党杞子粥

配 料 莲子60克，生党参40克，粳米50克，枸杞子15克，冰糖适量。

制用法 莲子用温水浸泡，剥去心，粳米、生党参、枸杞子淘洗净，全部原料放锅中，加水适量，用大火烧沸，改小火煮熟，加入冰糖溶化即可。

功效主治 莲子味甘、性平，具有补脾止泻、益肾固精、养心安神等功效。党参可补气，止痛、通经活络。此粥能够缓解肩周炎症状，减少疼痛，安神。

白凤仙花膏

配 料 白凤仙花、臭梧桐、生

姜、大蒜、韭菜各 200 克。

制用法 共同捣碎取汁，再用文火熬成膏状，摊贴患处。每日 1 次。

功效主治 活血化瘀，通经透骨。适用于肩周炎。

乳香没药外敷法

配　料 乳香、没药、赤芍、羌活、吴茱萸各 30 克，醋适量。

制用法 共研细粉，装入纱布袋中，扎紧口，加入适量醋，外敷肩关节处，上放热水袋。每日 2 次，每次 20 分钟。每剂药可用 3 ~ 5 日。

功效主治 调气活血，定痛。适用于肩周炎。

茄虾饼

配　料 茄子 250 克，虾皮 50 克，鸡蛋 2 个，面粉、植物油、黄酒、生姜、麻油、盐、白糖、味精各适量。

制用法 将茄子切丝，用盐腌渍 15 分钟后，挤去水分，加入黄酒浸泡的虾皮，并加姜丝、盐、白糖、麻油和味精，拌和成馅料。面粉加蛋液、水调成面浆。锅中倒入植物油烧热，舀入一勺面浆，转锅摊成饼，中间放馅，再盖上半勺面浆，双面煎黄。

功效主治 经常食用，能够补钙，抗骨质疏松，预防肩周炎。

蜈蚣散

配　料 白芍 200 ~ 300 克，姜黄 12 ~ 15 克，大条蜈蚣 10 ~ 12 条。

制用法 上药共研细粉，每天服 3 次，每次用 12 ~ 15 克，加水 50 ~ 70 毫升，煮沸待温后服，1 周为 1 个疗程。

功效主治 攻毒，散结。适用于肩周炎。

白芍炒地龙

配　料 白芍、炒地龙各 400 克，制马钱子、红花、桃仁、威灵仙各 350 克，乳香、没药、骨碎补、五加皮、防已、葛根、生甘草各 150 克。

制用法 将上药共研为极细末，装入胶囊，每粒含生药 0.2 克，成人每次口服 3 粒，每日 3 次，温开水送服。半个月为 1 个疗程，休息 3 天，再行下 1 个疗程。

功效主治 化瘀活血。主治肩周炎。

验　证 用此方治疗肩周炎患者

67例，其中治愈58例，显效5例，有效3例，无效1例。

细辛生姜敷方

▶配 料 细辛90克，老生姜300克，高粱酒（60度）100毫升。

▶制用法 细辛研末，生姜洗净，混合杵成泥蓉，铁锅内炒热，入白酒调匀，再微炒。将药铺于纱布上，热敷肩周疼痛部位，每晚1次。敷药时避免受凉感寒。

▶功效主治 止痛通窍，通利血脉。适用于肩周炎。

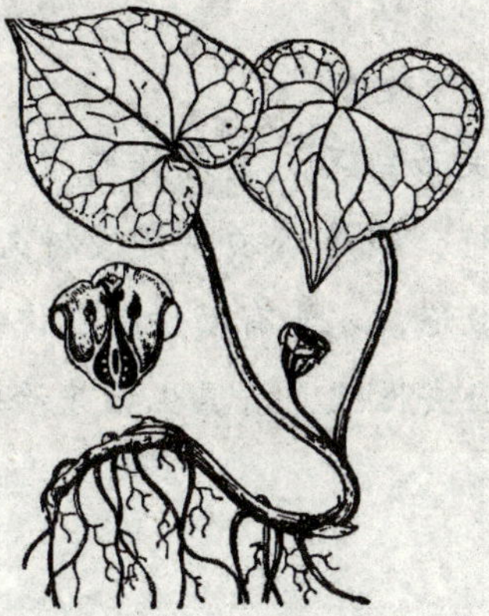

桂枝大枣煎剂

▶配 料 桂枝、大枣、姜黄、羌活各15克，生姜、甘草各10克，白芍、桑枝各30克。

▶制用法 每日1剂，水煎服。

▶功效主治 助阳通脉，散寒止痛。主治肩周炎。

▶加 减 痛甚者，加蜈蚣2条，全蝎6克；疼痛向项背或前臂、上臂放散者，加海桐皮、威灵仙各15克。

▶验 证 用此方治疗肩周炎患者30例，痊愈20例，显效8例，无效2例，总有效率为93%。

川乌细辛糊

▶配 料 川乌、草乌、细辛、樟脑各90克，冰片10克，老陈醋适量。

▶制用法 将上方前5味药分别研为极细末后，混合均匀备用。用时，根据疼痛部位的大小，取药末适量，用老陈醋调成糊状，均匀敷在压痛点上，厚0.5～0.7厘米，外裹纱布，然后用热水袋热敷20～30分钟，每日1～2次。

▶功效主治 消肿止痛。主治肩周炎。

▶验 证 用本方治疗肩周炎患者48例，其中治愈42例，显效4例，无效者2例。

归尾白芍煎剂

▶配 料 归尾12克，白芍、红花、炮穿山甲、乳香、没药、生地、延胡、生甘草各10克，川芎、桂枝各6克。

制用法 水煎服。

功效主治 活血破瘀。主治肩周炎，瘀滞脉络型。

桂枝生姜煎剂

配　料 桂枝、炙甘草各12克，白芍15克，生姜6克，大枣5枚。

制用法 每日1剂，水煎服。

功效主治 益气养阴，通络止痛。主治肩周炎。

加　减 汗多者，加黄芪20克；肩臂手麻木者，加当归15克，川断70克，夜交藤20克，桑枝15克；肩项疼痛发硬者，加葛根20克，片姜黄15克。

验　证 用此方治疗肩周炎23例。痊愈20例，显效3例，总有效率为100%。

健康小贴示

❶患者应注意肩部保暖防寒，防止受凉受潮。

❷患者除一般治疗外，必须坚持肩关节练习。患者作内旋、外展、外旋、环转上臂、后背手等功能锻炼，锻炼必须要缓慢持久地进行，不可操之过急。要坚持早晚反复锻炼，才能有助于功能恢复。

❸肩关节周围炎在急性或亚急性期应去医院，请医生指导治疗。

颈椎病

颈椎病是一种颈椎椎间盘变性退化，颈椎骨质增生引起的综合征，该病由颈椎管先天狭窄，即可压迫周围的脊髓、神经根、血管等，而形成颈椎病。以外伤、咽喉炎、劳损及姿势异常为其诱因。发病时常伴有头颈肩部疼痛、上肢麻木、肌肉无力、眩晕、猛然昏倒，压迫交感神经可产生头晕、眼花、耳鸣、心律不齐、步履蹒跚、汗出异常，压迫食道可引起吞咽困难等症状。本病患者多为老年人。

实用·偏方·秘方

颈椎散

配　料 当归、红花、三七粉各80克。

制用法 共研细末，口服，每次3克，每日3次，温开水送服，9天为1个疗程。

功效主治 活血，散瘀止痛。主治颈椎病。

白芍木瓜汤

配　料 白芍30克，木瓜、鸡血藤各13克，葛根、甘草各10克。

制用法 每日1剂，水煎，早、晚分2次口服。

功效主治 舒筋活血，滋阴止痛。主治颈椎病。

葛根桂枝酒

配　料 葛根120克，桂枝45克，桑枝、桃仁各60克，鸡血藤120克，桔梗、甘草、川牛膝各30克，白酒5000克。

制用法 将上述药粗加工成颗粒状，用纱布袋盛，放酒坛内，倒入白酒，加盖密封，浸泡20天，期间经常摇动。启封，过滤去渣，贮瓶备用。每日早、晚各1次，每次30～50毫升。

功效主治 解肌通络，舒筋活血，祛风止痛。主治颈椎病。

板栗粳米粥

配　料 板栗20克，粳米50克。

制用法 板栗去壳，洗净，置锅中，加清水500毫升，加粳米，急火煮开5分钟，文火煮30分钟，成粥，分次食用。

功效主治 补中益气。主治颈椎病之颈肩疼痛、倦乏无力者。

桑葚龙眼汤

配　料 桑葚、龙眼肉各20克。

制用法 将桑葚、龙眼肉分别洗净，置锅中，加清水200毫升，急火煮开5分钟，文火煮20分钟，分次饮用。

功效主治 补益肝肾。主治颈椎病之颈肩疼痛、腰酸腿软者。

颈椎膏

配　料 葛根、黄芪、川芎各30克，丹参、威灵仙、白芷各15克，乌梢蛇10克。

制用法 上药共研为极细末，混匀备用。每次取20克与适量洋芋（连皮）共捣烂如泥状，外敷于颈部（压痛点），用纱布包扎。每日换药1次。7天为1个疗程。

功效主治 益气活血，祛风通络。主治颈椎病。

生草乌细辛液

配　料 生草乌、细辛各10克，洋金花6克，冰片16克，50%酒精500毫升。

制用法 先将前3味药研末，用300毫升酒精浸入，冰片另用200毫升酒精浸入。每日搅拌1次，约1周后全部溶化，滤净去渣，将二药液和匀，用有色玻璃瓶贮藏。每次用棉球蘸药液少许涂痛处或放痛处片刻，痛止取下。每天2~3次。

功效主治 祛风散寒，通络止痛。主治颈椎、腰椎及足跟骨质增生，老年骨关节炎疼痛等。

葛根灵仙汤

配　料 葛根24克，伸筋草、白芍、丹参各15克，秦艽、灵仙、桑枝、鸡血藤各12克。

制用法 每日1剂，水煎，分早、晚2次温服。药渣用布包煎汤，早、晚用毛巾沾药热敷颈部及肩部肌肉，每次20分钟，10天为1疗程。

功效主治 祛风散寒除湿，舒筋活血，强筋壮骨。主治各型颈椎病。

木瓜陈皮粥

配　料 木瓜、陈皮、丝瓜络、川贝母各10克，粳米50克。

制用法 所有原料洗净，木瓜、陈皮、丝瓜络先煎，去渣取汁，加川贝母、粳米煮成粥，最后加冰糖。

功效主治 木瓜可平肝舒筋、和胃化湿。适用于湿痹拘挛、腰膝关节酸重疼痛、吐泻转筋、痰湿阻络型颈椎病。

桃仁决明子汁

配　料 桃仁10克。决明子12克，蜂蜜适量。

制用法 将桃仁和决明子同煎取汁，对入蜂蜜调制。每次适量服用。每日2次。

功效主治 活血祛瘀。适用于脊髓型颈椎病引起的颈部疼痛。

白芍葛根丸

配　料 白芍240克，伸筋草90克，葛根、桃仁、红花、乳香、没药各60克，甘草30克。

制用法 上药研细末，水泛为丸，每服3克。每日3次，1个月为1个疗程。

功效主治 活血化瘀。适用于颈椎病。

荆芥防风散

配　料 荆芥、防风、乳香、没药、胡椒、川乌、蒲公英、威灵仙各100克，细辛5克。

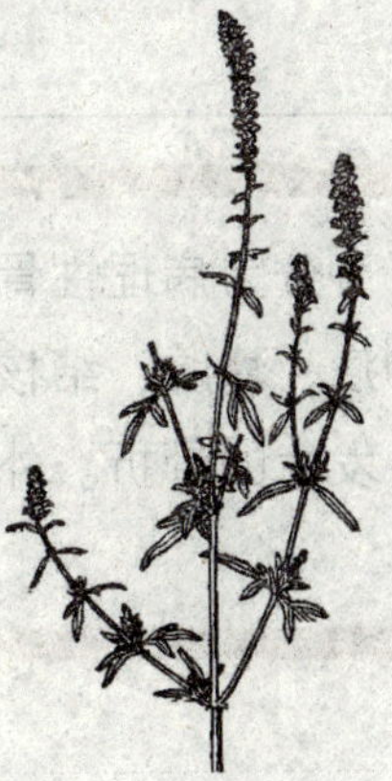

制用法 诸药共研细末，过80目筛装瓶备用。首先在疼痛部位以醋涂湿，撒铜钱厚药粉，上面盖6~8层纱布，用醋浸湿纱布块及药粉，稍候用75%的酒精均匀喷洒在纱布上，点燃酒精，至患者有温热感，到忍受极限时，将火吹灭。待无温热度时，再用同样方法操作3~5次。

功效主治 活血祛瘀，祛风消炎，促进吸收，镇痛。适用于颈椎病、风湿性关节炎、软组织扭伤、痹症、胸腰椎炎、骨质增生、寒热红肿及脓肿。孕妇慎用。

白芍丹参煎剂

配　料 白芍、丹参、葛根各30克，钩藤（后下）、夜交藤、茯苓各20克，僵蚕、全蝎、法半夏、天麻、桂枝、生甘草各10克。

制用法 每日1剂，水煎，分2~3次口服。10天为1个疗程。疗程间停药2~3天，再行下1个疗程。

功效主治 活血祛瘀。主治颈椎病。

验　证 用此方治疗颈椎病患者81例，服药1~3个疗程治愈76例，显效3例，无效2例。

当归川芎汤

配料 当归、刘寄奴各15克，川芎、白芷、威灵仙、姜黄各12克，红花、羌活、胆星、白芥子各9克，路路通、桑枝各30克。

制用法 每日1剂，水煎服。

功效主治 活血化瘀，行气通络，除湿涤痰。用治颈椎病。

加减 气虚体弱，手麻明显者，加黄芪20克；项背强急者，加葛根24克；热郁经络者，加银花藤9克；湿热内蕴，心烦口苦者，加黄芩9克，或栀子9克，胆草4.5克。

健康小贴示

❶睡觉的枕头不要太高太宽，保持头部轻度后仰位。

❷注意保暖，避免颈肩部受寒。

❸避免长时间伏案工作，减少颈部疲劳。伏案工作1小时，须起身活动一下颈椎。

❹注意饮食营养和锻炼，以增强体质，延缓身体的退变。

骨折

骨头的全部或部分断裂，叫作骨折。骨折可分为病理性骨折和外伤性骨折。病理性骨折指骨头本身有毛病，如肿瘤、囊肿、结核和骨髓炎等引起的骨折；外伤性骨折是指在暴力作用下发生的骨折。外治对骨折有一定疗效。

实用·偏方·秘方

当归尾桃仁汤

配 料 当归尾、桃仁、红花、苏木、炮穿山甲各15克，栝楼、生地黄、自然铜、杜仲、骨碎补、枳实、乳香、没药、生甘草各10克。

制用法 将上药水煎3次后合并药液，分2～3次温服。每日1剂。1个月为1个疗程。

功效主治 活血祛瘀，补肾强骨。主治骨折。

验 证 用此方治疗骨折患者49例，一般用药2～3个疗程，均可痊愈。

黄芪党参煎

配 料 黄芪、当归、川芎各15克，红花6克，党参、桃仁、赤芍、木香、地龙各10克。

制用法 1日1剂，分2次水煎服。

功效主治 补气活血，散瘀消肿，行气止痛。主治骨折。

验 证 用此方治疗骨折患者6例，均收到了不同的效果。

半夏南星膏

配 料 半夏、南星、当归、白芷、骨碎补、川乌、草乌各100克，穿山甲30克，川芎、天花粉、大黄、穿心莲、芙蓉叶各50克，黄柏、姜黄各15克，樟脑、冰片、牙皂、雄黄、银珠各5克，麝香1克，饴糖适量。

制用法 上药打粉，过120目筛，用饴糖调成膏。用时摊于棉纸上，敷于患处，再以夹板固定。每周换药1次，直至骨折愈合。

功效主治 活血化瘀，通经活络，散结消肿，接骨续筋。主治骨折迟缓愈合。

验 证 采用此方治疗6例骨折迟缓愈合，经2～6个月的治疗，全部治愈。

当归川断汤

配 料 当归、川断各10克，土鳖虫、乳香各5克，花粉、骨碎补各15克，桑寄生、五爪龙各30克，防风20克。

制用法 每日1剂，水煎，分2次口服。

功效主治 活血通络，接骨续筋。主治股骨干骨折中期。

加 减 湿重者，加苍术10克；

热重者，加金银花12克。

验　证　此方配合治疗股骨干骨折64例，优良率达92.2%。

黄芪枸杞丸

配　料　黄芪、枸杞、淮山药、茯苓、骨碎补、川续断、杜仲各50克，党参、自然铜、土鳖虫、生大黄、田三七各40克，细辛、桂枝、白芍、广木香各15克。

制用法　将上药研为极细末，过120目筛，炼蜜为丸，每丸重6克。每日3次，每次1丸，黄酒或白开水送服。1个月为1个疗程。

功效主治　补肾强骨。主治骨折。

验　证　用此方治疗骨折患者68例，经用药2~6个疗程后，其中，治愈者66例，失败者2例。

紫河车黄芪丸

配　料　紫河车30克，黄芪30克，川芎10克，红花10克，桂枝10克，当归15克，桃仁5克，地龙15克，守宫（壁虎）15克，制马钱子6克，大黄（酒炙）12克。

制用法　上药共研成细末，炼蜜为丸，每丸重10克。成人每日早、午、晚各服1丸，温米酒送服。儿童用量酌减，姜汤送服。

功效主治　活血化瘀，舒筋活络。主治脊柱骨折。

验　证　用此方配合治疗脊柱骨折37例，总有效率为95%。

鹿角霜熟地汤

配　料　鹿角霜、锁阳各15克，熟地20克，水蛭、甲珠、片子姜黄、黄明胶、香附各10克，骨碎补30克。

制用法　每日一剂，水煎服。

功效主治　益肾壮骨，舒筋通络。主治陈旧性骨折。

雪上一枝蒿

配　料　雪上一枝蒿粉5~10克，冬青叶粉10~20克，凡士林10克，白酒适量。

制用法　上药调和，加开水适量调成糊状，摊纱布上，贴敷在髌骨骨折局部。1~2天换药一次。

功效主治　消炎止痛，祛风除湿，接骨生新。主治髌骨骨折。

验　证　用此方治疗髌骨骨折60例，总有效率为96%。

透骨草熏洗液

配　料　透骨草、伸筋草各30

克，泽兰、刘寄奴各15克。

▶制用法 上药加清水适量（约1500毫升），煎数沸，将药液倒入盆内，趁热熏洗患处，每次熏洗15～30分钟。每日熏洗3次，每剂药可熏洗5～6日。

▶功效主治 散郁活血，止痛。主治骨折。

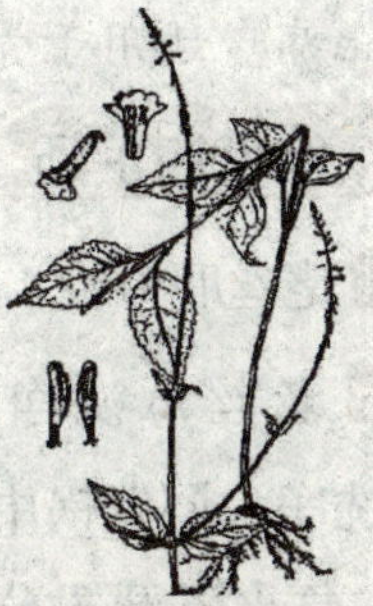

赤小豆竹笋汤

▶配　料 赤小豆、绿豆各100克，竹笋30克。

▶制用法 将赤小豆、绿豆、竹笋分别洗净，置锅中，加清水500毫升，急火煮开3分钟，文火煮20分钟，分次食用。

▶功效主治 消肿活血，逐血利湿。主治骨折早期之局部肿胀明显者。

蒲公英米粥

▶配　料 蒲公英60克，粳米100克。

▶制用法 将蒲公英洗净切碎，置锅中，加清水500毫升，急火煮开5分钟，文火煮20分钟，滤渣取汁。将汁置锅中，加粳米，加清水500毫升，煮成粥，趁热食用。

▶功效主治 消肿散结，清热解毒。主治骨折后期之迟缓愈合，伴局部感染、红肿者。

红花饮

▶配　料 红花、苏木、当归各10克，白酒50毫升，红糖适量。

▶制用法 先煎红花、苏木20分钟，再加入当归、白酒，煎20分钟，去渣取汁，兑入红糖搅拌均匀，分为3份。每日3次，每次1份，饭前温服。连服3～4周。

▶功效主治 活血化瘀，通络止痛。主治骨折血肿疼痛，也可治妇女痛经。

整骨麻药酒

▶配　料 制草乌20克，当归、白芷各15克，白酒适量。

▶制用法 将上述药共制细末，混匀，每次取2克，加白酒50毫升，隔水炖沸，候温服下。每日2～3次。

▶功效主治 麻醉止痛，活血消

肿。主治骨折脱臼、跌打损伤、红肿疼痛等。

凤仙花酒

配料 鲜凤仙花10克，白酒30毫升或黄酒50毫升。

制用法 将凤仙花和酒放入碗内，加水等量，隔水炖沸，候温饮用。每日1～2剂。

功效主治 祛风活血，消肿止痛。主治骨折疼痛。

螃蟹黄酒

配料 生螃蟹250克，黄酒适量。

制用法 将生螃蟹洗净，捣烂。用热黄酒冲服150克，所余100克蟹渣敷于患处。

功效主治 散瘀血，通经络，续筋接骨。主治骨折筋断。

接骨丹方

配料 大接骨丹（接骨木、中型叨里木）各适量。

制用法 鲜根皮或叶捣烂，或干品研末外敷。

功效主治 接骨消肿，祛风除湿，活血止痛。适用于骨折。

丝瓜白芷汤

配料 老丝瓜50克，白芷20克。

制用法 老丝瓜洗净，切成小块，白芷洗净，同置锅中，加清水500毫升，急火煮开3分钟，文火煮20分钟，去渣取汁，分次食用。

功效主治 行气和中，止痛。主治骨折中期之胀痛不退者。

健康小贴示

❶骨折患者通常会有食欲下降、不想吃东西的表现，体质弱或心理承受力差的人更容易发生，受伤或手术后短时期内尤为明显。

❷在心理护理的基础上，要在饮食上下功夫。做到营养丰富，适当多吃些西红柿、苋菜、青菜、萝卜等维生素C含量丰富的蔬菜，以促进伤口愈合。

骨质增生

骨质增生是40岁以上的中年人出现的不同程度、不同部位的骨组织增生性病变。该病是由于人到中年以后体质虚弱，骨质退行性变，加之长期站立、行走或长时间的持于某种姿势，肌肉牵拉或撕脱出血，血肿肌化，致骨边缘形成刺状或唇样的骨质增生。其疼痛部位一般为腰椎、胸椎和颈椎，表现为腰痛，严重时腰伸不直，腰痛难忍，翻身与站立都困难，而且会伴有头晕、头痛、颈部活动不便，有僵硬感觉等。

实用·偏方·秘方

辣椒酒

配料 尖辣椒50克，白酒250毫升。

制用法 将尖辣椒切碎，浸入白酒内，密封，7日后即可。每次取药酒适量，涂搽患处，每日2~3次。

功效主治 温中散寒，祛湿通络。主治骨质增生、风湿痛、冻疮、斑秃等。

复方当归酒

配料 川红花、制何首乌各55克，当归、鸡血藤各80克，白酒1000毫升。

制用法 将药材切片加白酒，按冷浸法浸渍10日后，即可。每次服10毫升，最大剂量不能超过20毫升，每日早、晚各服1次。

功效主治 活血化瘀，镇痛。主治骨质增生所致的疼痛。

二木灵仙汤

配料 威灵仙、苏木、樟木各30克，米醋500毫升。

制用法 将前3味药加水适量（以浸过药面二指为宜），浸泡4~5小时，再煎汁，稍浓缩，然后加水及米醋搅匀，加热后，将药液倒入盆内，浸洗患处。每日1剂，日洗2次，每次浸洗15～20分钟。

功效主治 祛风除湿，活血散瘀。主治骨质增生。

骨刺汤

配　料 熟地黄45克，鹿衔草、骨碎补、鸡血藤各30克，肉苁蓉、淫羊藿各15克，莱菔子、山药各9克。

制用法 水煎服，每日1剂，日服3次。久服效著。

功效主治 温补脾肾，滋阴活血，阴阳双补。主治肥大性脊椎炎，足跟骨质增生，大骨节病，颈椎病。

骨痹汤

配　料 杭白芍30～60克，生甘草、木瓜各10克，威灵仙15克。

制用法 水煎服，每日1剂，每剂分2次服用。

功效主治 滋补肝肾，祛邪止痛。主治骨质增生。

川芎陈醋膏

配　料 川芎6～9克，陈醋、凡士林各适量。

制用法 将川芎研末，用陈醋调成糊状，加少许凡士林调匀成膏。取药膏敷于患处，外贴塑料纸，用纱布包扎，每2日换药1次。10日为1个疗程。若觉有刺痒或起密集丘疹，则应及时揭去。

功效主治 散结止痛。主治骨质增生。

当归白芍外敷方

配　料 全当归、白芍各40克，川芎、炒艾叶、地龙、炙川乌、五加皮、木通、川花椒、草薢、防风各30克，生姜汁100毫升，冰片5克，陈醋适量。

制用法 上药共研为极细末后，加入姜汁、陈醋调成糊状，贮瓶内备用。用时，以此药糊敷患处，每日换药1次。1剂药一般可用2～3天，2剂药为1个疗程。

功效主治 补血活血。主治骨质增生。

验　证 用此方治疗骨质增生患者65例，用药1～3个疗程治愈61例，显效3例，无效1例，总有效率为98.4%。

白芍木瓜汤

配　料 白芍30克，木瓜、当归、威灵仙各15克，甘草、五加皮各6克。

制用法 每日1剂，水煎服，早晚分服。

功效主治 温补肾阳，通络止痛。主治骨质增生症。

加 减 病变部位在颈椎者，加羌活10克；在腰椎者，加川续断20克；在跟骨者，加牛膝10克。并配合适当的功能锻炼。

验 证 用此方治疗患者50例，临床症状消失者40例，好转10例，总有效率为100%。

鹿衔草乌梅汤

配 料 鹿衔草、白芍各20克，威灵仙12克，乌梅、赤芍、骨碎补各10克，鸡血藤15克，甘草5克。

制用法 每日1剂，煎服2次。药渣外敷，15天为1个疗程，连服2个疗程。

功效主治 温补肾阳，通络止痛。主治骨质增生症。

验 证 用此方治疗骨质增生症患者272例，服药2～3个疗程后，均获得良好效果。

熟地龟板丸

配 料 熟地、鹿角胶、龟板各40克，当归、川芎、红花、麻黄、桂枝、防风各30克，炙马钱子、蜈蚣、地鳖虫各10克，炙川草乌5克。

制用法 上药炮制后研为细末，调匀炼蜜为丸，每丸重9克；每日早晚各服1丸，1月为1个疗程。

功效主治 补益精血。主治骨质增生症。

验 证 用此方治疗患者10余例，症状均消失。

健康小贴示

❶均衡饮食。多摄取富含抗氧化剂的食物，如芒果、木瓜、香蕉、草莓、番茄等含有丰富维他命的食物。

❷节制饮食，尤其是老年人，要控制饮食，保持适当的体重。

❸避免在潮湿处睡卧，不要汗出当风，不宜在出汗后，即洗凉水浴和洗脚。

骨质疏松症

骨质疏松症是指由于多种原因引起的骨质吸收超过骨质形成而导致骨质萎缩缺少的一种病症。本病不是一种独立的疾病，可由于内分泌失调、骨骼废用、营养障碍、遗传性疾病等引起，多见于老年妇女。临床表现以自发性骨痛及骨压痛，身体短缩，脊柱后凸畸形为主，X 线表现为脊柱、骨盆及股骨上端等处骨质疏松明显，脊椎可呈鱼椎畸形，多为病理压缩性骨折，脊柱呈后凸畸形。

实用·偏方·秘方

首乌百合粥

配　料 制首乌 30 克，百合 20 克，粳米 100 克，大枣 5 枚，冰糖适量。

制用法 将制首乌加水煎汤，去渣，加入洗净的百合、粳米、大枣煮为稀粥，调入冰糖服食。每日 1 剂，2 次分服。

功效主治 滋补肾阴。适用于肾阴虚型骨质疏松，症见头晕耳鸣、腰腿酸痛、弯腰驼背、五心烦热、失眠盗汗、口干咽燥、足跟疼痛、男子遗精、女子月经不调或闭经、可发生自发性骨折等。

枸杞汤

配　料 猪血、豆腐各 200 克，枸杞子 10 克，调料适量。

制用法 按常法煮汤服食。每日 1 剂。

功效主治 益肾补精，养血健脾。适用于骨质疏松。

排骨萝卜汤

配　料 猪排骨 1500 克，白萝卜 500 克，草果、生姜、大料、花椒、黄酒、盐各适量。

制用法 将猪排骨洗净斩块，白萝卜洗净切块，共置锅内，加入调料及清水适量，大火烧沸，撇去浮沫，改用文火炖熟，佐餐食用。每3日1剂。

功效主治 补肾壮骨。适用于骨质疏松。

豆芽炖排骨

配 料 黄豆芽、排骨各500克，调料适量。

制用法 以高压锅炖排骨汤备用，黄豆芽去根洗净切两段，大火翻炒豆芽至进油，倒入砂锅，入汤，小火炖30分钟，放入调料。

功效主治 补钙，维护骨骼健康。适用于骨质疏松症，腰腿痛。

防风川乌外敷方

配 料 防风、威灵仙、川乌、草乌、透骨草、续断、狗脊各100克，红花、川椒各60克，醋适量。

制用法 上药粉碎成细末，每次取50~100克，用醋调成稀面状放入纱布袋中，置于患处皮肤上，再将热水袋放在药袋上热敷30分钟，每日1~2次。

功效主治 温经散寒，通络活血。主治骨质疏松症（阳虚而风寒内袭）。

验 证 曾治疗腰椎骨质疏松症41例，痊愈33例，显效5例，好转3例。

陈皮当归方

配 料 陈皮、无名异各10克，川断、麦饭石各15克，淫羊藿8克，黄芪25克，当归5克，骨碎补、补骨脂各12克，炙甘草6克。

制用法 上药粉碎，混合，制成冲剂，每包15克。每日服3次，每次1包，12天为1个疗程。

功效主治 补骨益气，壮骨填髓，活血止痛。主治骨质疏松症。

验 证 用此方治疗120例，显效104例，总有效率为98.4%。

首乌牡蛎汤

配 料 制首乌、枸杞、山萸肉各15克，淫羊藿12克，杜仲、寄生、狗脊、续断、骨碎补、当归各20克，生牡蛎30克。

制用法 每日1剂，水煎450毫升，分3次服，30日为1疗程。

功效主治 益肾壮骨，养血生髓。主治老年性骨质疏松症。

加 减 肾阴虚者，加龟板、女贞；肾阳虚者，加巴戟天、仙茅；

疼痛甚者，加乳香、没药。

验　证 配合精制骨宁注射液静脉注，30日为1个疗程，连用1～2疗程，治疗老年骨质疏松患者32例，疗效较好，其中临床治愈12例，显效15例，有效3例，无效2例。

熟地牛膝汤

配　料 熟地、牛膝各15克，生地、土元、川续断各14克，红花6克，当归12克，煅自然铜、白及各30克，黄芪25克。

制用法 每日1剂，水煎服。1个月1个疗程，治疗2个疗程。

功效主治 滋补肝肾，益气补血。主治各型骨质疏松症。

验　证 临床中药治疗各型骨质疏松症160例，显效82例，有效68例，无效10例，总有效率为93.75%。

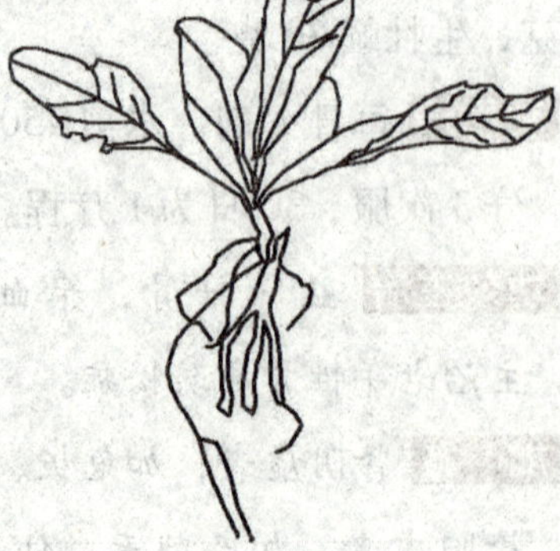

人参枸杞酒

配　料 人参200克，枸杞子35克，熟地黄10克，冰糖40克，白酒1000毫升。

制用法 人参烘软切片，枸杞子去杂质，熟地黄切碎，同置容器中，添加白酒，每日振摇1～2次，密封浸泡10～15日，去渣留液，入冰糖溶解。口服，每次10～20毫升，每日2～3次。

功效主治 益气养血，滋阴明目。适用于骨质疏松。忌食萝卜、莱菔子、生葱、大蒜、藜芦等。

精制五加皮酒

配　料 五加皮、陈皮、玉竹、红花、姜黄、茯苓、地黄、党参、白术、麦冬、木瓜、牛膝、菊花、肉豆蔻、檀香、豆蔻仁、砂仁、丁香、木香、白酒、冰糖、蜂蜜各适量。

制用法 将以上19味置铜罐中，加入白酒、冰糖、蜂蜜，隔水加热至沸，待糖、蜜溶化后，置容器内，密闭，浸泡6个月，滤过，即得。口服，每次15毫升，每日2次。

功效主治 强筋壮骨，活血祛风，健脾除湿。适用于骨质疏松。

验 证 用此方治疗120例，显效104例，总有效率为86.7%。

地黄当归饮

配 料 熟地黄、当归、山萸肉、茯苓、续断各12克，牛膝、杜仲、白芍、五加皮各10克，青皮5克，鳖甲、鹿角片、煅自然铜各6克。

制用法 每日1剂，分早、晚2次口服，连服3个月。

功效主治 滋补肝肾，强骨益髓，活血止痛。主治原发性骨质疏松症。

健康小贴示

❶注意合理搭配膳食营养，如鱼、虾、虾皮、海带、牛奶、乳制品、骨头汤、鸡蛋、豆类、精杂粮、芝麻、瓜子、绿叶蔬菜等。

❷坚持科学的生活方式，如坚持体育锻炼，多接受日光浴，不吸烟，不饮酒，少喝咖啡、浓茶及含碳酸饮料。

腰椎间盘突出症

本病是指腰椎间盘发生退行性病变以后，因某种原因（损伤、过劳等）致纤维环部分或全部破裂，连同髓核一并向外膨出，压迫神经根或脊髓引起腰痛和一系列神经症状的病症。疼痛，特别是根性疼痛为腰椎间盘突出症的主要症状，应用常规骨科止痛药往往无效，而对于疼痛剧烈或较重的早期病例，手法治疗多难以耐受，有些甚至引起症状加重；另外，应用麻醉或激素类药物虽然大部分效果明显，但对其副作用有较多禁忌。

熟地黄白芥子饮

配料 熟地黄50克，白芥子20克，鹿角胶15克，肉桂、炮姜炭、生甘草各5克，麻黄10克。

制用法 加水煎汤。分2次饮完。每日1剂。

功效主治 补肾强腰。适用于腰椎间盘突出。

伸筋草煎剂

配料 伸筋草、鹿衔草、老鹳草各15克。

制用法 水煎。分2次服。每日1剂。

功效主治 舒筋活络。适用于腰椎间盘突出。

地龙煎剂

配料 全蝎、土鳖、乌梢蛇、穿山甲各9克，地龙20克。

制用法 急性期水煎。每日1剂，分2次服；恢复期用散剂，将5味药物共研细末。每次3克。每日2次，用白酒送服。

功效主治 消炎攻毒，通络止痛。适用于腰椎间盘突出。

络石藤煎剂

配料 络石藤、过江龙各30克，桑枝、桂枝、木瓜各10克。

制用法 水煎。分2次服。每日1剂。

功效主治 舒筋活络。适用于腰椎间盘突出。

威灵仙煎剂

配料 威灵仙15克，泽兰、苏木、姜黄、丹参、川断各10克。

制用法 水煎服。每日1剂。

功效主治 通络止痛。适用于腰椎间盘突出。

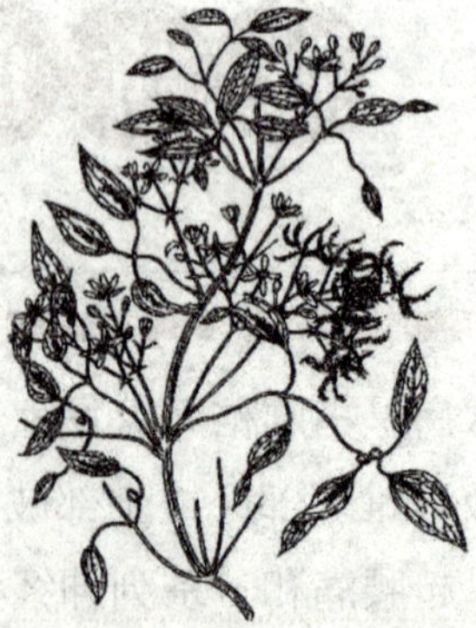

杜仲煎剂

配料 杜仲、熟地黄各20克，川芎、当归尾、牛膝、红花、泽兰、白术各10克。

制用法 水煎。每日1剂，分2次服。

功效主治 补益肝肾，强筋壮骨。适用于腰椎间盘突出。

肉苁蓉炖羊肾

配 料 羊肾2个，肉苁蓉30克（布包），调味品适量。

制用法 将羊肾去筋膜，切片，加肉苁蓉和水煲汤，酌加各种调味品服用。

功效主治 羊肾可温补肾阳。本方对腰椎间盘突出有较好的食疗效果。

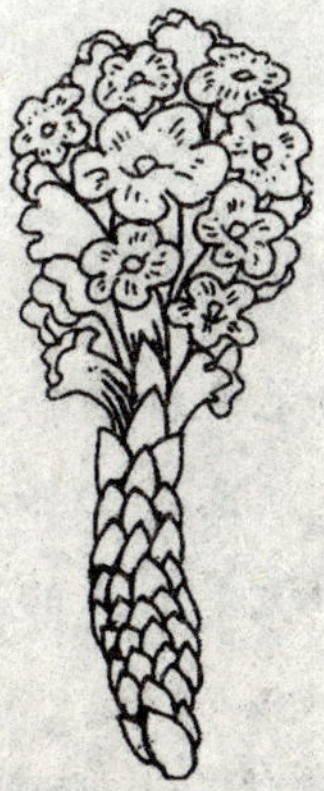

乌梢蛇蜈蚣散

配 料 乌梢蛇12克，蜈蚣10克，全蝎5克，细辛6克。

制用法 将上药共研为极细末后，分成8包，首日上、下午各服1包，继之每日1包。1周为1个疗程。

功效主治 驱风通络。主治腰椎间盘突出症。

验 证 用此方治疗腰椎间盘突出症患者82例，用药1～2个疗程，治愈80例，有效2例，总有效率为100%。

当归杜仲丸

配 料 全当归、菟丝子、杜仲、川续断、鸡血藤、骨碎补、白芍各60克，延胡索、威灵仙、木瓜、细辛、狗脊各45克，核桃仁、黑芝麻各200克，广木香、香附各30克，蜂蜜适量。

制用法 将上药分别研为极细末，过120目筛，混合均匀，炼蜜为丸，每丸重8克。每次服1丸，每日3次，取黄酒或白开水送服。1料为1个疗程。

功效主治 活血化瘀。主治腰椎间盘突出症。

验 证 用此方治疗腰椎间盘突出症患者66例，其中1～3个疗程治愈61例，显效4例，无效1例。

归尾泽兰煎

配 料 归尾、泽兰各12克，赤芍、川楝子、延胡各9克，制川乌6克（先煎）。

制用法 每日1剂，水煎，分2次服，还可取药渣以布包热熨腰部，或加水煎，以药汤洗腰部。

功效主治 活血化瘀，理气止痛。主治腰椎间盘突出症。

验　证 用此方治疗腰椎间盘突出症17例，均收到良好效果，总有效率为100%。

独活秦艽汤

配　料 独活、秦艽、防己、五加皮、川芎、川草乌各10克，威灵仙、赤芍、川断各15克，寄生、川牛膝各20克，细辛3克。

制用法 每日1剂，水煎服。1个月为1个疗程，一般服用1～2个疗程。

功效主治 补肾养肝，祛风除湿，温经通络。主治腰椎间盘突出症，肝肾亏虚，风寒湿痹。

加　减 偏于气者，加黄芪、太子参、党参；偏于肾阳虚者，加巴戟天、骨碎补、杜仲；偏于肝肾阴虚者，加女贞子、旱莲草、山萸肉、枸杞子；偏于痰瘀阻络者，加白芥子、南星、半夏、陈皮；偏于血瘀阻络，疼痛较剧者，加全蝎、蜈蚣、白花蛇、三七。

健康小贴示

❶腰椎间盘突出症的病因前提为椎间盘的退变和外伤，故预防重点在于避免椎间盘生理退变情况下的损伤，注意劳动保护，改善劳动姿势，避免长久弯腰和过度负重，以免加速椎间盘的病变，注意加强腰背肌的功能锻炼，加强对椎间盘的保护。

❷腰椎间盘突出症患者，要注意卧硬板床休息，避免卧软床，以减少椎间盘承受的压力，缓解突出物对脊髓、神经根的刺激和压迫，以利局部炎症的吸收，并注意保暖，避免着凉和贪食生冷，加强腰背部的保护，佩戴护腰，并在医生指导下进行功能锻炼。

❸病情较轻者经适当休息或按摩即可恢复。重症者，应去医院请医生手术治疗。

骨结核

骨结核是一种结核杆菌由血行播散或皮肤病灶蔓延所引起的疾病。其临床特点以骨与关节处出现肿块、无红热、化脓肿、溃后形成窦道不易收口、关节畸形等为主症，多见于儿童和青年男性，中医称流痰、骨痨等。 细叶苦荬菜

实用·偏方·秘方

黄芪当归煎剂

配　料 黄芪 30 克，当归 15 克，白术、陈皮各 10 克，大枣 7 枚。

制用法 水煎，口服，日服 2 次。

功效主治 益肾强筋。适用于骨结核溃后流脓者。

马钱子鹿茸散

配　料 炙马钱子、穿山甲珠、附子、全蝎、䗪虫、黄芪各 50 克，鹿茸 10 克，白花蛇 100 克，蜈蚣 100 条。

制用法 上药研细末为 1 料，每日 3 次，每次 1.5 克。隔 2 日，如无惊厥抽搐反应可递增至 2 克，至每次 2.5 克为止。

功效主治 散结消肿。主治骨结核。

验　证 用此方治疗右髋关节结核 1 例，经服药 2 料后，获得治愈。

黄蜡巴豆丸

配　料 巴豆（子仁饱满，去硬壳）、黄蜡（亦蜂蜡，纯净而不含杂质）各适量。

制用法 取铜勺，放火上，勺内加黄蜡适量，使其熔化，后离火稍凉，使其不凝固，入巴豆仁后不爆裂为度。将巴豆仁入黄蜡中用竹筷搅拌，使每粒巴豆着蜡均匀。然后将巴豆拨出，摊于瓷盘上，粒粒分

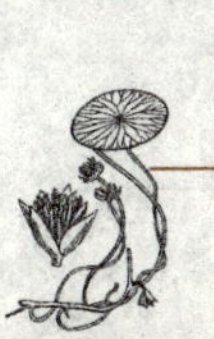

开，不使其相互粘连。冷凝后，收入瓶内，备用。每日两次，早晚空腹服用，每次5～7粒，温开水送下。须囫囵吞下，切勿咬破，免招泻肚。

功效主治 抗痨杀虫。主治骨结核。

当归熟地丸

配　料 当归、熟地黄、补骨脂、骨碎补、茜草根、羌活各15克，牛膝、威灵仙、木瓜、杜仲、茯苓、川芎、乳香、没药各9克，川断12克，黑木耳250克。

制用法 上药共为细末，炼蜜为丸，丸重6克。每服1丸，日服2次。亦可煎汤，常以3日为1疗程。

功效主治 滋肾温阳强筋骨，补气养血通经络。主治骨结核。

红参当归膏

配　料 红参、银柴胡、炒鳖甲各9克，当归、秦艽、紫菀、地骨皮、炙甘草、黄柏、钩藤各6克，法夏5克。

制用法 上药加水500毫升，煎至300毫升，每日1剂，分早、中、晚3次温服。用盐麸子根、皮晒干，研末过筛。加入适量沾胶粉搅拌均匀，用适量开水、白酒调和成膏，敷于患处，外盖油纸纱布、胶布或绷带包扎，隔日更换1次。后期脓肿溃破出水。久不敛口者，盐麸子药饼中加三叶珠和白酒100毫升捣碎外敷，每日更换1次。

功效主治 扶正抗痨。主治骨关节结核，正虚邪实。

野青葛汤

配　料 野青葛120克，山豆根30克，羊肉250克。

制用法 水炖，分2次服，每日1剂，连服2周。

功效主治 消热解毒。主治骨结核。

马鞭草炖猪骨

配　料 马鞭草、猪排骨各250克，调料适量。

制用法 将猪排洗净剁块，马鞭草洗净，共置锅内，加水炖熟，调味，吃排骨喝汤。每2日1剂，连用3～6个月。

功效主治 清热解毒，活血散瘀，利水消肿。适用于骨结核。

丢了棒酒

配　料 丢了棒皮、鹅不食草各60克，山大颜、麻骨风、十八症、宽筋藤、水泽兰、枫香寄生、胡荽、鸡血藤、钩藤、短瓣石竹、毛老虎各30克，50度白酒2000毫升。

制用法 前13味切碎或切成薄片，置容器中，加入白酒，密封，浸泡7日以上（热浸法为2日），即可取用。口服，每次15～30毫升，日服2～3次。严重者可加至每50毫升。亦可外用：局部外搽或湿敷。如加热湿敷，效果较快较好。

功效主治 舒筋活血，散风缓痛。适用于骨结核。

十全大补汤

配　料 人参、茯苓、白术、熟地黄、川芎、当归、穿山甲各15克，白芍20克，黄芪25克，肉桂、王不留行、土鳖虫各10克。

制用法 水煎2次，药液混匀，分2～3次服，每日1剂。

功效主治 补气养血，通经活络。主治骨关节结核肝肾亏虚证。

补益祛邪方

配　料 党参、生地各20克，白术、连翘、枸杞子各12克，茯苓、当归、女贞子、骨碎补、菟丝子、芍药各15克，川芎、甘草各10克，金银花、蒲公英、紫花地丁各30克。

制用法 水煎服，每日1剂，日服2次，儿童用量酌减。

功效主治 解毒祛瘀，补气健脾，益肾填精。主治骨结核。

健康小贴示

❶维生素和无机盐对结核病康复促进作用很大。其中维生素A有增强身体抗病能力的作用；维生素B和C可提高体内各代谢过程，增进食欲，健全肺和血管等组织功能；有反复咯血的病人，还应增加铁质供应，多吃绿叶蔬菜、水果以及杂粮，可补充多种维生素和矿物质。

❷骨结核病人，不能吃辛辣刺激的食物，在治疗期间不能吃海产品。

❸骨结核病人的食欲特别不好，为增加食欲，可在烹调上下功夫，做到品种多样化，色、香、味、形好。